환자의 전신 건강과
QOL 향상에 공헌하자!

치과의사가 시작하는

수면무호흡치료

기초 지식과 구강내장치 치료의 실천

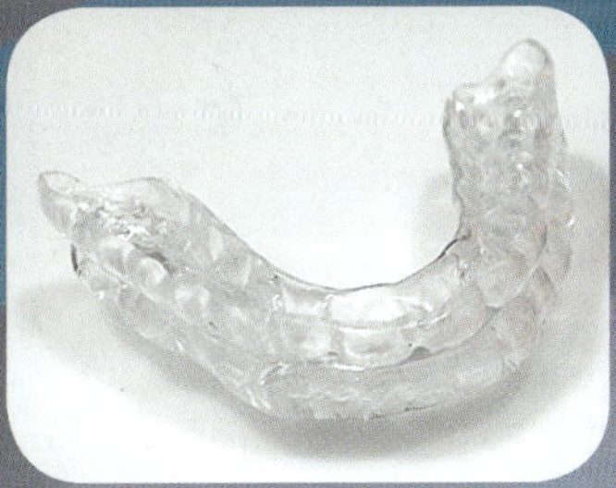
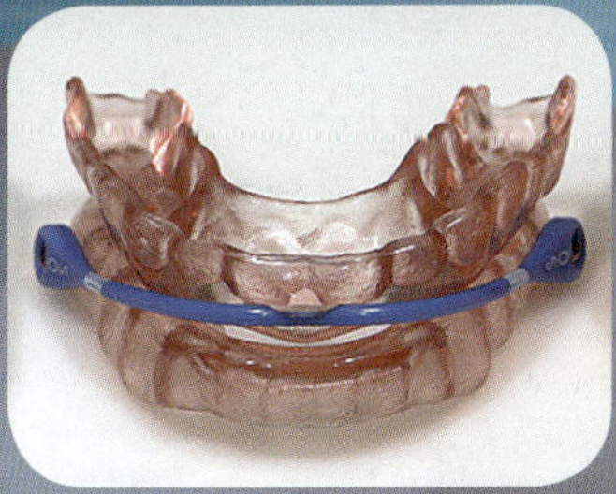
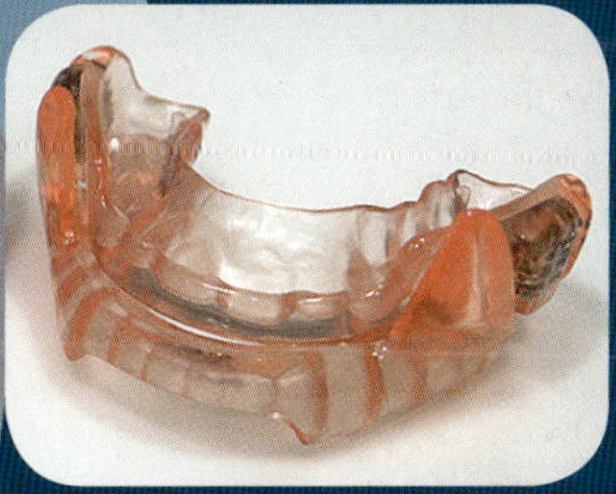

Miyachi Mai 저
신 영 민 역

대한나래출판사

DaehanNarae Publishing, Inc.

SK V1 Tower 1507
Younmujang 5 gagil 25, Sungdong-gu,
Seoul 04782, Korea
TEL: +82-2-922-7080
FAX: +82-2-922-0841
E-mail: nrpub@naver.com
Website: www.nrbooks.kr

Original Japanese Title: 歯科医師のための睡眠時無呼吸治療
[著] 宮地　舞

치과의사가 시작하는 수면무호흡치료

기초 지식과 구강내장치 치료의 실천

발행일　2023년 4월 5일
저자　Miyachi Mai
역자　신영민
발행인　최용원
편집디자인　김애선
표지디자인　김애선
교정·교열　장지연
발행처　**대한나래출판사** (등록 제2012-000051호/1994.6.10)
주소　서울시 성동구 연무장 5가길 25, 성수역 SK V1 Tower 1507호
전화　(02) 922-7080
팩스　(02) 922-0841
이메일　nrpub@naver.com
홈페이지　www.nrbooks.kr

ISBN 978-89-5741-953-3

정가 80,000원

Printed in Korea

발간에 부쳐

'치과의사가 수면치료에 관여한다'는 것은 대체 어떤 것을 이야기하는 것일까. 고대로부터 인류는 수면을 중요하게 인식하고, 수면을 방해하는 수면장애에 대한 치료를 오랜 기간 시행해 왔다. 하지만 지금까지 많은 의료 종사자들이 각각 자신의 전문분야 범위 내에서 수면장애에 대해 대처하려고 하였기에 진료과끼리도 분열이 발생하고, 수면장애 특히 수면호흡장애에 대한 협력체제의 확립이 매우 힘들었다. 과거에 이런 경위가 있었지만, 수면호흡장애는 다각적인 치료가 필요한 병태이기 때문에, 치과와 의과의 벽을 넘어 경계선이 없는 치료가 필요 불가결하다는 것이 명백해지고 있다.

필자는 미국 캘리포니아대학교 로스앤젤레스(UCLA) 수면치과의학 분야로 유학을 가서 수면치과의학의 진수와 미래를 체감하였다. 그것은 치과의사가 '단지 의사에게 의뢰받은 치료를 담당'하는 것이 아닌, 적극적으로 자신의 환자 중에 수면호흡장애 환자를 찾아내어, 그 위험성과 치료의 필요성을 전달하고 검사와 치료를 이끌어 가는 모습이었다. 그리고 치과치료의 여러 분야 중에서도 수면치과치료만큼 치과의사가 환자와 깊게 관여하고, 증상 개선의 기쁨을 같이 느낄 수 있는 치료 분야는 없다고 실감하였다.

수면치과치료에서 구강내장치 제작에만 눈을 돌리는 증례도 많다. 하지만 수면치과치료의 목표는 '수면호흡장애의 개선을 통하여 환자의 QOL을 높이고 건강수명을 늘리는 것'이라는 점을 항상 마음속에 간직하고 있다면, 필연적으로 가장 좋은 수면치과치료를 제공할 수 있다고 생각한다.

이 책에서는 그러한 목표를 위해 필요한 지식, 기술, 환자를 대하는 방법 등을 설명하였다. 이 책에서 설명하는 '수면치과의학'이라는 개념을 도입함으로써 수면호흡장애치료의 하나의 목표점을 찾아낼 수 있을 것이다. 수면치과의학은 앞으로 더욱더 발전과 진보가 기대되는 진료분야로 미래가 밝다고 할 수 있다.

이 책을 출간하는 데 도움을 주신 모든 분께 감사드리며, 이 책이 지금부터 수면치과치료를 시작하는 치과의사에게 초석이 되기를 바란다.

2022년 6월

Miyachi Mai

저자 소개

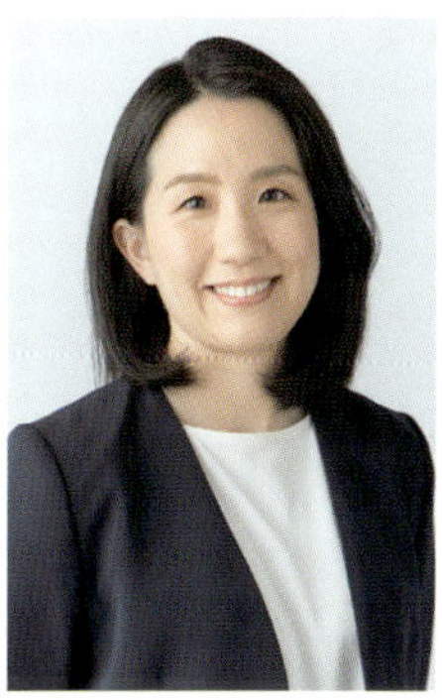

Miyachi Mai (宮地 舞)

2015년 • 동경의과치과대학 치학부 치학과 졸업

2020년 • 캘리포니아대학교 로스앤젤레스(UCLA) 구강안면통·수면치과의학 전문의 수료
• 동경의과치과대학병원 치과계 진료부 구강기능계 진료영역 의치과(전문) 쾌면치과(코골이·무호흡) 외래 소속
• 미국구강안면통학회 전문의(American Board of Orofacial Pain)
• 미국수면치과의학회 인정의(American Board of Dental Sleep Medicine)

현 재 • DENTISTRY TOKYO SINCE 1925 MIYACHI SHIKA 및 치과나리마스덴탈클리닉 근무

소속학회 • 일본수면학회, 일본수면치과학회, 미국구강안면통학회(AAOP), 미국수면치과의학회(AADSM), 미국심미치과학회(ASDA)

추천의 말

나는 지금까지 보철을 중심으로 치과의사로서 오랜 시간 충분한 연찬(역주: 研鑽, 기술을 갈고 닦음)을 쌓아 왔다. 그런 나의 치과 인생에 있어서 '무언가 아직 이루지 못한 채 남은 것은 없는가?'라고 생각해 봤을 때, 구멍이 난 채로 비어 있던 분야가 바로 '수면무호흡의 치과적 치료'(이하, 수면치과)였다. '마지막으로 이 학문을 습득하지 않는 한 보철 치료의 끝은 볼 수 없다'고 생각하여, 임상에 도입하자마자 이 책의 저자인 Miyachi Mai 선생과 만나게 되었다. 당시 Miyachi 선생은 UCLA에서 유학 중으로 우연히 수면치과학을 전공하고 있었다.

이 책에서도 언급되고 있지만, 현재 일본 치과계에서 수면치과의 중요성은 그다지 높게 인식되고 있지 않다. 그런 상황에서 Miyachi 선생과 수면치과에 대해 수차례 정보 교환을 하던 중에 수면치과를 일본의 치과계에 보급, 추진하는 것에 대해 의견이 일치하였다. 그로부터 수년간, Miyachi 선생은 수면치과에 대한 책을 노력을 다해 집필하였고 지금까지 없던 구성으로 만들어 출간하였다.

이 책은 전부 13개장으로 구성되었으며, 수면치과의 기본 지식부터 그 실천까지 남김없이 성실하게 해설되어 있다. 이 책을 접하면 Miyachi 선생의 명료하면서도 논리 정연한 내용에 이끌려 지금까지 수면치과에 흥미가 없던 치과의사들도 흥미를 느낄 수 있을 것이다. 나도 이 책을 통해 이후의 수면치과 임상에서 참고해야 할 새로운 이슈에 대해 많이 생각하게 되었다. 수면치과에 대해 이렇게 치밀하고 상세하게 정리한 것에 대해 찬사를 보내고 싶다.

앞으로 많은 치과의사들이 수면치과에 몰두하여 수면무호흡에 시달리는 많은 환자를 구해 주기를 바란다. 거짓말이 아니라 이 책이 그런 역할을 할 수 있는 바이블이 될 것이라고 확신한다.

마지막으로 Miyachi 선생의 향후 활약을 기대하며, 진심으로 응원하고 싶다.

2022년 6월

Yamazaki Masao (山﨑 長郎)

하라주쿠덴탈오피스 원장

일본임상치과학회 이사장

40년 이상 수면의학에 관여해 온 사람으로서 이 역동적인 분야에서 치과의사의 역할에 초점을 맞춰, 이 주제에 관해 책을 집필한 Miyachi Mai 선생의 노력을 칭찬하고 싶다.

수면과 수면장애, 그리고 이에 대한 치과의사의 공헌에 대해 시간과 노력을 들여 공부하는 것은 환자의 건강 전반과 생활의 질을 향상시키기 위한 숭고한 행동이다.

이 책을 읽고 공부한 치과의사는 이후 더욱 깊은 배움을 위한 기초를 다지게 되고, 환자의 치료에 직접적으로 관여하게 될 것이다.

수면의학 교육을 받고 이 분야에 관여하게 되면 더욱 많은 정보와 지식을 갈망하게 될 것을 믿어 의심치 않는다.

이 책에 적힌 내용을 탐구함으로써 환자의 치료에 대한 대처방안이 더욱 강화될 것으로 생각한다. Miyachi 선생의 앞으로의 활약을 기대한다.

2022년 6월

Dennis R Bailey, DDS, FAGD

Visiting Lecturer UCLA School of Dentistry
Guest Lecturer LECOM School of Dental Medicine
American Board of Dental Sleep Medicine(Diplomate)
American Board of Orofacial Pain(Diplomate)
Author and Editor of "Dental Management of Sleep Disorders"(2nd ed)

'건강에 좋은 것(대부분 싫어하는 것) 중에 사람이 유일하게 좋아하는 것이 있다. 그것은 편안한 밤잠이다.' 미국의 소설가 Edgar Watson Howe의 명언과 같이 인간의 건강에 있어서 수면은 매우 중요하며 큰 기쁨이다. 나는 여러 생명과학의 기초연구를 시행하면서 그중 하나인 시계유전자에 관한 연구를 수행하는 중에 인체의 여러 가지 병태에 체내시계가 관여함을 알고 수면의 중요성을 재인식하고 있다.

나는 Miyachi 선생이 UCLA의 레지던트로 재적해 있던 시절부터 일본의 수면치과 보급의 중요성을 함께 의논해 왔다. 특히 의과치과연계치료의 보급, 사회에서의 인지도 향상, 의사와 치과의사 및 그들과 함께 일하는 의료 종사자에 대한 교육이 절실하다는 의견의 일치를 보았다.

이 책은 수면치과의 방대한 정보와 근거를 정성스레 정리, 해설하고, 미국에서의 최신 치료법 등을 혼합한 국제적인 의학서적이다. 이 책이 수면치과 임상을 실천하기 위해 필요한 지식과 정보를 습득할 수 있는 안내서가 될 것이다. 이 책으로 인해 좀 더 많은 환자들이 '편안한 잠'에 들 수 있기를 바란다.

마지막으로 수면치과의 보급에 노력하는 Miyachi 선생의 더욱 활발한 활약을 기대하고 싶다.

2022년 6월

Hokugo Akishige (北郷 明成)

Associate Adjunct Professor and Research Director
Regenerative Bioengineering and Repair Laboratory
Division of Plastic and Reconstructive Surgery, Department of Surgery
David Geffen School of Medicine at UCLA

역자 서문

벌써 제가 번역한 다섯 번째 서적이 출판되어 기쁜 마음입니다. 개인적으로 저는 이 번역 작업이 너무나 즐겁습니다. 새로운 지식을 얻음에 더해, 누군가에게 도움이 될 수 있는 이 작업은 굉장히 보람찬 작업입니다.

최근 들어 수면 관련 서적은 점점 늘어나는 추세이지만, 여러 서적을 읽어 봐도 너무 어렵거나, 혹은 너무 장치물 제작에만 치중되어 있음을 알 수 있습니다. 이 책은 우리 치과의사가 수면치료를 도입함에 있어서 고려해야 하는 거의 모든 것을 다루고 있는 좋은 책이라고 생각되어 번역을 시작하게 되었습니다. 이 책이 수면치료에 대한 거부감을 낮추고, 우리 치과의사의 역할을 드높이는 데 도움이 되었으면 하는 생각이 간절합니다.

항상 저에게 번역 기회를 주시는 대한나래출판사 최용원 사장님, 존경하는 권대근 교수님, 병원 생활의 최고의 동반자 정운혁 교수님, 옆에서 애들 보느라 고생 중인 민지, 두 아들 주원, 승원, 그리고 주위 모든 분께 감사드립니다.

2023년 3월

역자 신영민

역자 소개

신영민

- 치의학 박사
- 경북대학교 치과대학 졸업
- 경북대학교 치과대학 구강악안면외과 수련
- 구강악안면외과 전문의, 지도의
- 악안면성형재건외과 인정의, 지도의
- (현) 계명대학교 의과대학 치과학교실 부교수

이 책에서 사용한 용어에 대해

수면무호흡을 지칭하는 용어로 현재 '수면무호흡증후군(sleep apnea syndrome; SAS)'이 많이 사용되고 있다. 이 '증후군'이라는 용어 때문에 자각증상(역주: 징후)이 있을 것으로 생각하는 경우가 많으나, 최근의 연구에서는 자각증상의 유무를 따지지 않고, 무호흡·저호흡지수(apnea hypopnea index; AHI)와의 연관성에 초점을 맞추는 경우가 많다. 특히 수면치과에서는 자각증상의 유무와 관계없이 이 증상에 대한 치료 개입이 추천된다.

따라서 이 책에서는 '수면무호흡증후군' 또는 '증후군'과 같은 용어 대신 다음과 같은 용어를 사용한다.

① 자각증상의 유무에 상관없이 AHI≥5인 경우 수면관련호흡장애(sleep related breathing disorders; SRBD)

② ① 중에 폐쇄성(역주: 폐색성이라고도 함)호흡이벤트가 우위인 것은 폐쇄성수면무호흡(obstructive sleep apnea; OSA)

③ ① 중에 중추성호흡이벤트가 우위인 것은 중추성수면무호흡(central sleep apnea; CSA)

SRBD의 절반 이상이 OSA이기 때문에 이 책에서 OSA로 표기하는 경우에는 SRBD의 한 가지 형태로 정의한다. 또한 이 책에서 '구강내장치'라고 표기한 것은 주로 '하악전방견인장치(mandibular advancement device; MAD)'를 지칭한다.

이 책에서 사용한 주요 용어, 약어와 해설

이 책에서 사용하고 수면의학, 수면치과의학의 임상에서 사용하는 수면의학, 수면치과의학 관련 용어, 약어를 간단한 해설과 함께 제시한다.

정식 명칭(한글)	정식 명칭(영어)	약어	해설
엡워스수면척도	Epworth sleepiness scale	ESS	주간 시간대의 졸림 증상에 대한 문진표. 항목 수는 8개로, 각각의 항목에 대한 답변은 4단계의 선택지(0~3까지의 점수)로 되어 있으며, 8개 항목의 합계 점수가 높을수록 졸림의 정도가 심한 것으로 평가됨
컴퓨터에 의한 설계/컴퓨터에 의한 제조지원	computer-aided design/computer-aided manufacturing	CAD/CAM	치과 기술에 있어서 CAD/CAM이란 구강 내에 장착하는 구강내장치 등을 CAD와 CAM 시스템을 이용해서 설계, 제작하는 기술을 말함
컴퓨터단층촬영	computed tomography	CT	컴퓨터단층촬영. X선을 이용하여 체내의 상태를 단면영상으로 묘사
STOP-Bang 테스트	snoring, tired, observed apnea, blood pressure, BMI, age, neckcircumference, gender	STOP-Bang	OSA의 리스크를 평가하는 문진표. 코골이, 피로감, 무호흡 관찰, 혈압, BMI, 연령, 목둘레, 성별의 8개 항목으로 구성. 3개 항목 이상에 해당하는 경우 OSA일 가능성이 높음
비렘수면	non-rapid eye movement	NREM	렘수면 이외의 수면. 빠르지 않은 안구운동, 유파(역주: 瘤波, hump, 수면 시에 나타나는 뇌파로 진폭이 큰 것이 특징), 방추파(역주: 紡錘波, spindle wave, 깊은 수면 시에 나타나는 특징적인 뇌파), 고진폭서파(역주: 高振幅徐波, 진폭이 큰 느린 뇌파) 등의 뇌파를 특징으로 하는 수면
렘수면	rapid eye movement	REM	빠른 속도의 안구운동, 턱끝근(mentalis muscle) 근전도의 tonus(역주: 근육의 긴장)의 소실, 저진폭 뇌파를 특징으로 하는 수면

정식 명칭(한글)	정식 명칭(영어)	약어	해설
하악전방견인장치	mandibular advancement device	MAD	상하악에 장착하여 하악을 전돌시킨 상태를 밤새 유지하기 위한 구강내장치
환자의 이야기에 귀를 기울이는 의료	narrative based medicine	NBM	'환자의 이야기에 귀를 기울이는 의료'를 말함. 1998년에 영국의 Greenhalgh과 Hurwitz에 의해 제창됨
경피적동맥혈산소포화도	saturation of percutaneous oxygen	SpO_2	혈액 중의 헤모글로빈 중에 실제로 산소를 운반하는 헤모글로빈(산화헤모글로빈: HbO_2)의 비율
검사시설외수면검사	out of center sleep testing	OCST	이 책에서는 간이수면검사를 지칭함. 의료기관에서 대여한 장치를 자택에서 1박~수일에 거쳐 장착하여 시행하는 수면무호흡검사. 최저 기류, 코골이, 심박수와 SpO_2의 4개 항목을 기록. 뇌파나 안구운동의 기록은 없음. '간이수면무호흡검사'나 '재택수면무호흡검사'라는 호칭도 많이 쓰임
호흡이벤트지수	respiratory event index	REI	폐쇄성호흡이벤트의 총 횟수를 보정 후의 총 계측시간으로 나누어 산출한 것
호흡장애지수	respiratory disturbance index	RDI	폐쇄성호흡이벤트의 총 횟수를 총 계측시간으로 나누어 산출한 것
호흡노력관련각성반응	respiratory effort related arousal	RERA	무호흡과 저호흡의 진단기준을 만족시키지 못하는 상태로 나타나는 현상을 말함. 폐쇄성무호흡이나 저호흡(상기도 폐쇄)과 같은 기반이 되는 병태생리를 가진다고 추정됨
구강내장치	oral appliance	OA	코골이나 수면호흡장애를 치료하기 위한 구강내장치의 총칭
근거에 기초하는 의료	evidence based medicine	EBM	'근거에 기초하는 의료'를 말함. 1991년 Guyatt에 의해 제창됨
산소포화도저하지수	oxygen desaturation index	ODI	동맥혈산소포화도가 3% 이상 또는 4% 이상 저하된 횟수를 검사시간으로 나눈 수치
지속기도양압	continuous positive airway pressure	CPAP	코나 입에 마스크를 이용하여 상기도로 양압을 밀어 넣어 수면 중에 상기도를 양압 상태로 유지하여, 그것을 열린 채로 유지하는 장치
수면다원검사	polysomnography	PSG	기본적으로 검사기기를 가진 의료기관에서 1박~수일간 입원하여 시행하는 수면무호흡검사(현재는 자택에서 검사할 수 있는 기종도 있음). 뇌파, 안전도, 턱끝근근전도, 심전도나 맥박, 기류, 호흡노력, SpO_2 등 7개 항목 이상 기록 가능. '정밀수면무호흡검사' 또는 '종야(終夜)수면폴리그래피'라고도 함
수면관련호흡장애	sleep related breathing disorders	SRBD	수면 중 호흡이상이 특징인 수면장애의 총칭
수면무호흡증후군	sleep apnea syndrome	SAS	수면 중에 무호흡을 반복하여, 수면이 얕아져 주간 시간의 졸림과 다양한 합병증을 야기하는 질환
수면장애국제분류 제3판	international classification of sleep disorders, 3rd version, 2014	ICSD-3	수면장애의 국제적 분류이며, 수면장애국제분류(ICSD), 미국정신의학회(APA)가 작성하는 정신질환의 분류와 진단 안내서(DSM), 세계보건기구(WHO)가 작성하는 국제질환분류(ICD) 중 하나. 제3판은 2014년에 발간되었으며, 수면의료 종사자를 대상으로 한, 상세하고 체계적이며 포괄적인 내용으로 알려져 있음
생활의 질	quality of life	QOL	'인생의 질' 혹은 '생활의 질'을 말함. 세계보건기구(WHO)의 건강헌장에서 '단순히 질환이 없다는 것이 아니라, 신체적·정신적·사회적으로 완전히 만족하는 상태'로 정의되는 경우가 많음

정식 명칭(한글)	정식 명칭(영어)	약어	해설
체격지수	body mass index	BMI	체질량지수라고도 함. 체중과 신장에서 산출되는 비만도를 나타내는 체격지수. BMI = 체중(kg) ÷ 신장의 제곱(m^2)
중추성수면무호흡	central sleep apnea	CSA	성인의 경우 10초 이상의 호흡노력 및 기류 정지(감쇠)를 동반하는 것으로, 흉복(胸腹)의 호흡노력이 보이지 않는 것
주의력결핍과잉행동장애	attention deficit hyperactivity disorder	ADHD	연령 및 발달에 알맞지 않음, 부주의함, 침착성의 부족, 충동성 등을 특징으로 하는 발달장애의 개념
저호흡지수	hypopnea index	HI	통상적인 호흡에 비해 30% 이상 감쇠한 10초 이상의 호흡 횟수를 수면시간으로 나누어 시간당으로 표현한 수치(/hr)
수면잠복기반복검사	multiple sleep latency test	MSLT	주간의 졸림을 객관적으로 평가하여 잠들기까지의 시간이나 렘수면의 출현, 중도 각성의 유무를 조사함으로써 기면증(발작수면)이나 특발성과면증(주간수면과다)의 진단 및 치료 효과의 판정을 시행
폐쇄성수면무호흡	obstructive sleep apnea	OSA	상기도협착 혹은 폐쇄가 수면 중에 발생하여 10초 이상의 기류 정지(감쇠)가 보이며, 흉복의 호흡노력이 관찰되는 것
미국구강안면통학회	American Academy of Orofacial Pain	AAOP	1975년 설립. 구강안면통학을 중심으로 한 학회로, 미국 뉴저지주에 본부가 있음
미국치과의사회	American Dental Association	ADA	1895년 설립. 세계 최대이자 가장 오래된 치과의사 단체로, 미국 일리노이주 시카고에 본부가 있으며, 회원 수는 약 162,000명(2022년 현재)임
미국수면의학회	American Academy of Sleep Medicine	AASM	1975년 설립. 수면의학을 중심으로 하는 학회로, 미국 일리노이주에 본부가 있음. 회원 수는 약 11,000명(2022년 현재)임
미국수면치과의학회	American Academy of Dental Sleep Medicine	AADSM	1991년 설립. 수면치의학을 중심으로 하는 학회로, 미국 일리노이주에 본부가 있음. 회원 수는 약 3,000명(2022년 현재)임
무호흡지수	apnea index	AI	통상적인 호흡에 비해 90% 이상 감쇠한 10초 이상의 호흡 횟수를 수면시간으로 나누어 시간당으로 표현한 수치(/hr)
무호흡·저호흡지수	apnea hypopnea index	AHI	무호흡과 저호흡의 총 횟수를 수면시간으로 나누어 시간당으로 표현한 수치(/hr)

목차

제1장

왜 수면무호흡은 치료가 필요한가

사람은 인생의 1/3에 해당하는 시간을 수면에 사용하고, 수면을 통해 심신의 휴식뿐만 아니라 신체 전체의 유지관리도 하고 있다고 한다. 하지만 기술의 혁신과 생활습관의 변화에 동반하여, 세계 각국에서 수면의 질 저하가 문제가 되고 있다.

수면의 질 저하에 크게 연관된 것이 수면관련호흡장애(sleep related breathing disorders; SRBD)이다. SRBD의 유병률은 높으며, 진단되지 않은 잠재성 SRBD 환자가 미치는 사회적, 경제적 영향도 문제가 되고 있다.

최근 SRBD 치료에 있어 치과에서 제작하는 하악전방견인장치(mandibular advancement device; MAD)의 효과가 주목받고 있으며, 이에 더해 잠재성 SRBD 환자를 조기 발견 및 치료하는 입장으로서 치과의사의 역할이 중요시되고 있다. 이 책의 주제인 '수면치과치료'를 이해하기 위해서는 그 치료 대상인 SRBD에 대해 깊게 이해할 필요가 있다.

따라서 이 장에서는 SRBD란 어떤 질환인지, 그 역학과 병태, 진단되지 않은 잠재성 SRBD 환자가 미치는 영향과 SRBD의 치료가 필요한 이유를 해설한다.

1-1. 수면치과란

이 책에서 해설하는 수면치과란, 구강내장치(oral appliance; OA) 중에서도 하악전방견인장치(mandibular advancement device; MAD)의 제작 및 장착을 통해 수면관련호흡장애(sleep related breathing disorders; SRBD)의 개선을 목표로 하는 치료를 말한다.

SRBD는 적절한 치료를 시행하면 개선될 수 있으며, 수면 중 호흡을 개선하는 것은 수면의 질을 높일 뿐만 아니라, 사람들의 건강수명, 그리고 생활의 질(quality of life; QOL)을 높이는 것으로 이어진다. 또한 수면치과라는 용어는 SRBD 혹은 수면 시 이갈이의 치과적 치료를 지칭하는 경우가 있으나, 이 책에서는 전자의 치료에 대한 개념으로 해설한다.

1) 수면치과의 중요성

SRBD의 치료에서 잊으면 안 되는 것은 아직 진단되지 않은 잠재성 SRBD 환자의 막대한 수와 그것이 건강면, 사회면, 경제면에 미치는 영향이다. 수면과 관련해 고민하고 있는 환자 중에 주치의에게 그에 대해 전달하는 환자는 6% 밖에 되지 않고, 수면장애를 가진 환자의 대부분은 의과 진료를 받지 않는 것이 현 상황이다[1].

한편 수면 관련 문제를 가진 환자의 많은 수는 정기적으로 치과검진과 치과치료를 받고 있다. SRBD의 징후는 신체적, 사회적으로 나타날 뿐만 아니라, 구강 내에 나타나는 경우도 많다. 따라서 치과의사는 잠재성 SRBD 환자를 스크리닝(screening)하여 조기 발견 및 치료를 할 수 있는 중요한 입장에 있다고 할 수 있다.

2) SRBD에 관한 ADA의 성명

2017년 미국치과의사회(American Dental Association; ADA)는 SRBD에 대하여 OA 중에서도 하악을 전방으로 견인하여 기도를 확보하는 MAD가 유효하다는 것을 근거(evidence)와 함께 제시하였다. 또한 모든 환자에게 SRBD 스크리닝을 시행하여, 그 결과를 차트(chart)에 기록하도록 성명을 내었다.

1-2. 수면관련호흡장애(SRBD)와 폐쇄성수면무호흡(OSA)

1) SRBD란

SRBD는 수면 중의 호흡이상이 특징인 수면장애이다. SRBD는 그림 1-1에 제시한 것처럼 폐쇄성수면무호흡(obstructive sleep apnea; OSA), 중추성수면무호흡(central sleep apnea; CSA), 수면관련저환기증후군, 수면관련저산소혈장애 등을 포함한다. OSA와 CSA를 총칭하여 수면무호흡증후군(sleep apnea syndrome; SAS)으로 표기하는 경우도 있다. SRBD의 대부분을 차지하는 것이 OSA이기 때문에 SRBD와 SAS와 OSA를 같은 뜻으로 사용하는 논문도 많다.

한편 SRBD와 OSA는 진단기준이 다르다. 이 둘의 판정에는 무호흡지수(apnea index; AI)에 저호흡지수(hypopnea index; HI)의 상태를 가미한 무호흡·저호흡지수(apnea hypopnea index; AHI)가 이용된다. OSA는 검사에서 AHI≥5에 더해, 주간의 졸림 등의 자각증상이 '있는' 경우만을 나타내나, SRBD는 검사에서 AHI≥5에 더해, 주간의 졸림 등의 자각증상이 '있는' 경우와 '없는' 경우를 모두 포함한다고 되어 있다(그림 1-2).

일반적으로 치과에서 시행하는 MAD 치료의 적응증은 OSA로 알려져 있다. 하지만 자각증상이 없는 OSA 환자가 대다수인 것이 알려지면서 수면치과치료의 적응증을 SRBD로 설명하는 문헌도 늘고 있다.

2) OSA란

OSA란 가장 일반적인 수면호흡장애로, 수면 중에 호흡하려고 노력함에도 불구하고 기도가 부분적 혹은 완전히 폐쇄되는 것이 반복되는 것을 특징으로 한다. 통상적으로 경피적동맥혈산소포화도(saturation of percutaneous oxygen; SpO_2)의 저하를 동반한다. 기도가 폐쇄되는 요인으로는 혀의 후퇴나 침하, 편도비대, 목과 후두 주위의 지방 등이 알려져 있다(그림 1-3).

수면 중에 호흡이 정지되면 혈액 내의 SpO_2가 저하되기 때문에, 이 SpO_2를 원래 수준으로 되돌리기 위해 뇌가 지시를 내리게 되고, 그 결과 사람은 눈을 뜨고 호흡이 회복

수면장애의 분류와 SRBD의 자리매김

수면무호흡증후군(sleep apnea syndrome; SAS)은 OSA와 CSA의 총칭

I. 불면증

II. 수면관련호흡장애(sleep related breathing disorders; SRBD)

- A. 폐쇄성수면무호흡(obstructive sleep apnea; OSA)
- B. 중추성수면무호흡(central sleep apnea; CSA)
- C. 수면관련저환기증후군
- D. 수면관련저산소혈장애

III. 중추성수면과다[기면증(narcolepsy, 발작수면) 등]

IV. 일교차리듬수면·각성장애(circadian rhythm sleep disorders)

V. 수면 시의 수반(역주: 隨伴, 어떤 일과 더불어 생기는 것)증상(사건수면, parasomnia)

VI. 수면관련운동장애[하지불안증후군(restless legs syndrome; RLS) 등]

VII. 기타 수면장애

치과의원에서의 MAD의 적응증

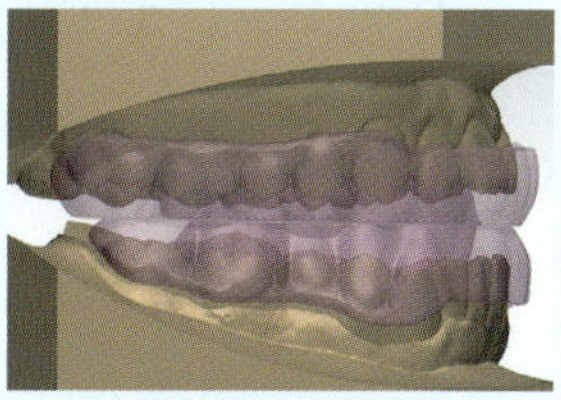

하악전방견인장치 (mandibular advancement device; MAD)의 예

그림 1-1. 그림 안의 I~VII의 수면장애 중에 치과에서의 MAD가 적용되는 OSA는 SRBD에 포함된다. SRBD의 대부분을 OSA가 차지하기 때문에 SRBD와 OSA를 동의어로 사용하는 경우도 있지만, SRBD는 좀 더 넓은 의미이며 OSA 외에도 CSA, 수면관련저환기증후군, 수면관련저산소혈장애 등을 포함한다.

SRBD와 OSA의 정의의 차이

OSA(obstructive sleep apnea) ☞ 자각증상이 있으며, AHI*≥5

SRBD(sleep related breathing disorders) ☞ 자각증상의 유무에 관계없이, AHI*≥5

*AHI(apnea hypopnea index) = 수면 1시간당 무호흡 및 저호흡 횟수의 합계

그림 1-2. OSA는 검사에서 AHI≥5에 더해 주간의 졸림 등의 자각증상이 '있는' 경우만을 나타내나, SRBD는 검사에서 AHI≥5에 더해 주간의 졸림 등의 자각증상이 '있는' 경우와 '없는' 경우를 모두 포함한다. 일반적으로 치과에서 시행하는 MAD 치료의 적응증은 OSA로 알려져 있다. 하지만 자각증상이 없는 OSA 환자가 대다수인 것이 알려지면서 수면치과치료의 적응증을 SRBD로 설명하는 문헌도 늘고 있다.

된다. 하지만 OSA 환자의 경우, 잠이 들면 호흡이 다시 정지하게 된다. 이런 과정이 밤중에 계속 반복되기 때문에 환자는 깊은 수면을 취할 수 없게 되어(그림 1-4), 코골이, 기상 시의 두통, 주간의 과도한 졸림, 야간의 빈뇨, 숙면감 결여, 집중력 저하 등의 증상이 나타나는 경우가 많아진다(그림 1-5).

OSA의 증상 발현 기전

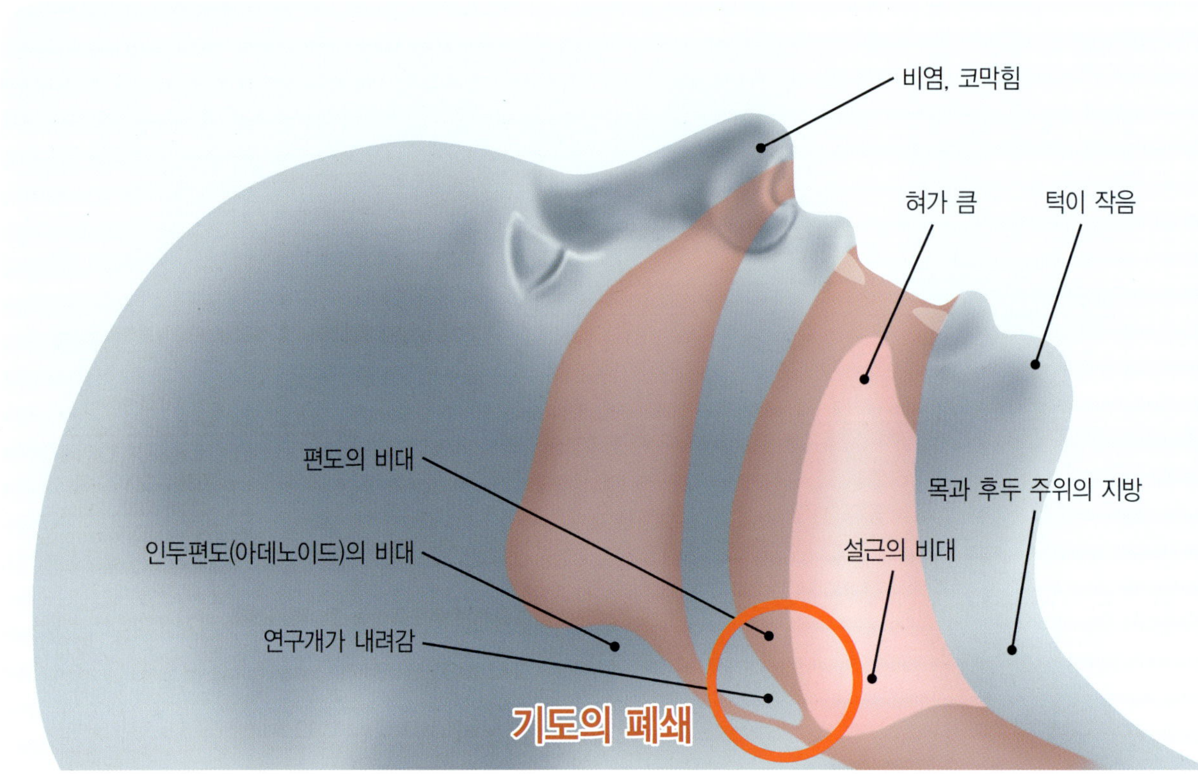

그림 1-3. OSA에서는 목과 후두 주위의 지방, 편도비대, 작은 턱, 큰 혀 등으로 인해 기도가 좁아지면서 호흡이 불가능해진다. SRBD 중에서도 가장 많은 질환으로, 코골이나 주간의 졸림 등이 전형적인 증상이다. MAD에 의해 하악을 전돌시킨 상태를 유지하면 혀 전체가 전방으로 이동하여 기도가 넓어지고, 야간의 호흡이 촉진되어 SpO_2를 상승시킬 수 있다.

무호흡·저호흡은 어느 수면단계에서도 나타나지만, 깊은 수면인 수면단계 N3(non-rapid eye movement; NREM)보다 얕은 수면인 수면단계 N1, N2, 렘(rapid eye movement; REM)수면에서 빈도가 높다(제13장 170쪽 참조).

3) 코골이란

코골이는 수면 중에 상기도에서 발생하는 호흡음이며, 전형적으로 흡기 시에 나타나지만, 호기 시에도 생기는 경우가 있다(그림 1-6). 무호흡, 저호흡, 호흡노력관련각성반응(respiratory effort related arousal; RERA)과 저환기 상태를 동반하지 않은 채 발생하는 것, 환자의 주간의 졸림이나 불면증 증상을 일으키지 않는 것은 습관성코골이, 원발성코골이, 단순성코골이 등 여러 가지 형태로 불린다.

코골이는 OSA의 주된 증상이기 때문에, OSA와의 감별진단을 위한 수면다원검사(polysomnography; PSG) 혹은 검사시설외수면검사(out of center sleep testing; OCST)에 의한 객관적인 평가가 필요하다(제3장 30~35쪽 참조).

코골이는 비만, 비폐(코막힘), 흡연과 관련이 있으며, 음주, 근이완제, 수면제, 상기도근긴장을 감소시키는 나머지 물질을 섭취하는 것도 요인이 된다.

코골이는 또한, 수면단계 N3과 렘수면에서 가장 시끄러워진다는 보고가 있다. 수면치과치료에서는 코골이를 주소로 하는 환자도 많지만, 치료를 시행함으로써 깊은 수면을 취하게 되어 코골이가 더욱 증가하는 경우도 있기 때문에 주의가 필요하다.

일반적인 수면 사이클과 OSA 환자의 수면 사이클

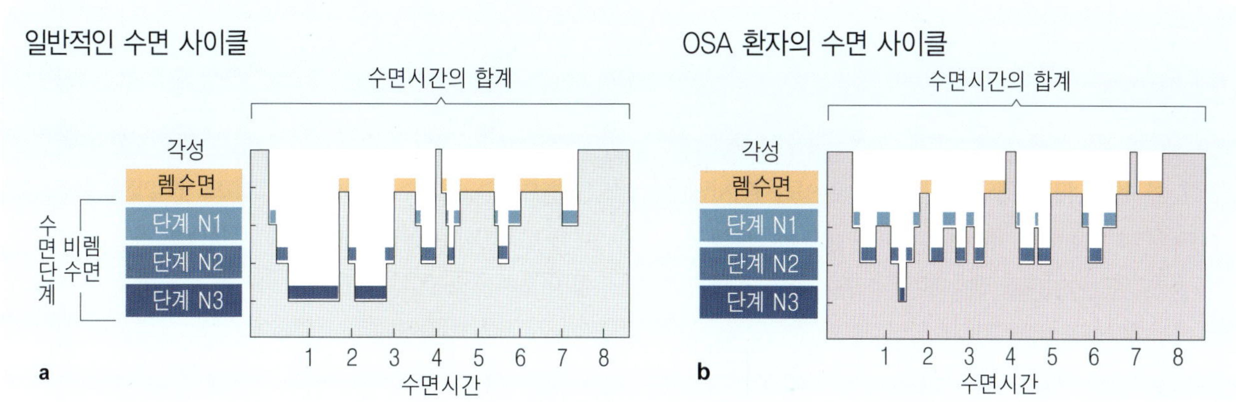

그림 1-4a, b. 일반적인 수면 사이클(a)과 OSA 환자의 수면 사이클(b). 둘 다 50대 남성의 수면 모니터링의 예. a: 수면 개시부터 4시간 사이, 2회 이상의 깊은 수면(수면단계 N3)이 관찰된다. b: 수면단계 N3의 깊은 수면이 거의 보이지 않는다(그림은 참고문헌 2에서 인용·변경).

OSA 환자의 일반적인 증상

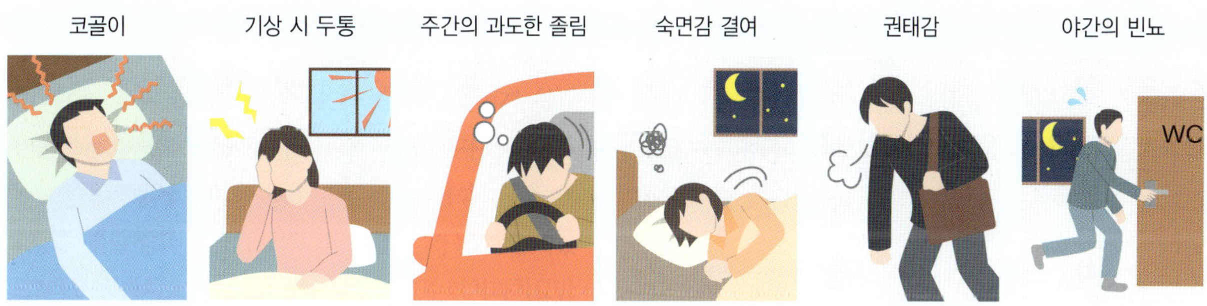

그림 1-5. OSA 환자의 3대 증상은 코골이, 기상 시 두통, 주간의 과도한 졸림이다. 그 외에 숙면감 결여, 권태감, 야간의 빈뇨, 집중력 저하 등의 증상이 있다.

통상적인 코골이, OSA에서의 호흡상태

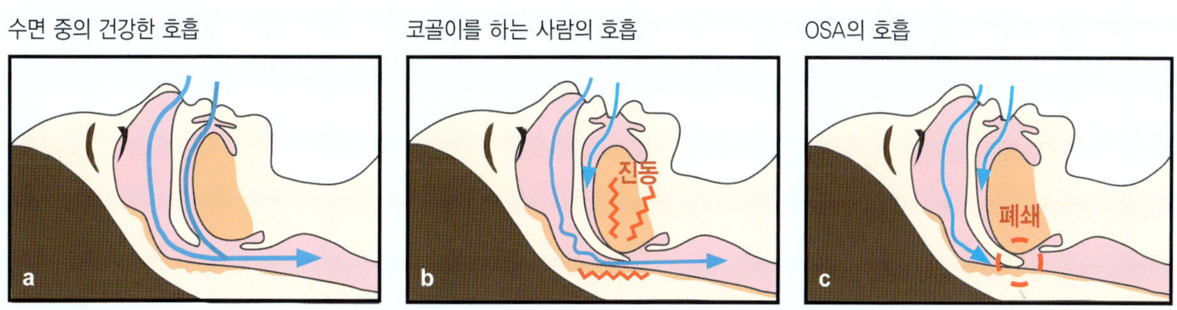

그림 1-6a~c. 수면 중의 건강한 호흡상태(a)와 코골이 시의 호흡상태(b), OSA의 호흡상태(c). a: 기도가 협착되지 않은 상태. 호흡이 막힘없이 진행되며, 산소가 신체와 뇌에 충분히 공급된다. b: 기도에 부분적으로 협착이 일어나고, 수면 중에 상기도에서의 호흡음이 발생하는 상태. OSA와의 감별진단이 필요하다. c: 기도가 부분적, 또는 완전히 폐쇄되어 무호흡·저호흡 등이 생긴 상태. 중증도에 따라 치과에서의 MAD 치료 등이 필요하다.

OSA 합병증의 예와 위험성

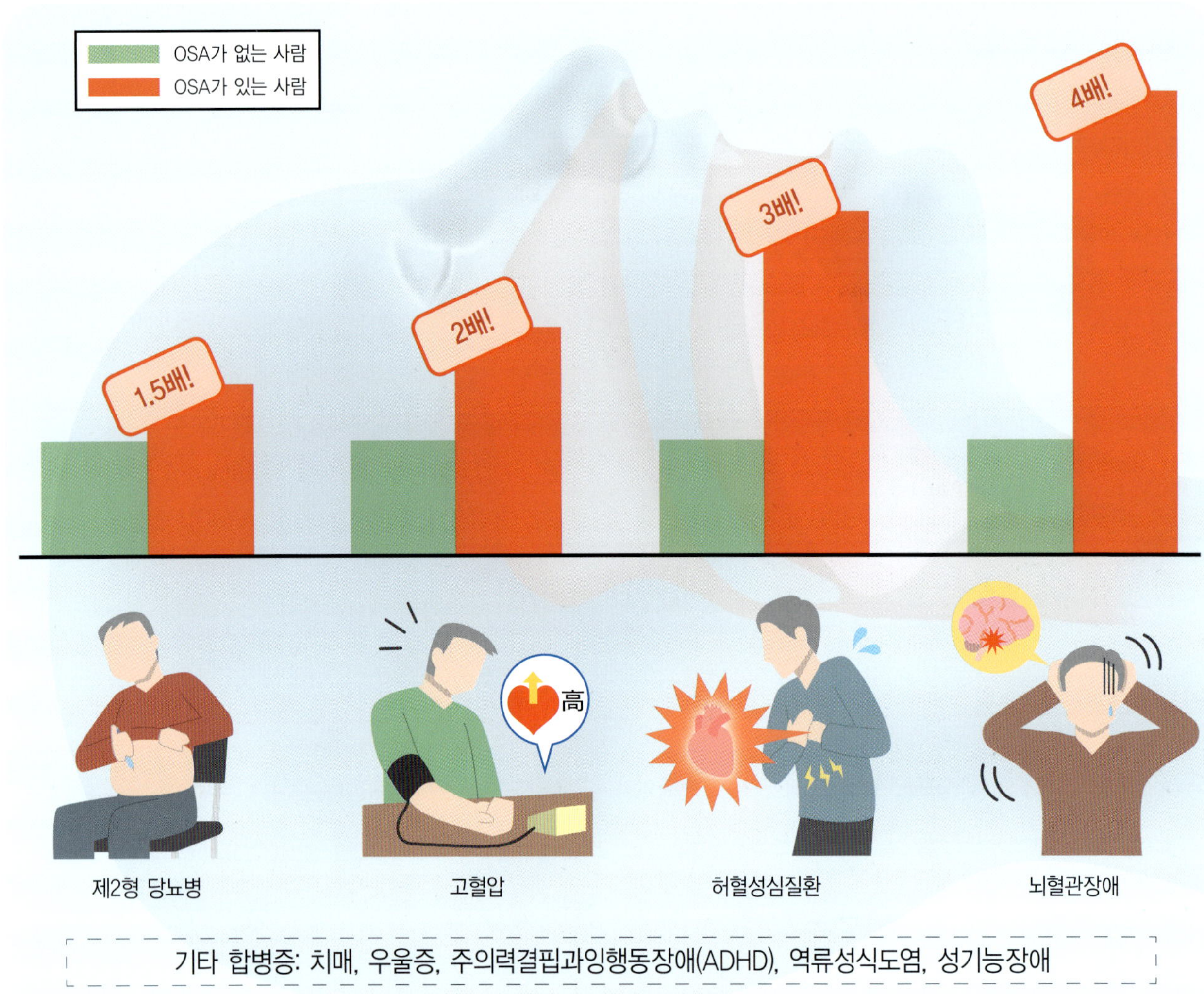

그림 1-7. OSA는 연령, 성별과 상관없이 합병증으로 여러 질환을 야기한다. 소아에서는 발육장애, ADHD 등을, 성인에서는 고혈압, 관상동맥질환, 심방세동, 뇌졸중, 제2형 당뇨병 등을 초래할 수 있다. 제2형 당뇨병을 야기할 가능성은 약 1.5배, 고혈압은 약 2배, 허혈성심질환은 약 3배, 뇌혈관장애는 약 4배라는 보고가 있으며, 최악의 경우 돌연사를 일으킨다. 또한 우울증, 역류성식도염, 치매 등을 악화시킨다. 그리고 주간의 졸림에 의한 기능장애가 발생해 업무 부진, 실업, 가족관계의 악화, 전반적인 생활의 질 저하가 나타난다.

4) OSA 합병증의 위험성

OSA는 연령, 성별을 따지지 않고 합병증으로 여러 가지 병을 야기한다. 어린이에서는 발육장애, 주의력결핍과잉행동장애(attention deficit hyperactivity disorder; ADHD) 등을, 어른에서는 고혈압, 관상동맥질환, 심방세동, 뇌졸중, 제2형 당뇨병 등을 야기할 가능성이 있다. 제2형 당뇨병을 초래할 가능성은 약 1.5배, 고혈압은 약 2배, 허혈성심질환은 약 3배, 뇌혈관장애는 약 4배라는 보고가 있으며(그림 1-7), 최악의 경우 돌연사를 일으킨다. 그리고 우울증, 역류성식도염, 치매 등을 악화시킨다. 또한 주간의 졸림으로 인해 기능장애가 자주 발생해, 업무 부진, 실업, 가족관계의 악화, 전반적인 생활의 질 저하가 나타나게 된다.

OSA가 전신질환으로 이어지는 이유를 질환마다 설명하면 다음과 같다.

① 수면 중의 저호흡이나 무호흡에 의해 산소결핍 상태가 지속되면서 교감신경의 활동이 활발해진다. 이로 인해

SRBD와 OSA의 유병률 비교

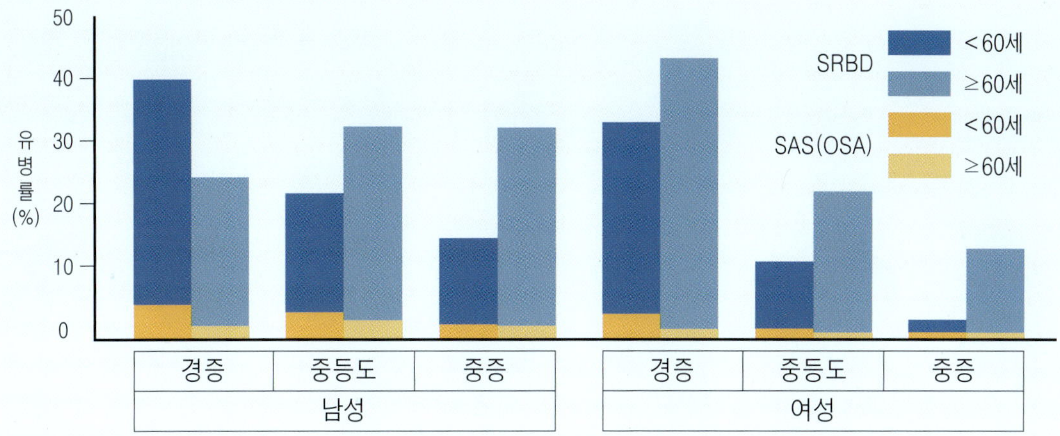

그림 1-8. SRBD와 OSA의 유병률을 비교하면, 주간의 졸림을 호소하지 않는 SRBD가 대다수인 것을 알 수 있다. 여기서는 주간의 주관적 졸림을 측정하는 척도인 엡워스수면척도가 10 이상인 것을 OSA로 분류하고 있다(그림은 참고문헌 5에서 인용·변경).

혈류가 격렬해져 고혈압이 야기될 가능성이 높아진다.

② 교감신경 활성의 항진, 산화스트레스의 항진 및 혈관의 염증 등이 상승적으로 작용하여, 심장의 움직임을 억제한다. 그 결과 동맥경화가 진행되어 심근경색이나 뇌경색, 뇌출혈을 일으키기 쉬워진다.

③ 무호흡 상태에서 호흡이 재개될 때 각성반응을 야기하여, 일련의 장애가 대사이상으로 이어져 당뇨병의 위험성이 높아진다.

④ 수면 도중 각성이 빈번하게 일어남으로써 수면 주기가 흐트러지면, 자율신경의 실조(부조화), 호르몬의 분비이상, 면역기능 저하 등을 야기한다.

1-3. SRBD의 역학

1) SRBD의 역학

SRBD는 심각한 문제임에도 불구하고, 지금까지 시행된 연구는 단순히 데이터에서 유병률의 추정치를 도출한 것에 지나지 않는 것이 많다. 유명한 연구로는 1980년대 후반부터 1990년대 전반까지 미국에서 시행한 대규모 코호트 연구인 Wisconsin Sleep Cohort[3], Sleep Heart Health Study[4], the Penn State Cohort[5]가 있다. 주로 이 세 가지 연구에 기초하여 SRBD의 유병률은 여성에서 6.5~9%, 남성에서 17~31%로 추정되었다. 하지만 이들 유병률의 추정치는 그 후 30~70세의 남성에서 34%, 30~70세의 여성에서 17%로 수정되었다.

2015년 스위스 로잔의 시민 2,121명을 대상으로 HypnoLaus Study[6]가 이루어졌다. 피험자 중 48%가 남성, 52%가 여성이었다. 참가자의 평균 연령은 57세, 체질량지수(body mass index; BMI)는 25.6kg/m였다. AHI의 경우, 1시간 중에 5회 이상(경증에서 중증 OSA)은 남성에서 83.8%, 여성에서 60.8%였다.

그림 1-8은 SRBD와 OSA의 유병률을 중증도(경증, 중등도, 중증)에 따라 제시한 것이다. 엡워스수면척도(Epworth sleepiness scale; ESS, 제6장 74, 76쪽 참조)가 10 미만인 경우 SRBD, 10 이상인 경우 OSA로 분류하고 있다. 이 둘을 비교하면, 주간의 졸림의 경향을 포함하지 않는 SRBD가 대다수를 점하고 있어 일반 인구에서 OSA 발생률이 과소평가되어 있음이 증명되었다.

일본에서도 OSA 환자의 절반 정도가 주간의 졸림을 느

일본의 OSA 유병률

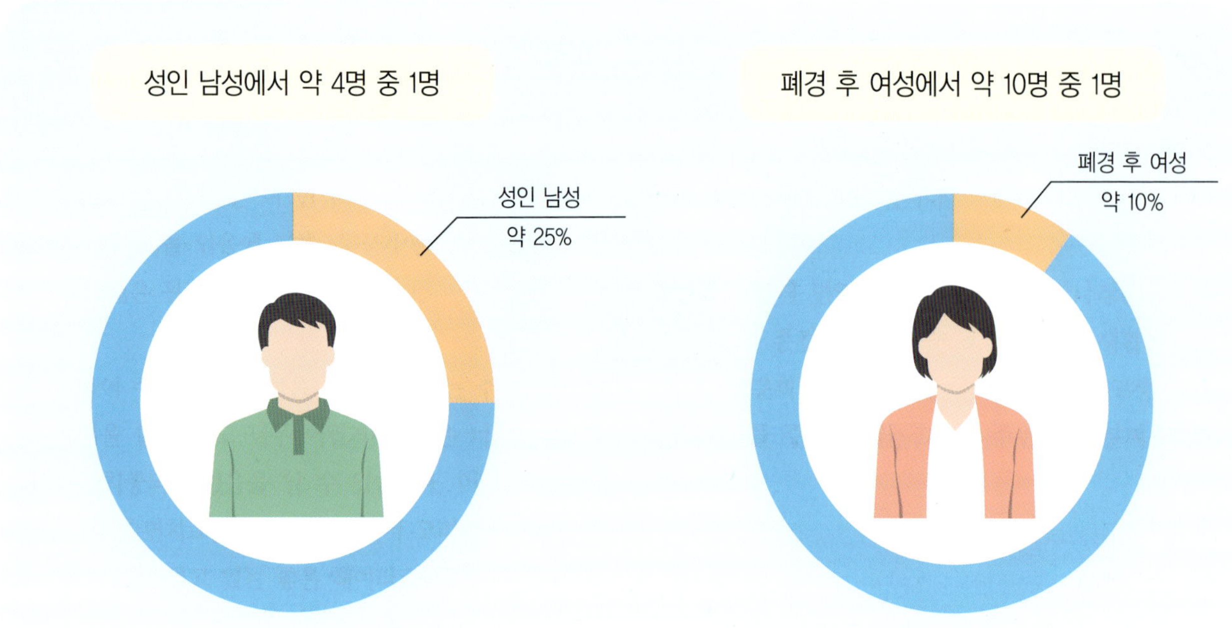

그림 1-9. 일본에서 2018년에 시행된 세계 최대 규모의 역학조사 '나가하마 코호트'[7]에서 성인 남녀 7,713명 중 경증 OSA가 47%, 중등도 OSA가 10%, 중증 OSA가 2%로 나타나, 치료가 필요한 OSA 환자가 성인 남성에서는 약 4명 중 1명, 폐경 후 여성에서는 약 10명 중 1명 정도임이 알려졌다. 또한 고령이나 비만이 될수록 OSA 유병률이 높아져 비만 상태가 아니더라도 생활습관병이 있는 경우에는 중등도 이상의 OSA가 있다고 진단해야 할 증례가 다수 있음을 알 수 있었다.

끼지 않는다는 보고가 있다. 물론 이런 환자의 경우 주간의 졸림 증상이 없더라도 수면 중 무호흡·저호흡은 발생하기 때문에 치료가 필요하다.

2) OSA의 역학

일본에서는 2018년 세계 최대 규모의 역학조사 '나가하마 코호트'[7]가 시행되어 성인 남녀 7,713명 중 경증 OSA가 47%(남성 58%, 폐경 전 여성 25%, 폐경 후 여성 51%), 중등도 OSA가 10%(남성 19%, 폐경 전 여성 2%, 폐경 후 여성 8%), 중증 OSA가 2%(남성 5%, 폐경 전 여성 0%, 폐경 후 여성 1%)로 나타나, 치료가 필요한 OSA 환자가 성인 남성에서는 약 4명 중 1명, 폐경 후 여성에서는 약 10명 중 1명 정도임이 알려졌다(그림 1-9).

한편 소아의 OSA 유병률은 약 2% 정도로 보고되어 있으며[9], 호발 연령은 2~6세로, 남녀 차이는 없는 것으로 알려져 있다.

3) CSA의 역학

이 책에서 설명하는 MAD의 적응증은 일반적으로 OSA이지만, OSA와 CSA는 함께 나타나는 경우도 있기 때문에 CSA에 대해 알아 두는 것도 중요하다. 중추성무호흡지수(central apnea index; CAI)가 2.5 이상인 CSA 환자는 20~44세에서 0%, 45~64세에서 1.7%, 65~100세에서 12% 정도 관찰된다는 보고가 있으며[8], SRBD 중에서도 CSA의 점유율은 그렇게 높지 않다. 한편 만성심부전의 21~40%에서 CSA 증상이 관찰된다는 보고가 있다[9]. 또한 심부전 환자의 경우 '체인스토크스호흡(Cheyne–Stokes respiration)'(역주: 과호흡과 무호흡·저호흡이 주기적으로 반복되는 호흡양상)을 동반하는 특징적인 CSA가 관찰된다.

1-4. OSA의 병태

1) OSA의 병태

수면 중 상기도협착의 원인이 되는 병태생리에는 여러 가지 요인이 관여한다. 해부학적인 요인으로는 상기도 주위의 연조직 침착, 악안면 형태, 혀의 용적, 편도비대 등에 의해 상기도 직경이 작아지는 것 등이 있다.

또한 생리학적인 원인으로는 이설근(턱끝근)을 중심으로 하는 상기도개대근군(상기도이완근군)에 의한 기도의 열림이 불충분해지는 상기도 대상성 저하, 각성 역치의 저하, 호흡 조절계의 불안정성 및 높은 루프게인(loop gain)(호흡안정성의 지표: 어떠한 환기변화에 대한 다음 환기변화의 비율) 등이 있다.

한편 소아에서의 코골이와 OSA의 주된 원인은 코막힘, 구개편도비대 혹은 인두편도비대(아데노이드)이다. 편도는 3~6세에서 가장 커지기 때문에 편도비대가 원인인 경우, 구개편도적출술이나 아데노이드절제술에 의해 OSA가 개선되는 경우가 많다.

소아 OSA가 나타나는 다른 요인으로는 누개안면기형, 소악증, 하악후퇴, 거대설 등 악안면 형태이상이 있다.

2) OSA의 위험요소

OSA의 위험요소에는 OSA의 가족력, 성별, 연령, 체중, 두개안면 기능부전과 구강인두의 해부학적 요인 등이 있다. OSA 환자의 1촌은 OSA가 아닌 사람들에 비해 OSA 발생 가능성이 2배 더 높다. OSA의 남녀 성비는 거의 2:1이지만, 폐경 후 여성에서 OSA 위험요소들이 증가함에 따라 중년에서 고령이 되어가면서 그 차이는 점점 감소하게 된다. OSA 유병률은 나이가 들어가면서 증가하나, 고령이 되면 그래프는 평행선을 그리게 된다. 중등도에서 중증 OSA의 약 60%는 비만에 의한 것으로 추정된다.

OSA는 모든 인종과 민족군에서 관찰된다. 중년층에서는 차이가 없지만, 청년층이나 고령층에서는 백인보다 흑인에서 많다고 보고되어 있다. 아시아인의 OSA 유병률은 BMI 자체는 낮음에도 불구하고 백인과 거의 비슷하다. 악안면 특징(제6장 73쪽 참조)의 차이에 의해 아시아인은 OSA가 되기 쉽다는 것이 유력한 설이다.

1-5. 잠재성 SRBD가 미치는 영향

1) 잠재성 SRBD가 미치는 경제적 손실

최근 일본에서 수면무호흡증이 주목받는 이유는 수면장애, 특히 아직 진단되지 않은 잠재성 SRBD가 건강면, 사회면, 경제면에 미치는 영향이 명백해지기 시작했기 때문이다. 미국에서는 성인 SRBD 환자 중 80%는 아직 진단되지 않은 것으로 보고된다[10](그림 1-10).

또한 미국수면의학회(American Academy of Sleep Medicine; AASM)의 2015년 통계에서는 잠재성 SRBD에 의한 경제적 손실이 약 1,496억 달러로, 그 대부분을 차지하는 것이 과도한 주간의 졸림에 의한 노동생산성의 저하, 합병증, 교통사고, 사업장에서의 사고였다[11](그림 1-11).

2) 음주운전과 같은 수준의 사고율

SRBD의 일반 증상으로 나타나는 주간의 과도한 졸림은 자동차사고나 산업재해와 관련되어 있다. 대량수송기관이나 트럭운송업계는 모두 SRBD의 악영향을 받고 있으며, 수면장애에 기인하거나 관련된 사고의 보고는 수없이 많다. 일본에서는 2003년 산요신칸센 사고를 계기로 수면무호흡증이 주목받기 시작하였다.

2016년 미국자동차협회(American Automobile Association; AAA)는 7시간 수면 대비 평균 수면시간이 4~5시간일 경우 사고율은 5.4배, 하루 전 수면이 4시간 미만일 경우에는 11.5배라고 보고하였다[12]. 이런 수치는 미국운송도로안전국(National Highway Traffic Safety Administration; NHSTA)이 발표한 음주 사고의 발생률과 거의 동일하였다[13](그림 1-12).

2018년 AASM은 운송업자에 더해 우버(Uber), 리프트(Lyft) 등 카셰어링 업계에 대해서도 피로와 졸림이 안전상의 위험성을 높인다고 경고하였다[14]. 현재 운전사에게 수면무호흡검사가 의무화되어 있지는 않지만, AASM은 각 기업에 운전사의 연속 근무시간을 추적 관리함과 동시에, 운전사들이 적절한 수면시간을 확보하도록 수면 지도를 촉구하고 있다. 또한 미국 정부에 대해서는 운전사에게 수면무호흡검사를 추천해야 한다고 제언하고 있다.

진단되지 않은 잠재성 SRBD 환자의 비율

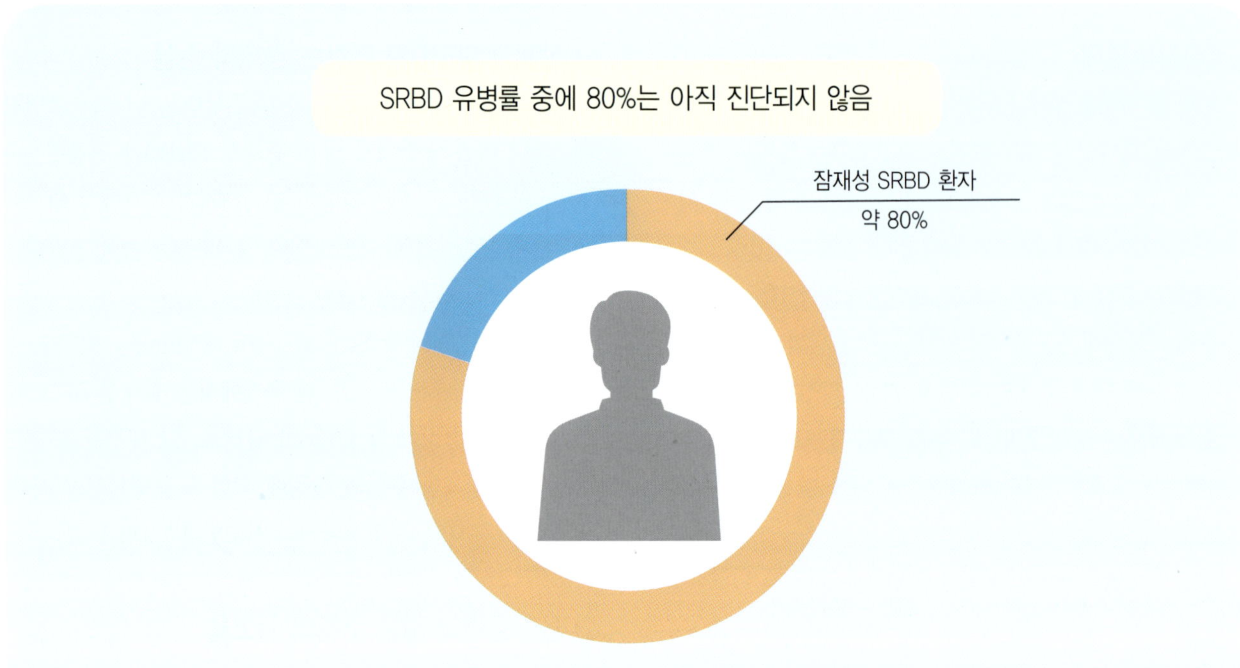

그림 1-10. SRBD 유병률 중에 80%는 아직 진단되지 않은 것으로 알려져 있다. 최근 일본에서 수면의학이 주목받는 이유는 수면장애, 특히 아직 진단되지 않은 잠재성 SRBD가 건강면, 사회면, 경제면에 미치는 영향이 명백해지기 시작했기 때문이다.

잠재성 SRBD 환자가 미치는 경제적 손실

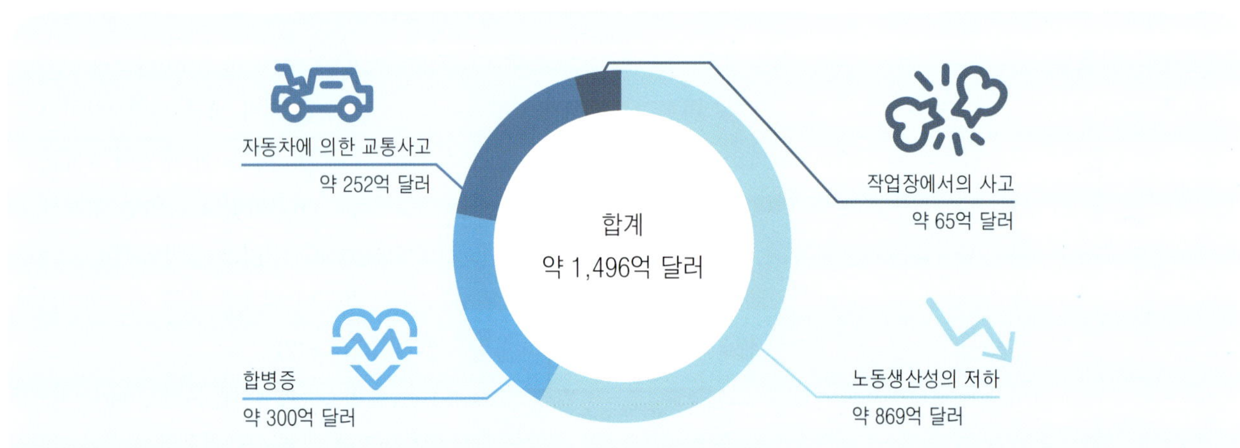

그림 1-11. AASM에 의한 2015년 통계에서는 잠재성 SRBD에 의한 경제적 손실은 약 1,496억 달러(약 16조 엔)로, 그 대부분을 점하는 것이 주간의 과도한 졸림에 의한 노동생산성의 저하, 합병증, 교통사고, 작업장에서의 사고였다(그림은 참고문헌 9에서 인용·변경).

3) 치료의 유무에 따른 생명 예후

SRBD 치료의 유무는 생명 예후에도 영향을 미친다. 중등도 이상의 OSA를 방치한 경우, 8년 후 생존율은 OSA 치료를 받은 환자와 비교해서 약 63%까지 저하된다[15](그림 1-13).

이를 방지하기 위해서는 무엇보다도 SRBD 증상의 조기 발견과 치료가 필요하다.

수면시간과 사고율의 관계

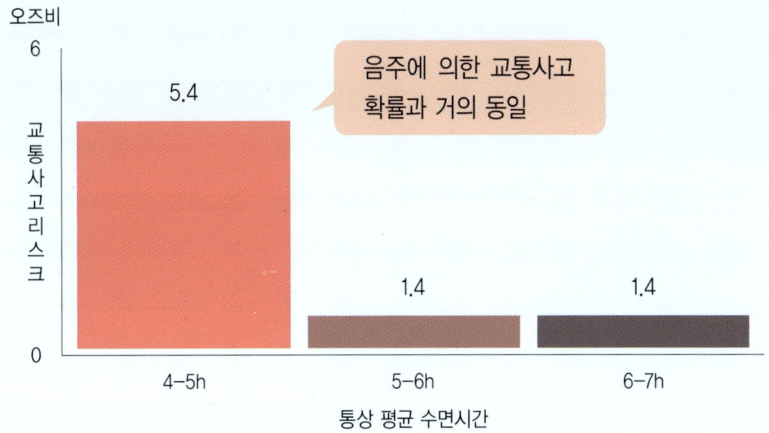

그림 1-12. 평균 4~5시간 수면을 취하는 운전사의 사고율은 7시간 이상 수면을 취하는 운전사에 비해 5.4배 높다는 보고가 있다[11]. 그래프의 세로축은 7시간 이상 수면을 취하는 운전사의 사고율을 1로 했을 때, 각각의 수면시간을 취한 운전사의 사고율을 오즈비(odds ratio)로 나타낸 것이다. 이 수치는 미국운송도로안전국이 발표한 음주에 의한 사고의 발생률과 거의 동일하였다[12].

OSA 치료를 시행한/OSA 치료를 시행하지 않은 각각의 OSA 환자의 생명 예후

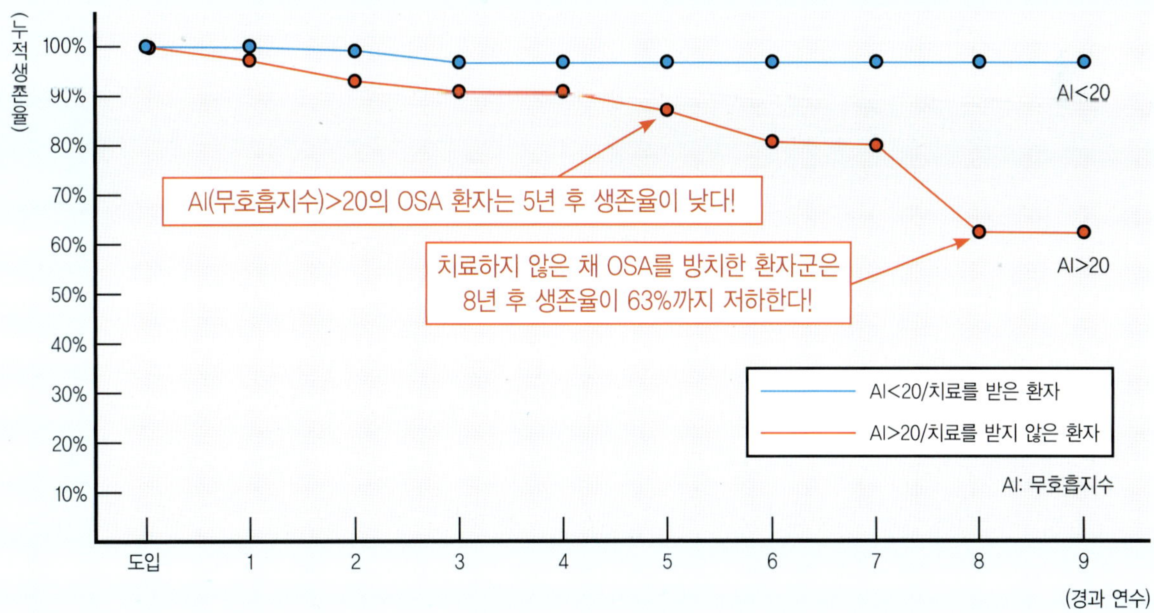

그림 1-13. OSA의 판정에는 AI와 HI를 가미한 AHI가 이용된다. OSA의 예후는 그림에서 보듯이, AI>20회/hr의 경우 AI<20회/hr인 사람보다 유의하게 생명 예후가 나쁘고, 5년 후 생존율에 유의한 차이가 있었다는 보고가 있다. 즉, OSA 환자가 아닌 사람에 비해 이후 장수할 가능성이 낮고, 치료하지 않은 채로 OSA를 방치한 환자군은 OSA를 치료한 환자군에 비해 8년 후 생존율이 63%까지 저하된다고 한다(그림은 참고문헌 15에서 인용·변경).

OSA의 진단기준

다음의 A와 B의 양쪽 다 해당되거나 C에 해당하는 경우

☐ A. 다음 항목 중 적어도 하나에 해당됨

- ☐ 1. 졸림, 피로가 가시지 않는 수면, 피로감, 불면 호소
- ☐ 2. 호흡정지, 질식감, 숨막힘에 기인한 각성
- ☐ 3. 파트너의 보고(수면 중의 습관성 코골이, 호흡의 중단)
- ☐ 4. 의과에서 아래의 진단을 내린 경우
  - ☐ 고혈압 ☐ 기분장애 ☐ 인지기능장애 ☐ 관상동맥질환 ☐ 뇌졸중
  - ☐ 울혈성심부전 ☐ 심방세동 ☐ 제2형 당뇨병

☐ B. 수면다원검사(PSG) 또는 검사시설외수면검사(OCST)에서 1시간당 합계 5회 이상의 폐쇄성호흡이벤트 발생

또는

☐ C. 수면다원검사(PSG) 또는 검사시설외수면검사(OCST)에서 1시간당 합계 15회 이상의 폐쇄성호흡이벤트 발생

그림 1-14. 현재 OSA의 진단기준에는 그림과 같은 ICSD-3[16]이 일반적으로 사용된다. OSA 진단을 위한 수면무호흡검사에는 PSG와 OCST의 두 가지가 있다. OCST를 사용한 경우에는 검사시간 1시간당, PSG를 사용한 경우에는 수면시간 1시간당 5회 이상의 AI/HI 등의 폐쇄성호흡이벤트가 관찰되는 것, 또한 동시에 A의 4개 항목 중에 하나라도 해당하는 경우 OSA라고 진단이 내려진다. 하지만 그림의 진단기준 A, B가 아니라도, C처럼 PSG/OCST에서 15회 이상의 폐쇄성호흡이벤트가 있다면 OSA로 진단이 내려진다.

1-6. OSA의 진단과 중증도

1) 진단

OSA 진단을 위한 수면무호흡검사에는 PSG와 OCST의 두 가지가 있다(제3장 30~35쪽 참조). OSA의 진단기준은 수면장애국제분류 제3판[16](international classification of sleep disorders, 3rd version, 2014; ICSD-3)에 따르면, PSG를 사용한 경우에는 잠이 들고 1시간 후쯤, OCST에서는 검사를 시작하고 1시간 후쯤 5회 이상의 AI/HI 등의 폐쇄성호흡이 나타나고(그림 1-14), 그와 동시에 그림 1-14의 A에서 제시하는 4개 항목 중 하나라도 해당되면 OSA로 진단이 내려진다. 하지만 그림 1-14의 진단기준 A, B에 해당하지 않더라도 C처럼 PSG/OCST에서 15회 이상의 폐쇄성호흡이 관찰된다면, OSA로 진단한다. AASM의 무호흡에 대한 정의는 비공(역주: 콧구멍)과 입에서의 기류가 90% 이상 감소한 상태가 10초 이상 지속되는 것이다(그림 1-15).

또한 무호흡은 환자의 호흡노력의 유무에 따라 폐쇄성, 중추성, 혼합성으로 분류된다. 환자가 호흡하려고 노력하지만 호흡이 불가한 경우를 폐쇄성으로 분류한다. 환자가 호흡하려고 하지 않는 경우, 즉 호흡노력이 없는 경우에는 중추성으로 분류한다(그림 1-16). 그리고 기류가 감쇠한 동안에 중추성과 폐쇄성이 같이 나타나는 경우를 혼합성으로 분류한다. 혼합성에서는 초기에 중추성이다가 이후에 호흡노력이 나타나는 폐쇄성이 계속된다.

저호흡은 통상적으로 무호흡에서 이야기하는 기류가 30% 이상 감소되어 있는 상태가 10초 이상 지속되면서 그에 동반하여 3%(혹은 그 이상)의 SpO_2의 저하 및 뇌파상의 각성반응이 없다면, 임상적으로 중요하다고 여겨지지 않는다(그림 1-15).

OSA의 진단기준이 되는 무호흡, 저호흡

무호흡	저호흡
Apnea	Hypopnea
코와 입에서 기류가 90% 이상 감소되어 있는 상태가 10초 이상 지속된다.	코와 입에서 기류가 30% 이상 감소되어 있는 상태가 10초 이상 지속되고, 3%(혹은 그 이상)의 SpO_2의 저하 및 뇌파상의 각성반응이 있다.

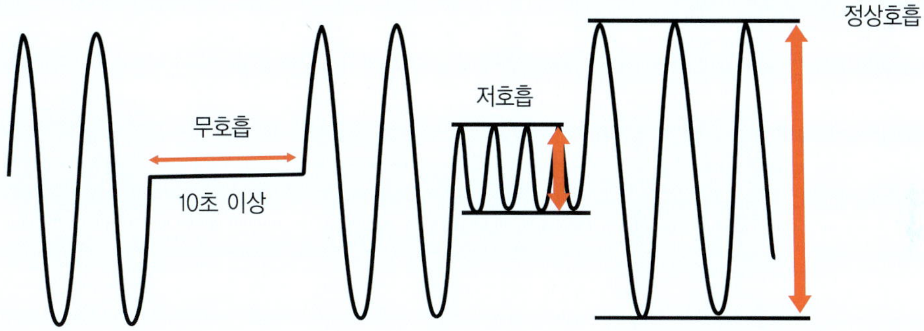

그림 1-15. AASM의 무호흡의 정의는 코와 입에서의 기류가 적어도 10초 이상 정지되어 있는 것이다. 무호흡으로 진단되려면 적어도 10초간, 기류가 90% 이상 감소되어 있어야 한다. 저호흡은 통상적으로 폐로 들어가는 기류량의 감소가 특징이다. OSA의 진단과 치료에 있어 저호흡은 10초 이상 지속되는 30%(혹은 그 이상)의 기류 저하와 그에 동반된 3%(혹은 그 이상)의 SpO_2의 저하 및 뇌파상의 각성 반응이 없다면, 임상적으로 중요하다고 판단되지 않는다.

OSA와 CSA의 기류, 흉부, 복부, 산소포화도 추이의 차이

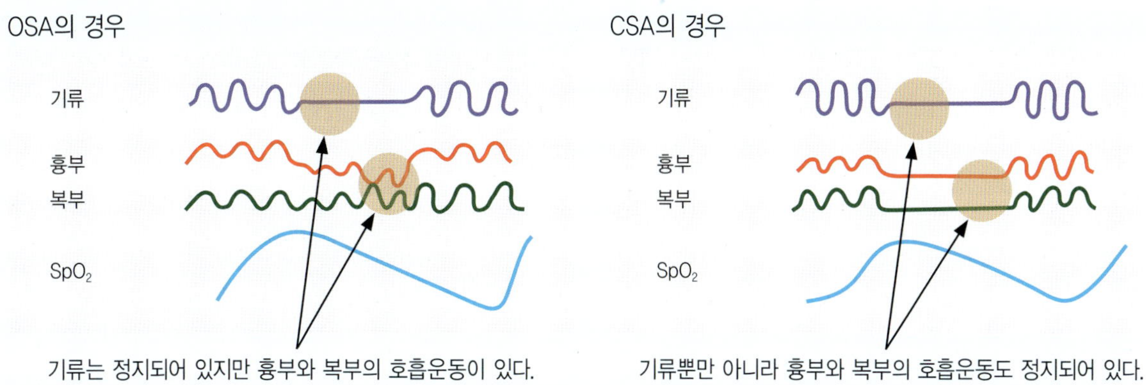

그림 1-16. OSA와 CSA의 기류, 흉부, 복부, 산소포화도 추이의 차이. 환자가 호흡하려고 노력하고 있는데 호흡이 안 되는 경우, 그 상태는 폐쇄성으로 분류된다. 환자가 호흡하려고 하지 않는 경우, 즉 호흡노력이 없는 경우, 그 상태는 중추성으로 분류된다. 구체적으로는 수면무호흡검사에 의해 기류는 정지되어 있지만 흉부와 복부의 호흡운동이 있다는 것이 판명되면 OSA로 진단하고, 기류뿐만 아니라 흉부와 복부의 호흡운동도 정지되어 있다는 것이 판명되면 CSA로 진단한다(그림은 참고문헌 17에서 인용·변경).

OSA의 중증도 구분

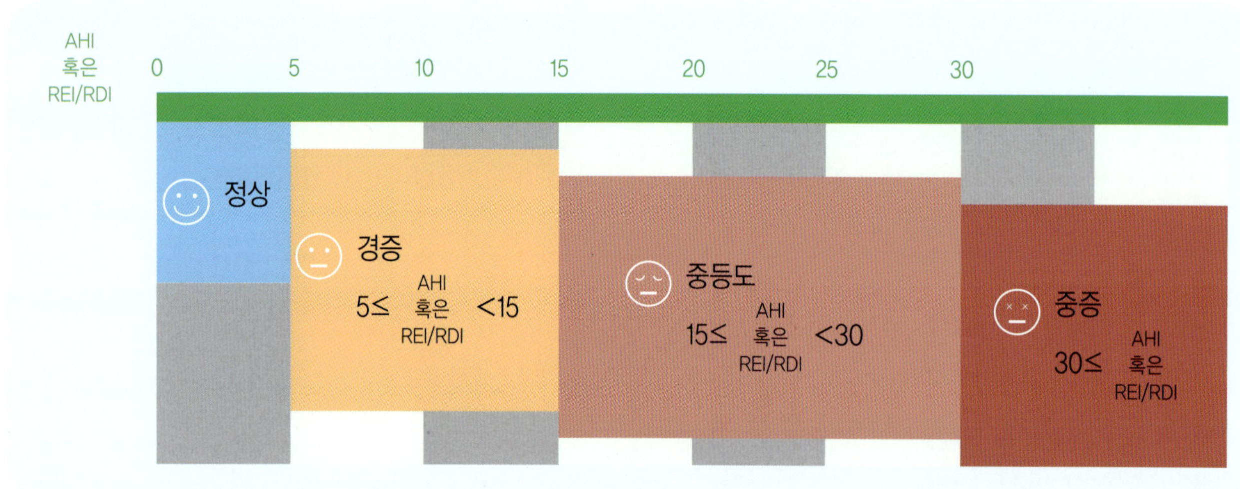

그림 1-17. OSA의 중증도는 PSG/OCST의 결과에서 얻어지는 1시간 동안의 폐쇄성호흡이벤트의 횟수에 따라 결정된다. PSG에서는 수면시간을 정확히 측정할 수 있기 때문에 AHI가 이용되고, OCST에서는 계측시간을 수면시간으로 대용하기 때문에 호흡이벤트지수(respiratory event index; REI) 혹은 호흡장애지수(respiratory disturbance index; RDI)가 이용된다. 2015년에 개정된 미국수면학회 스코어링 매뉴얼(Ver. 2.2)에서 REI가 제창된 이후, OCST의 경우 REI를 이용하는 것이 추천되고 있다(제3장 34쪽 참조).

한편 ICSD-3에 의한 소아 OSA의 진단기준[7]은 18세 미만에서 적용된다. 성인과 달리 코골이 등의 증상에 더해 PSG에서 AHI가 1 이상인 경우, OSA로 진단된다. 하지만 AHI를 1 이상으로 측정하는 근거가 애매한 점, PSG는 중증도 평가는 가능하나 폐쇄 부위의 동정이 어렵다는 점에서, 적절한 치료 방법을 선택하기 위해서는 PSG의 결과뿐만 아니라 폐쇄 부위를 찾아내는 것도 중요하다.

2) 중증도

OSA로 진단이 내려진 다음에는 치료법을 결정하는데, 여기서 중요한 것이 OSA의 중증도이다. 중증도는 PSG/OCST의 결과를 통해 하루 수면 중 폐쇄성호흡이벤트(무호흡이나 저호흡)의 수를 총 수면시간으로 나눈 AHI에 의해 진단된다. 폐쇄성호흡이벤트가 시간당 5~15회 미만인 경우 경증, 15~30회 미만인 경우 중등도, 30회 이상인 경우 중증으로 분류된다(그림 1-17).

참고문헌

1. Zarhin D. Delaying and seeking care for obstructive sleep apnea: The role of gender, family, and morality. Health (London) 2018;22 (1) :36-53.
2. 白濱龍太郎 (監). こんなに怖い 図解 睡眠時無呼吸症候群. 東京:日東書院本社, 2020.
3. Young T, Palta M, Dempsey J, Skatrud J, Weber S, Badr S. The occurrence of sleep-disordered breathing among middle-aged adults. N Engl J Med 1993;328 (17) :1230-1235.
4. Quan SF, Howard BV, Iber C, Kiley JP, Nieto FJ, O'Connor GT, Rapoport DM, Redline S, Robbins J, Samet JM, Wahl PW. The Sleep Heart Health Study: design, rationale, and methods. Sleep 1997;20 (12) :1077-1085.
5. Bixler EO, Vgontzas AN, Lin HM, Ten Have T, Rein J, Vela-Bueno A, Kales A. Prevalence of sleep-disordered breathing in women: effects of gender. Am J Respir Crit Care Med 2001;163 (3Pt1) :608-613.
6. Heinzer R, Vat S, Marques-Vidal P, Marti-Soler H, Andries D, Tobback N, Mooser V, Preisig M, Malhotra A, Waeber G, Vollenweider P, Tafti M, Haba-Rubio J. Prevalence of sleep-disordered breathing in the general population: the HypnoLaus study. Lancet Respir Med 2015;3 (4) :310-318.
7. Matsumoto T, Murase K, Tabara Y, Minami T, Kanai O, Takeyama H, Takahashi N, Hamada S, Tanizawa K, Wakamura T, Komenami N, Setoh K, Kawaguchi T, Tsutsumi T, Morita S, Takahashi Y, Nakayama T, Hirai T, Matsuda F, Chin K. Sleep disordered breathing and metabolic comorbidities across sex and menopausal status in East Asians: the Nagahama Study. Eur Respir J 2020;56 (2) : 1902251.
8. Young T, Shahar E, Nieto FJ, Redline S, Newman AB, Gottlieb DJ, Walsleben JA, Finn L, Enright P, Samet JM;Sleep Heart Health Study Research Group. Predictors of sleep-disordered breathing in community-dwelling adults:the Sleep Heart Health Study. Arch Intern Med 2002;162 (8) :893-900.

9. Sin DD, Fitzgerald F, Parker JD, Newton G, Floras JS, Bradley TD. Risk factors for central and obstructive sleep apnea in 450 men and women with congestive heart failure. Am J Respir Crit Care Med 1999；160 (4) ：1101-1106.

10. Peppard PE, Young T, Barnet JH, Palta M, Hagen EW, Hla KM. Increased prevalence of sleep-disordered breathing in adults. Am J Epidemiol 2013；177 (9) ：1006-1014.

11. Pyle A. Sleep apnea is a hidden health crisis in the U.S. Sleep Educ 2016. http://sleepeducation. org/news/2016/09/19/sleep-apnea-is-a- hidden-health-crisis-in-the-u.s (2020年5月12日アクセス)

12. Tefft BC. Acute sleep deprivation and culpable motor vehicle crash involvement. Sleep 2018；41 (10) ；1-11.

13. Compton RP, Berning A. Drug and Alcohol Crash Risk. http://www.nhtsa.gov/staticfiles/nti/pdf/812117-Drug_and_Alcohol_Crash_Risk.pdf (2022年5月アクセス)

14. Berneking M, Rosen IM, Kirsch DB, Chervin RD, Carden KA, Ramar K, Aurora RN, Kristo DA, Malhotra RK, Martin JL, Olson EJ, Rosen CL, Rowley JA, Gurubhagavatula I； American Academy of Sleep Medicine Board of Directors. The Risk of Fatigue and Sleepiness in the Ridesharing Industry： An American Academy of Sleep Medicine Position Statement. J Clin Sleep Med 2018；14 (4) ： 683-685.

15. He J, Kryger MH, Zorick FJ, Conway W, Roth T. Mortality and apnea index in obstructive sleep apnea. Experience in 385 male patients. Chest 1988；94 (1) ：9-14.

16. American Academy of Sleep Medicine. International classification of sleep disorders (3rd ed) . Darien, IL：American Academy of Sleep Medicine, 2014.

17. https://team.tokyo-med.ac.jp/kouku/info/sas.html (2022年5月アクセス)

제2장

수면무호흡의 치료에는 어떤 것이 있는가

이 책의 주제인 수면치과치료란 '수면관련호흡장애(sleep related breathing disorder; SRBD)의 진단을 토대로 단순히 하악전방견인장치(mandibular advancement device; MAD)를 제작한다'는 의미가 아니라, 'SRBD를 치료하여 개선한다'는 의미이다.

이를 위해서는 SRBD 치료법의 종류와 특징을 이해하고, 의과와 연계하여 기도를 협착시키는 위험요소에는 무엇이 있는지를 판단하여 적절한 치료법을 선택해야 한다. 경우에 따라 치료법을 바꿔야 할 필요도 있다.

SRBD의 주소에는 여러 가지가 있고 많은 원인을 동반하는 질환이기 때문에, 치료법에도 다양한 선택지가 있다. SRBD를 치료하기 위해서는 그 선택지 중에서 환자의 구체적인 증상, 중증도, 골격 요인, 생활습관 등에 맞춰 적절한 치료법을 선택해야 한다.

이 장에서는 지속기도양압(continuous positive air pressure; CPAP) 치료를 포함한 SRBD 치료법의 종류와 특징, 그리고 수면치과치료의 지표와 효과에 대해 설명한다.

표 2-1. SRBD 치료의 선택지

통칭명	약어 및 정식 명칭
비침습적 양압치료	Noninvasive Positive Pressure Ventilation; NPPV
지속기도양압	Continuous Positive Airway Pressure; CPAP
이층식기도양압	Bi-level Positive Airway Pressure; Bi-level PAP
서보(Servo)제어압감지형 인공호흡기	Adaptive Servo Ventilation; ASV
구강내장치	Oral Appliance; OA
설견인(유지)장치	Tongue-retaining Devices
하악전방견인장치	Mandibular Advancement Devices; MAD
외과수술	
구개수연구개인두성형술	Uvulo-Palato-Pharyngo-Plasty; UPPP
이설근전방이동술	Genioglossal Advancement; GA
편도적출술/인두편도아데노이드절제술	Tonsillectomy/Adenoidectomy
비중격교정술(내시경하 비내수술)	Septoplasty(Endoscopic Endonasal Sinus Surgery)
상하악골전방이동술	Maxillo-Mandibular Advancement; MMA
설하신경자극요법	Hypoglossal Nerve Stimulation; HNS 또는 Upper Airway Stimulation; UAS
기타	
수면위생지도(수면체위요법)	Sleep Hygiene
감량지도	
호르몬보충요법	
생활습관의 시정	
운동지도	

이 표는 참고문헌 1에서 인용·변경

2-1. 수면관련호흡장애(SRBD) 치료의 선택지

수면관련호흡장애(sleep related breathing disorder; SRBD)의 대부분을 점하는 폐쇄성수면무호흡(obstructive sleep apnea; OSA)은 수면 시 혀의 후퇴나 침하, 기도 주위의 지방 침착이나 편도비대 등에 의해 기도가 협착되어 공기가 폐로 도달하지 않는 것이 원인이 되어, 호흡장애와 수면장애가 동시에 야기되는 상태이다. 그러므로 SRBD를 개선하기 위해서는 수면 중의 기도를 확보하는 것이 필요하다. SRBD 치료의 주된 선택지[1]를 표 2-1에 제시한다.

OSA 진단이 내려진 경우, 이 선택지 중에서 의과와 연계하여 그 환자에게 가장 적절한 치료법을 결정한다. 대체로 일반적인 성인 환자의 치료는 의과에서 시행하는 지속기도양압(continuous positive air pressure; CPAP) 또는 치과에서 시행하는 하악전방견인장치(mandibular advancement device; MAD)가 적용된다. 중증도의 관점에서는 중등도~중증의 OSA에는 CPAP가, 경증~중등도에서는 MAD가 적용되는 경우가 많다.

중증도에 기초한 일본의 공적 의료보험 제도에 있어서 OSA 치료의 흐름도[2]를 그림 2-1에 제시한다. 일본의 공적 의료보험 제도에서 CPAP가 적용되는 경우는 무호흡·저호

일본의 공적 의료보험 제도에 기반한 OSA 치료법 선택의 흐름도

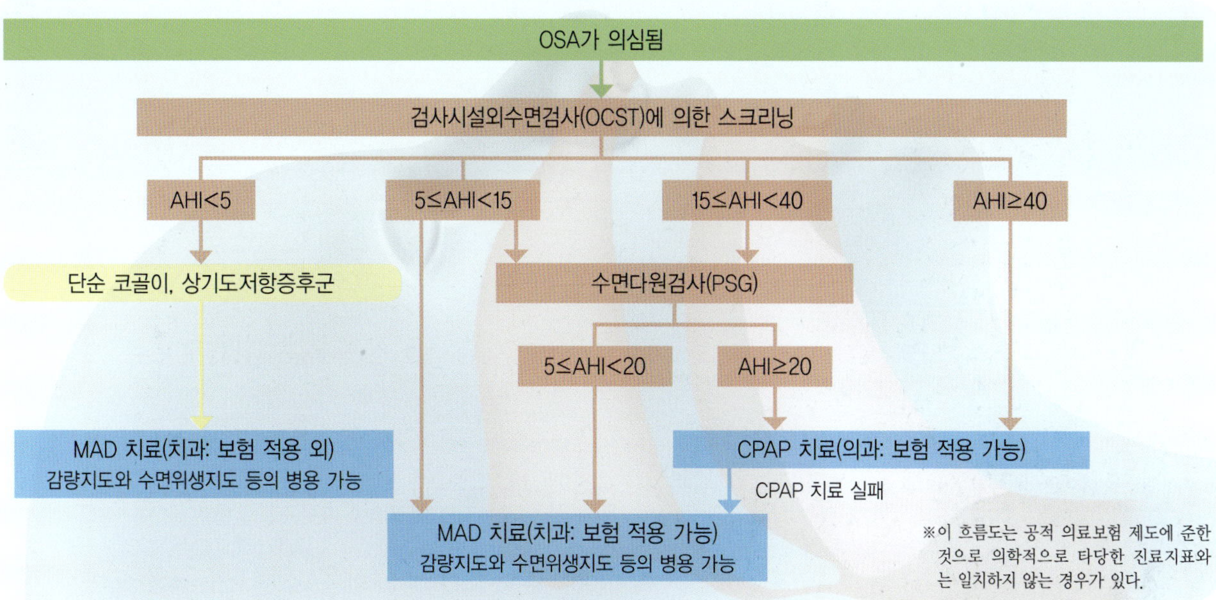

그림 2-1. 일본의 공적 의료보험 제도에서 CPAP가 적용되는 경우는 AHI≥40(OCST) 혹은 AHI≥20(PSG)가 관찰되었을 경우이며, MAD가 적용되는 경우는 AHI≥5(PSG 또는 OCST)가 관찰된 경우이다. 하지만 중증도는 어디까지나 기준이며, 그 환자의 OSA의 현 상황을 바르게 반영하지 않는 경우도 있다. 중증도에 더해 환자의 구체적 증상, 골격 요인, 생활습관, 수면습관 등 기도를 협착시키는 위험인자가 무엇인지를 잘 판단하여 적절한 치료법을 선택해 나가는 것이 중요하다. 그리고 상기도저항증후군이란 단어는 수면장애국제분류 제3판(international classification of sleep disorders, 3rd version, 2014; ICSD-3)에서 OSA에 포함되었다(그림은 참고문헌 2에서 인용·변경).

흡지수(apnea hypopnea index; AHI)≥40[검사시설외수면검사(out of center sleep testing; OCST)] 혹은 AHI ≥20[수면다원검사(polysomnography; PSG)]이 관찰될 때이며, MAD가 적용되는 것은 AHI≥5(PSG 혹은 OCST)가 관찰되는 경우이다.

하지만 중증도는 어디까지나 하나의 기준일 뿐이며, 환자의 OSA 현 상황을 정확히 반영하는 것은 아니다. 중증도에 더해 환자의 구체적인 증상, 골격 요인, 생활습관, 수면습관 등 기도를 협착시키는 위험인자가 무엇인지를 반드시 찾아내어 적절한 치료법을 선택해야 한다.

또한 SRBD는 체중 증가나 연령 등에 따라 악화되는 경우가 있기 때문에, 환자의 현 상황에 대응하여 치료법을 변화시켜 나갈 필요가 있다. 예를 들면, 수면치과치료에서는 환자의 SRBD가 악화되거나, MAD의 치료 효과가 보이지 않거나, 악관절증 등의 부작용 때문에 MAD를 중단하지 않으면 안 되는 이유 등에 의해 MAD 이외의 치료법으로 이행하는 경우가 있다. 그러므로 수면치과치료를 시행하기 위해서는 MAD 이외의 치료법을 이해하는 것이 매우 중요하다. 다음에 대표적인 SRBD 치료법에 대해 설명한다.

1) 지속기도양압(CPAP) 치료

CPAP란 코나 입에 마스크를 통해 상기도로 공기를 밀어 넣어 수면 중 상기도를 양압 상태로 유지함으로써 기도를 열린 상태로 유지하는 치료이다(그림 2-2). 또한 CPAP에 대해 '지속양압호흡'이라는 호칭을 사용하기도 한다.

CPAP는 SRBD에 대한 치료의 황금률(gold standard)로, AHI를 저하시키는 치료 효과도 높다. 하지만 공기가 강제적으로 밀려들어 오는 위화감과 마스크의 압박감이 있고 전원이 필요해 옥외에서 사용이 곤란하다는 점 등이 원인이 되어, CPAP 장착을 준수하기가 어려운 것이 과제가 되고 있다. CPAP는 일반적으로 의과에서 시행하는 치료이며, 중등도~중증의 SRBD에 대해 시행되는 경우가 많다.

CPAP 치료

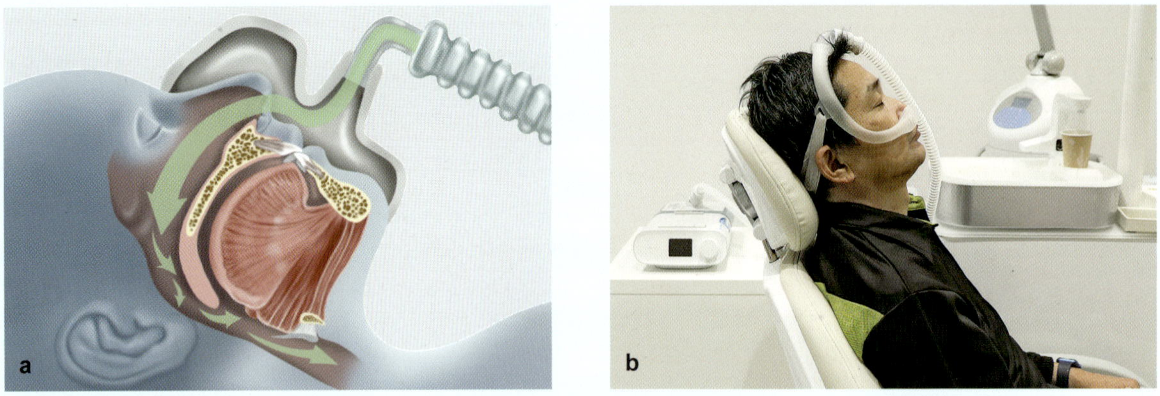

그림 2-2a, b. a: CPAP 장착 시의 그림. b: CPAP 장착 시 측면 사진. CPAP란 코와 입에 마스크 등을 통해 상기도로 공기를 밀어 보내 수면 중 상기도를 양압 상태로 유지함으로써 기도를 열린 상태로 유지하는 치료이다. CPAP는 SRBD에 대한 치료의 황금률로, AHI를 저하시키는 치료 효과도 높다. 하지만 공기가 강제적으로 밀려들어 오는 위화감이나 마스크의 압박감 등이 있고, 전원이 필요하기 때문에 옥외에서 사용이 곤란하다는 점 등이 원인이 되어, CPAP 장착을 준수하기가 어려운 것이 과제가 되고 있다.

MAD 치료

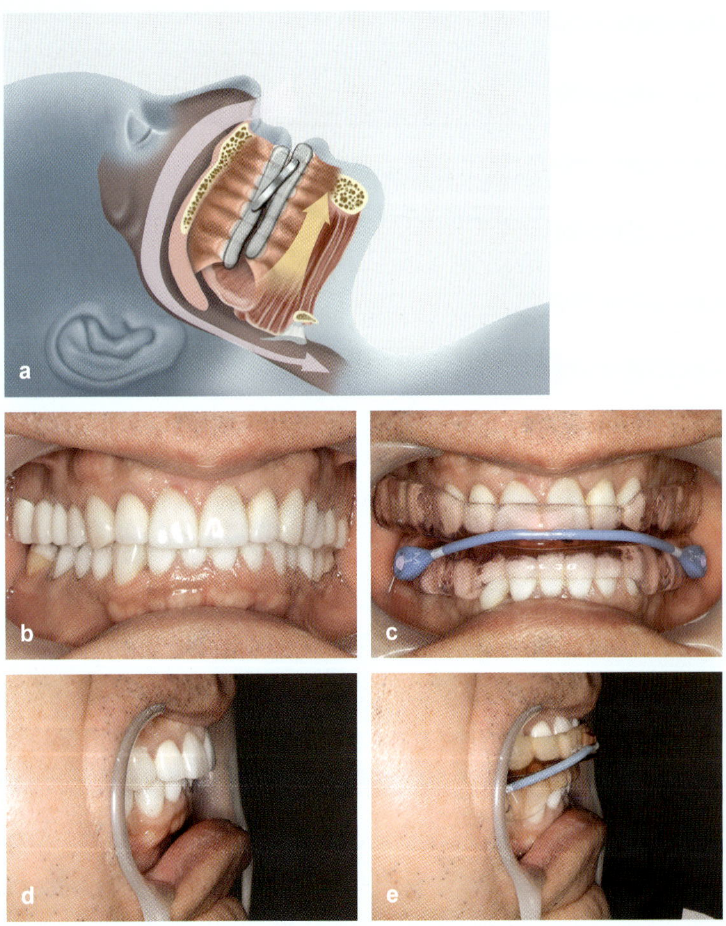

그림 2-3a~e. a: MAD 장착 시의 그림. b: 정면 사진(MAD 미장착). c: 정면 사진(MAD 장착). d: 측면 사진(MAD 미장착). e: 측면 사진(MAD 장착). MAD란 상하악에 장치를 장착하여 하악을 전돌시킨 상태를 밤새 유지함으로써 혀 전체가 전방으로 이동하여 기도의 협착을 막고 야간의 호흡을 촉진하는 치료이다. MAD는 기도의 협착을 방지하는 것이 목적이기 때문에, 수면 중의 상기도폐쇄에 의해 호흡장애가 생기는 OSA가 치료의 대상이 된다. 치과의사는 MAD 제작 전에 PSG 혹은 OSCT의 결과와 술전 검사 결과를 기초로, 환자가 MAD에 적절한지를 판단해야 할 필요가 있다.

CPAP와 MAD의 혼합 치료

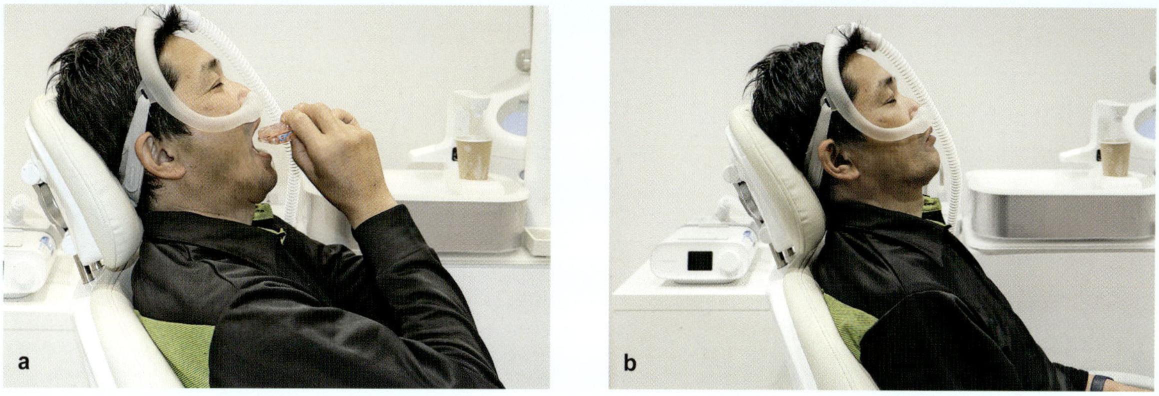

그림 2-4a, b. MAD와 CPAP를 병용하는 경우의 측면 사진. CPAP와 MAD를 동시에 사용하는 혼합 치료의 이점에는 여러 가지가 있다. 첫째, CPAP에 의해 공기가 강제적으로 들어오는 것에 위화감을 느끼는 환자에 대해 MAD가 하악을 앞으로 끌어내면서 기도가 열리게 되어 공기가 지나갈 수 있는 길이 생기고 CPAP의 공기압을 낮출 수 있게 되면서 그 결과 더욱 쾌적하게 CPAP를 사용할 수 있게 된다. 둘째, MAD는 전원이 필요 없고, 들고 다니기도 간편하기 때문에 평소에 CPAP를 사용하는 환자가 외박하게 되는 경우에도 MAD를 사용할 수 있다. 셋째, 수면 중에 CPAP를 빼게 되는 경우에도 MAD가 기능하기 때문에 치료 효과를 기대할 수 있다. 체어사이드에서는 MAD와 CPAP를 병용해 장착했을 때 CPAP의 마스크에서 산소가 새지 않는지 확인한다.

2) 구강내장치(MAD) 치료

일반적으로 SRBD 치료를 위한 OA에는 MAD와 설견인장치(제8장 104, 105쪽 참조)가 있으며, 특히 전자는 OA로 불리는 경우도 많다. MAD란 상하악에 장치를 장착하여 하악을 전돌시킨 상태를 밤새 유지함으로써 혀 전체가 전방으로 이동하여 기도의 협착을 막고 야간의 호흡을 촉진하는 치료이다(그림 2-3).

MAD는 기도의 협착을 방지하는 것이 목적이기 때문에, 수면 중 상기도폐쇄에 의해 호흡장애가 생기는 폐쇄성수면무호흡(obstructive sleep apnea; OSA)이 치료의 대상이 되고, 중추성수면무호흡(central sleep apnea; CSA, 제1장 2, 3쪽 참조)이 우위인 환자에서는 치료 효과를 기대하기 어려운 경우가 있다. MAD는 일반적으로 치과에서 시행되는 치료로, 치과의사는 MAD 제작 전에 PSG 혹은 OSCT의 결과와 수면치과치료를 위한 술전 검사 결과(제7장 81쪽 이후 참조)에 기초해서 환자가 MAD에 적절한지를 판단해야 할 필요가 있다. 일반적으로 경증~중등도의 SRBD에 대해 시행되는 치료지만, 중등도~중증의 SRBD에서도 유효하다는 보고가 있다.

3) CPAP와 MAD의 혼합 치료

최근 CPAP와 MAD를 혼합해 사용하는 치료가 주목받고 있다(그림 2-4). 이 치료의 장점은 다음과 같다.

우선 CPAP에 의해 공기가 강제적으로 들어오는 것에 위화감을 느끼는 환자에 대해 MAD가 하악을 앞으로 끌어내면서 기도가 열리게 되어 공기가 지나갈 수 있는 길이 생겨 CPAP의 공기압을 낮출 수 있고, 그 결과 더욱 쾌적하게 CPAP를 사용할 수 있다. 다음으로 MAD는 전원이 필요 없고 들고 다니기도 간편하기 때문에, 평소에 CPAP를 사용하는 환자가 외박하게 되는 경우에도 MAD를 사용할 수 있다. 마지막으로 수면 중에 CPAP를 빼게 되는 경우에도 MAD가 기능하기 때문에 치료 효과를 기대할 수 있다. 혼합 치료에 의해 환자는 CPAP와 MAD 양쪽의 치료의 이점을 얻을 수 있는 것이다.

4) 외과수술

SRBD에 대한 외과수술은 주로 구강인두에 있어서의 기질적인 기도협착을 해제하기 위한 목적으로 시행된다. 구체적으로는 연조직에 의한 기도협착에 대해 시행되는 구개

상하악골전방이동술

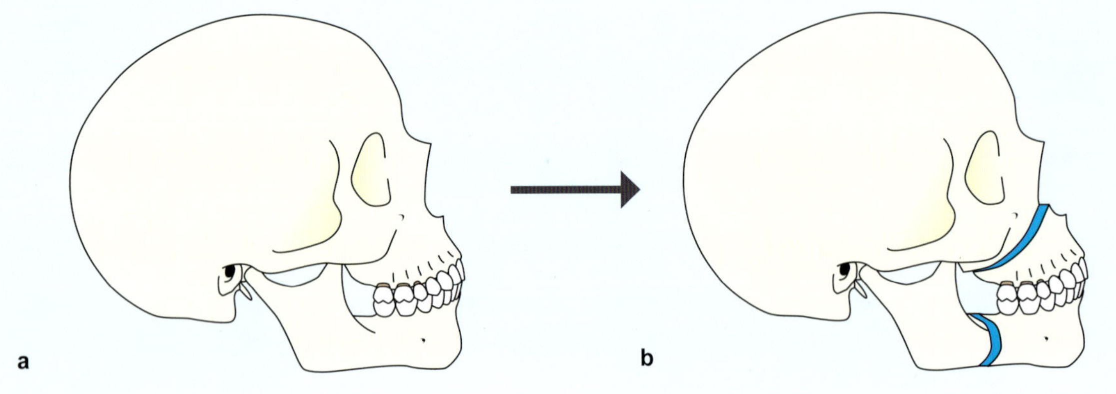

그림 2-5a, b. 상하악골전방이동술(MMA)이란 상하악골(a)의 골절제를 시행하여(b의 파란색 부위), 전방으로 이동시켜 기도를 열리게 하는 술식이다. 안면 형태에 문제가 있는 증례에서 시행된다. MMA는 단기적인 효과가 인정되고 있으며, 상악골의 전방이동이 중요하다는 보고가 있다[3].

수연구개인두성형술(uvulo-palato-pharyngo-plasty; UPPP), 이설근전방이동술(genioglossal advancement; GA), 주로 소아의 편도비대나 인두비대(아데노이드) 증식에 대해 시행되는 편도적출 및 아데노이드절제술, 비중격만곡에 대한 비중격교정술(내시경하 비내수술), 소악증 등 해부학적 이상에 기인하는 SRBD에 대해 시행되는 상하악골전방이동술(maxillo-mandibular advancement; MMA, 그림 2-5) 등이 있다.

또한 최근 설하신경자극요법(hypoglossal nerve stimulation; HNS 또는 upper airway stimulation; UAS) 등도 주목받고 있어 SRBD에 대한 치료법은 매일 갱신되고 있다.

5) 수면위생지도

수면체위요법을 포함한 수면위생지도는 SRBD 치료에 있어 빠져서는 안 되는 지도이다.

수면체위요법이란 앙와위에서 취침함으로 인해 무호흡·저호흡의 정도가 심각해지는 체위의존성 SRBD 환자에게 시행하는 지도이다. SRBD에서는 수면 중 체위에 따라 무호흡 정도가 증감되는 것이 보고되어 있는데[4], 일반적으로 앙와위에서는 SRBD가 심해지며 측와위에서는 경감된다고 알려져 있다. 이런 환자에게는 적절한 수면체위를 유지하기 위해 보조용 침구(베개 및 안고 자는 베개)나 베개의 높이를 기도가 확보될 수 있도록 앙와위에서는 약간 낮게, 측와위에서는 약간 높게 하는 등의 지도를 시행한다(그림 2-6).

또한 규칙적인 수면습관의 유지, 적절한 수면시간의 확보, 수면환경의 정비(그림 2-6), 코나 입 테이핑의 사용(제11장 148쪽 참조) 등의 수면위생지도도 시행한다. 수면치과치료에서는 MAD의 장착과 함께 이런 수면위생지도를 시행한다.

6) 기타 치료법과 지도

그 밖에도 SRBD의 요인에 맞춘 여러 가지 치료법이 있다. 체중 과다는 SRBD에서 중요한 위험요소로, 중등도~중증 OSA의 약 60%가 비만에 의한 것으로 추정된다. 체중이 증가함에 따라 OSA의 위험성은 높아지므로[5](그림 2-7), 이런 환자에 대해서는 CPAP, MAD와 함께 체중감량을 항상 격려해야 한다.

또한 기도폐쇄를 야기하는 비만 이외의 요인으로 성별이 있다. 특히 여성 OSA 환자에서는 폐경이 OSA의 위험요소가 되지만, 호르몬 보충요법으로 예방할 수 있는 가능성이 있다.

그 밖의 요인으로는 음주, 흡연, 수면에 관련된 약의 복

수면위생지도

적절한 체위의 취침

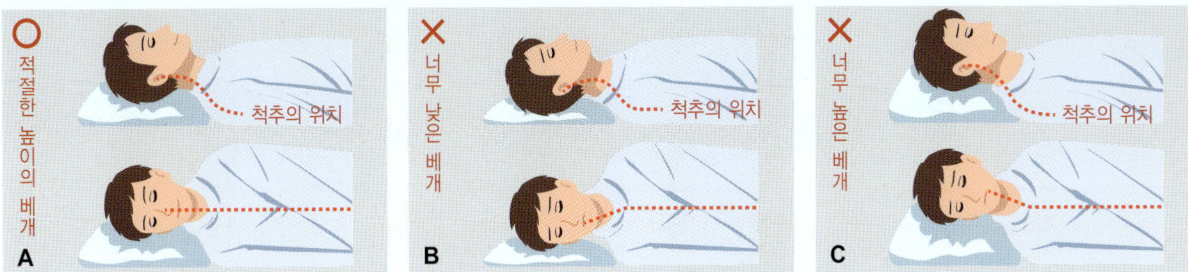

A~C: 기본적으로 베개의 높이는 앙와위나 측와위 상태에서 기도가 직선으로 놓이는 위치에 머리가 위치하도록 설정한다.

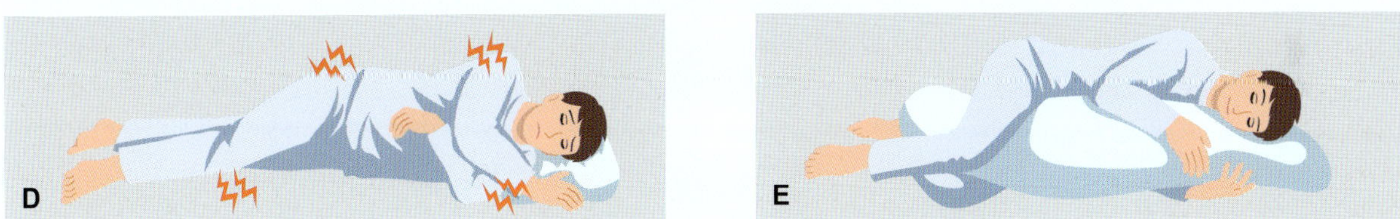

D, E: 측와위 상태에서 신체가 안정되지 않는 경우에는 안고 자는 베개나 쿠션 등을 활용하여 힘을 뺀 상태에서도 옆으로 보고 있을 수 있도록 방법은 찾는다.

적절한 수면환경의 확보와 유지

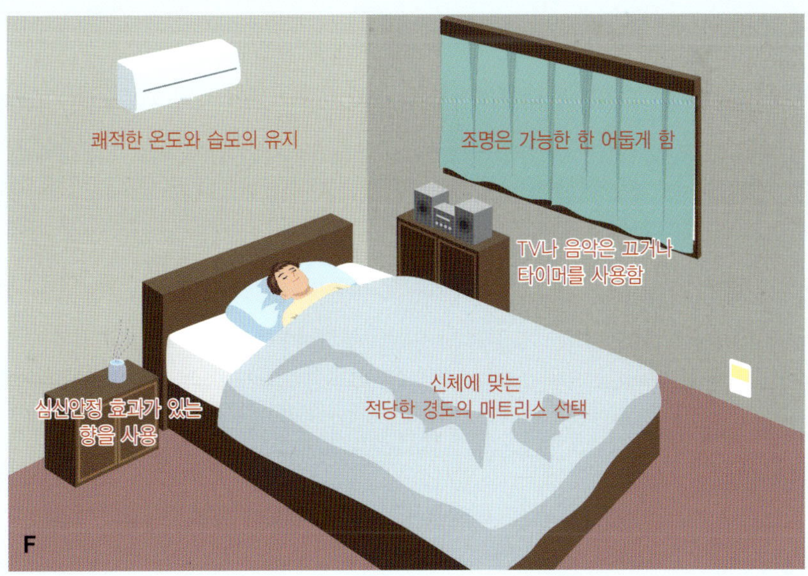

F: 계절의 변화와 함께 침실의 수면환경도 변화하기 때문에 시기에 맞춘 환경정비를 시행한다. 예를 들면 고온다습한 여름에는 냉방과 제습을 적절히 시행하고, 춥고 건조한 겨울에는 난방과 가습을 시행한다. 또한 차광성(역주: 빛을 차단하는 성질)이 높은 커튼이나 기분 좋은 정도의 단단함을 지닌 매트리스를 사용하는 것도 검토해 봐야 한다.

그림 2-6. 수면체위요법을 포함한 수면위생지도는 SRBD 치료에 있어 빠져서는 안 되는 지도이다. 기분 좋은 깊은 수면을 위해 중요한 것은 적절한 수면환경을 유지하는 것, 침구를 정비하는 것, 적절한 체위로 취침하는 것 등이 있다. 수면치과치료에서는 MAD의 장착에 더해 수면위생지도를 시행한다.

용, 운동부족 등이 있다. 이런 SRBD 환자에서는 음주, 흡연, 수면에 관련된 약의 불필요한 복용 중지, 생활습관의 교정, 러닝이나 사이클링 등의 유산소운동(그림 2-8)이 장려된다.

체중 변화와 AHI의 상관관계

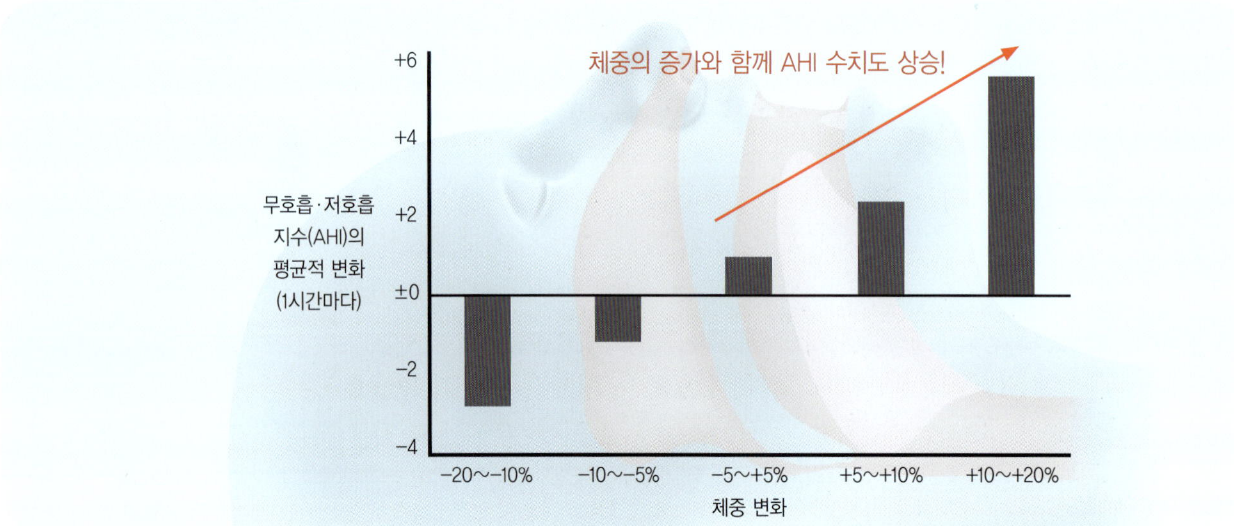

그림 2-7. 과체중은 SRBD에 있어 중대한 위험요소이며, 중등도~중증 OSA의 약 60%는 비만에 의한 것으로 추정되고 있다. 체중이 증가함에 따라 OSA의 위험성은 높아진다. 체중이 10% 증가하면 AHI는 32% 증가하며, 체중이 10% 감소하면 AHI는 26% 감소한다는 보고[5]가 있다. 따라서 치과의사는 수면치과치료를 함에 있어 MAD 제작과 구강검진에만 집중하는 것이 아니라, 체중 증가와 같은 환자의 전신적인 변화에도 계속 주의해야 한다(그림은 참고문헌 5에서 인용·변경).

생활습관의 교정과 운동습관 만들기

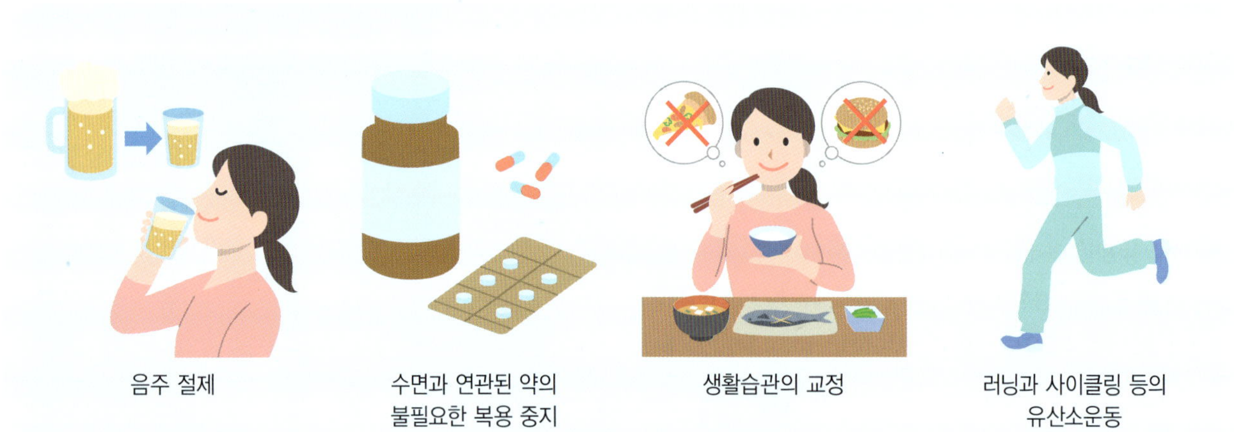

그림 2-8. SRBD 환자에게는 CPAP 치료와 MAD 치료에 더해 음주 절제, 수면과 연관된 약의 불필요한 복용 중지, 생활습관의 교정 및 러닝과 사이클링 등의 유산소운동이 장려된다.

2-2. 수면치과치료의 지표와 그 효과

1) AASM 및 AADSM에 의한 가이드라인

2015년 미국수면의학회(American Academy of Sleep Medicine; AASM) 및 미국수면치과의학회(American Academy of Dental Sleep Medicine; AADSM)는 그때까지 발표된 MAD에 관한 논문을 분석하여 2005년에 작성된 AASM의 수면치과치료 가이드라인을 갱신하고, 새롭게 가이드라인을 작성하였으며[6], 표 2-2에 표시한 여섯 가지를 권장하였다.

표 2-2. 2015년 AASM 및 AADSM에 의한 OSA와 코골이에 대한 구강내장치 치료의 가이드라인

	권장 정도	Evidence의 질
성인의 코골이에 대해 OA 치료를 시행하는 경우		
OSA를 동반하지 않는, 코골이 치료를 필요로 하는 성인에게는 아무것도 하지 않는 것보다 의사가 OA를 처방하는 것을 권장한다.	스탠다드	높음
성인의 OSA에 대해 OA 치료를 시행하는 경우		
의사에 의해 OSA 성인 환자에게 OA가 처방된 경우, non-custom OA보다 하악의 위치 변경이 가능한 customized OA를 사용하는 것을 권장한다.	가이드라인	낮음
AASM/AADSM은 CPAP의 치료를 견디지 못하는, 혹은 다른 치료방법을 고려해야 하는 OSA 성인 환자에 대해 아무것도 하지 않는 것보다 의사가 OA를 처방하는 것을 권장한다.	스탠다드	중간
AASM/AADSM은 OA를 사용하는 OSA 성인 환자에 대해 전혀 follow up을 하지 않는 것보다 치과 관련 부작용이나 교합 변화를 검사하여 그 발생률을 낮추기 위해 치과의사에 의한 지속적인 OA 치료를 권장한다.	가이드라인	낮음
AASM/AADSM은 치료 효과 향상을 꾀하고 그 효과를 평가하기 위해 OA 치료를 하고 있는 환자에 대해 수면무호흡검사를 시행하지 않은 채 정기검진을 하는 것보다 수면 전문의에 의한 수면무호흡검사를 포함하는 정기검진을 실시할 것을 권장한다.	가이드라인	낮음
AASM/AADSM은 의사 혹은 치과의사가 OA를 사용하는 OSA 성인 환자에 대해 정기적인 검진을 받도록 지도하는 것을 권장한다.	가이드라인	낮음

[주석] 수면치과치료는 코골이 및 OSA의 치료 방법으로 권장되고 이 유효성을 ADA는 공식적으로 승인하고 있다. 모든 항목에 있어 OA 치료는 불이익보다 이익이 명백히 상회하고 있다고 평가된다. 권장 정도: 스탠다드가 가이드라인보다 강하다.

2) SRBD에 대한 ADA의 성명

2017년 미국치과의사회(American Dental Association; ADA)는 AASM/AADSM에 의한 SRBD 치료에 있어 치과의사의 역할에 관한 방침 성명을 공적으로 승인하였다[7]. 이 방침에서는 수면치과치료를 치과의사의 진료 범위 내로 하고, 모든 치과의사에게 SRBD 치료에 참여하도록 촉진하는 내용을 담았다. 구체적으로 치과의사는 SRBD 치료를 반드시 시행할 의무는 없지만, 모든 환자에 대해 SRBD 스크리닝을 시행하여 그 결과를 각 환자의 진료 차트에 기록하도록 요구하였다.

또한 스크리닝에서 SRBD가 의심되는 경우, 환자에게 SRBD의 가능성을 전달하고 적절한 진단과 치료를 위해 전문 외래로 소개해야 한다고 명시하였다.

3) SRBD 치료의 효과

SRBD 치료는 전신질환의 개선으로 이어진다고 평가되고 있다. AASM이 시행한 대규모 환자 조사에 따르면, 전신질환이 있는 환자의 약 절반에서 SRBD 치료 후에 고혈압과 제2형 당뇨병의 병태 개선 및 순환기, 호흡기, 정신 증상의 개선이 관찰되었다.

또한 수면과 생활의 질 향상, 노동생산성의 향상도 보고되었으며[8], SRBD 치료를 통해 환자의 수면의 질을 높임으로써 건강수명을 연장시키는 것도 가능하다는 점이 알려졌다.

4) 수면치과치료의 효과

AASM와 AADSM은 기대할 수 있는 수면치과치료 효과로, 코골이의 감소, AHI와 산소포화도저하지수(oxygen desaturation index; ODI)의 저하, 주간의 과도한 졸림 감소 등이 있음을 발표하였다[6]. 혈압의 안정에 관해서도 MAD 치료의 성과 가능성이 시사되고 있다. 또한 MAD 치료가 환자의 '생활의 질'을 현저히 향상시키는 것도 명확해지고 있다[9](그림 2-9).

5) CPAP와 MAD의 비교

SRBD는 만성질환으로, CPAP 및 MAD 치료는 그

수면치과치료의 효과

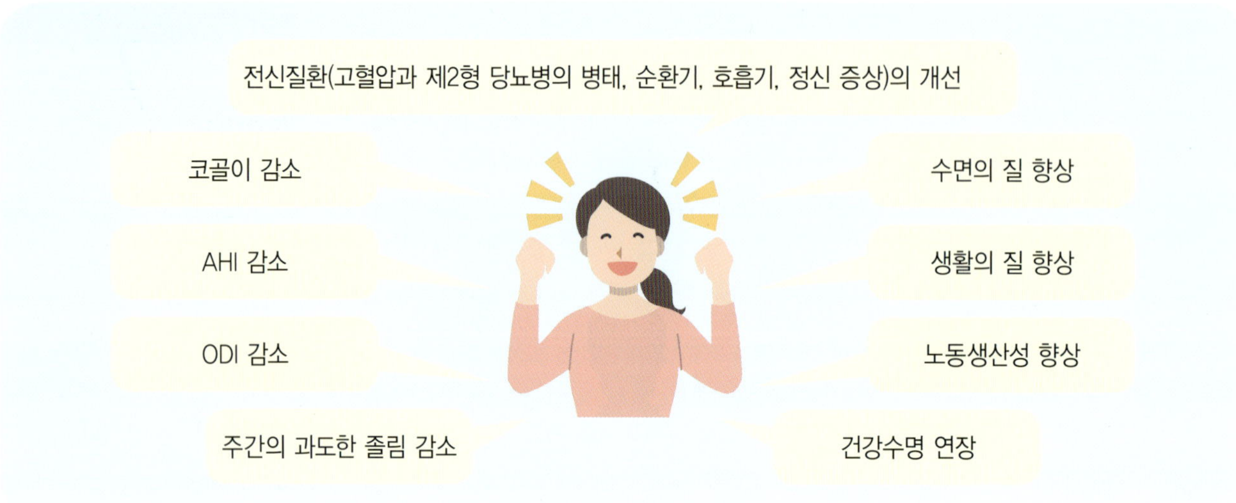
전신질환(고혈압과 제2형 당뇨병의 병태, 순환기, 호흡기, 정신 증상)의 개선
코골이 감소
AHI 감소
ODI 감소
주간의 과도한 졸림 감소
수면의 질 향상
생활의 질 향상
노동생산성 향상
건강수명 연장

그림 2-9. 수면치과치료의 효과로 기대할 수 있는 것에는 코골이 감소, AHI와 산소포화도저하지수(oxygen desaturation index; ODI) 저하, 주간의 과도한 졸림 감소, 혈압 안정이 있으며, 환자의 '생활의 질'을 현저히 향상시키는 것이 명확해지고 있다[6,9].

CPAP와 MAD의 유효성 비교

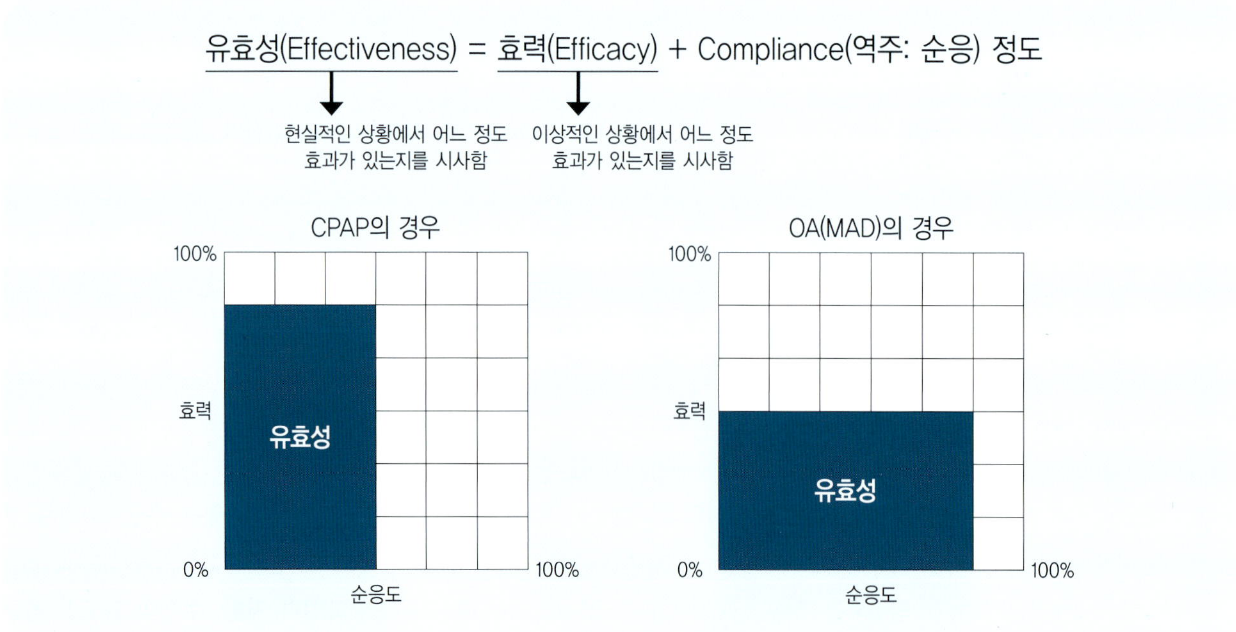

그림 2-10. SRBD는 만성질환으로 CPAP 및 MAD 치료는 그 장치를 장착하고 있을 때만 효과가 나타난다. 그러므로 CPAP와 MAD의 효과를 비교할 때에는 치료의 효력뿐만 아니라 장착에 대한 adherence(순응도)의 높음을 가미한 치료의 유효성을 고려해야 한다.
Sutherland 등[10]의 보고에 따르면, CPAP와 MAD를 비교했을 때 전자의 경우 그 효력은 높으나 순응도는 낮으며, 후자의 경우 효력은 CPAP만큼 높지는 않으나 순응도는 높다고 하였다. 결과적으로 '유효성'이라는 관점에서 보면, 크게 차이가 없다는 것을 시사한다(그림은 참고문헌 10에서 인용·변경).

장치를 장착하고 있을 때만 효과가 나타난다. 그러므로 CPAP와 MAD의 효과를 비교할 때는 치료의 효력(efficacy; 이상적인 상황에서 어느 정도 효과가 있는지를 시사)뿐만 아니라 장착에 대한 adherence(치료를 준수하는 것, compliance)의 높음을 가미한, 치료의 유효성(effectiveness; 현실적인 상황에서 어느 정도 효과가 있는지를 시사)을 고려해야 한다.

Sutherland 등[10]의 보고에 따르면, CPAP와 MAD를 비교했을 때, 전자의 경우 그 효력은 높으나 순응도는 낮으며, 후자의 경우 효력은 CPAP만큼 높지는 않으나 순응도는 높다고 하였다. 결과적으로 '유효성'이라는 관점에서 보면, 크게 차이가 없다는 것이 시사되고 있다(그림 2-10).

MAD 치료를 희망하는 환자 중에 'CPAP를 적절히 사용하지 못해서 곤란하다'고 호소하는 환자가 많다. 이 유효성을 고려하면, CPAP를 사용하고 싶지 않은 환자가 MAD를 통하여 CPAP와 거의 동등한 치료 효과를 얻을 수 있다는 가능성도 충분히 있다고 할 수 있다.

참고문헌

1. Pavwoski P, Shelgikar AV. Treatment options for obstructive sleep apnea. Neurol Clin Pract 2017;7 (1) :77-85.
2. 宮崎泰成, 秀島雅之 (編). いびき!? 眠気 !? 睡眠時無呼吸症を疑ったら：周辺疾患も含めた, 検査, 診断から治療法までの診療の実践. 東京：羊土社, 2018.
3. Holty JE, Guilleminault C. Maxillomandibular advancement for the treatment of obstructive sleep apnea：a systematic review and meta-analysis. Sleep Med Rev 2010;14 (5) :287-297.
4. Oksenberg A, Silverberg DS. The effect of body posture on sleep-related breathing disorders：facts and therapeutic implications. Sleep Med Rev 1998;2 (3) :139-162.
5. Peppard PE, Young T, Palta M, Dempsey J, Skatrud J. Longitudinal study of moderate weight change and sleep-disordered breathing. JAMA 2000;284 (23) :3015-3021.
6. Ramar K, Dort LC, Katz SG, Lettieri CJ, Harrod CG, Thomas SM, Chervin RD. Clinical Practice Guideline for the Treatment of Obstructive Sleep Apnea and Snoring with Oral Appliance Therapy：An Update for 2015. J Clin Sleep Med 2015;11 (7) :773-827.
7. American Dental Association. The Role of Dentistry in the Treatment of Sleep Related Breathing Disorders. https://www.ada.org/en//media/ADA/Member%20Center/Files/The- Role-of-Dentistry-in-Sleep-Related-Breathing-Disorders. (2020年5月12日アクセス)
8. AASM, Frost & Sullivan. In an Age of Constant Activity, the Solution to Improving the Nation's Health May Lie in Helping it Sleep Better - What Benefits Do Patients Experience in Treating their Obstruc- tive Sleep Apnea? 2016. http://www.aasmnet.org/Resources/pdf/sleep- apnea-patient-experience.pdf (2020年5月12日アクセス)
9. Rangarajan H, Padmanabhan S, Ranganathan S, Kailasam V. Impact of oral appliance therapy on quality of life (QoL) in patients with obstructive sleep apnea - a systematic review and meta-analysis. Sleep Breath. 2021 Sep 13. doi:10.1007/s11325-021-02483-0. Epub ahead of print. PMID:34515959.
10. Sutherland K, Phillips CL, Cistulli PA. Efficacy versus Effectiveness in the Treatment of Obstructive Sleep Apnea：CPAP and Oral Appliances. Journal of Dental Sleep Medicine 2015;2 (4) :175-181.

제3장

수면무호흡검사의 종류와 그 해석

수면치과에서 치료하는 폐쇄성수면무호흡(obstructive sleep apnea; OSA)의 진단은 수면무호흡검사를 통해 이루어진다.

수면무호흡검사는 수면 중에 발생하는 여러 가지 생리적 현상을 객관적으로 기록하는 것이다. 수면치과치료에서는 하악전방견인장치(mandibular advancement device; MAD) 치료 전, 그리고 MAD 장착 후 그 치료 효과를 확인하기 위해 의사 또는 의료기관(이하, 의과라고 한다) 또는 치과에서 수면무호흡검사를 시행한다. 검사는 의과와의 교류가 가장 많은 절차이며, 적절한 진료정보제공서를 쓰는 방법과 해석하는 방법이 중요하다.

수면치과치료는 수면무호흡검사의 결과에 기초하여 진행되기 때문에, 검사 결과의 수치를 적절하게 판독하여 치료의 방향성과 효과를 알아내야 한다.

따라서 이 장에서는 수면무호흡검사의 종류와 각 검사의 과정, 수면무호흡검사의 해석, 검사와 관련된 진료정보제공서의 작성 방법과 해석하는 방법, 수면무호흡검사 이외에 알아 두어야 할 수면검사에 대해 설명한다.

PSG

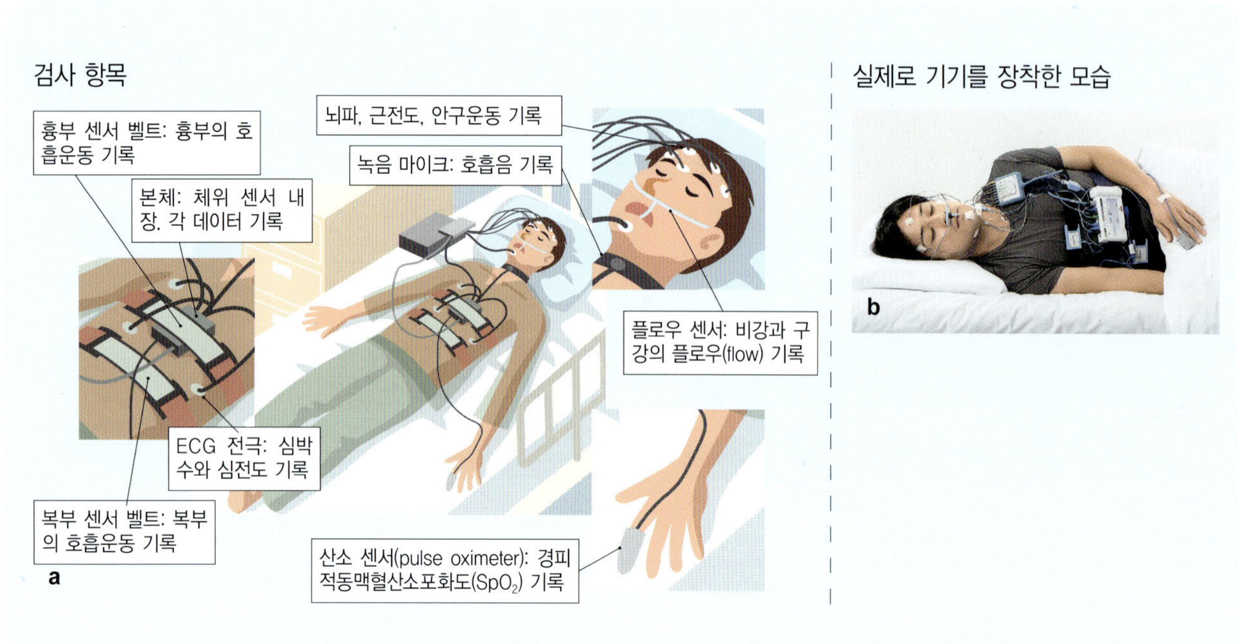

그림 3-1a, b. OSA 진단에 사용할 수 있는 PSG 검사 항목(a)과 실제로 기기를 장착한 모습(b, 후쿠다라이프테크 제공). 수면상태, 수면호흡장애의 유무, 장애의 종류와 중증도, 수면 중의 수면단계 및 이상 뇌파 유무 등을 상세하게 조사하기 위해 사용한다. 검사 항목에는 뇌파, 안구운동, 근전도, 코 및 입의 호흡, 흉복부의 호흡노력, SpO_2, 심전도, 하지의 이상행동 등이 있으며, 저호흡 및 무호흡의 유무, OSA의 중증도, 맥박의 변동, 수면 중 체위와의 관계, 코골이의 유무, 중추성수면무호흡(CSA)의 유무 등을 동시에 해석하는 것이 가능하다. PSG는 '정밀수면무호흡검사'나 '종야수면폴리그래피'라는 통칭도 사용된다.

3-1. 수면무호흡검사의 종류

수면무호흡검사에는 '수면다원검사(polysomnography; PSG)'와 '스크리닝검사'가 있다. 일반적으로 스크리닝검사는 검사시설 내외 양쪽에서 시행된다. 하지만 이 장에서는 제6장에서 서술할 잠재성 SRBD 환자의 스크리닝검사와 구분하기 위해 '스크리닝검사'를 '검사시설외수면검사(out of center sleep testing; OCST)'로 표기한다.

검사의 종류와 기기에 따라 검사 결과를 도출하는 알고리즘이 다르기 때문에, 치과의사는 검사의 종류와 그 검사기기가 어떠한 판단기준으로 해석하고 있는가를 정확히 파악할 필요가 있다.

1) PSG와 검사 과정

PSG는 수면상태, 수면호흡장애의 유무, 장애의 종류와 중증도, 수면 중의 수면단계 및 이상 뇌파의 유무 등을 상세하게 조사하기 위해 사용한다. 검사 항목에는 뇌파, 안구운동, 근전도, 코 및 입의 호흡, 흉복부의 호흡노력, 경피적동맥혈산소포화도(saturation of percutaneous oxygen; SpO_2), 심전도, 하지의 이상행동 등이 있으며, 저호흡 및 무호흡 유무, 폐쇄성수면무호흡(obstructive sleep apnea; OSA)의 중증도, 맥박의 변동, 수면 중 체위와의 관계, 코골이의 유무, 중추성수면무호흡(CSA)의 유무 등을 동시에 해석하는 것이 가능하다(그림 3-1).

PSG 검사 과정을 그림 3-2에 제시한다. 측정은 기본적으로 검사기기를 보유한 의과에서 1박~수일 입원하여 시행한다(현재는 재택 검사가 가능한 기계도 있다). 의사의 지도하에 의사 혹은 충분한 경험을 가진 검사기사가 센서를 장착하기 때문에, 좀 더 정확한 데이터를 얻을 수 있다는 이점이 있다.

한편 입원검사의 경우 평소와 다른 취침환경에서 검사를 시행해야 하므로, 수면제를 사용하는 경우도 있다. 치과에

PSG 검사 과정

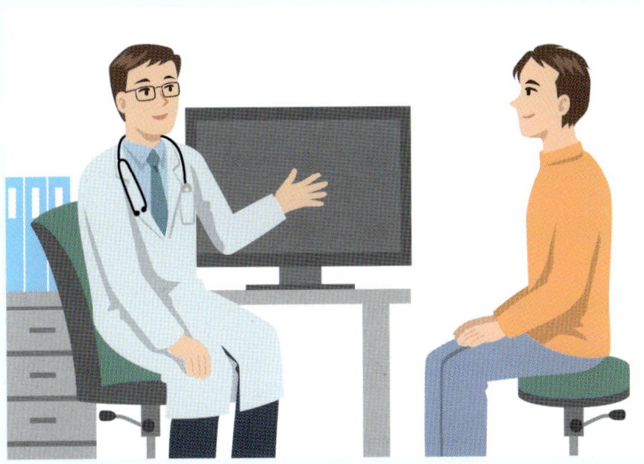

① 의사는 PSG 검사 내용과 순서에 대해 환자에게 설명한다.

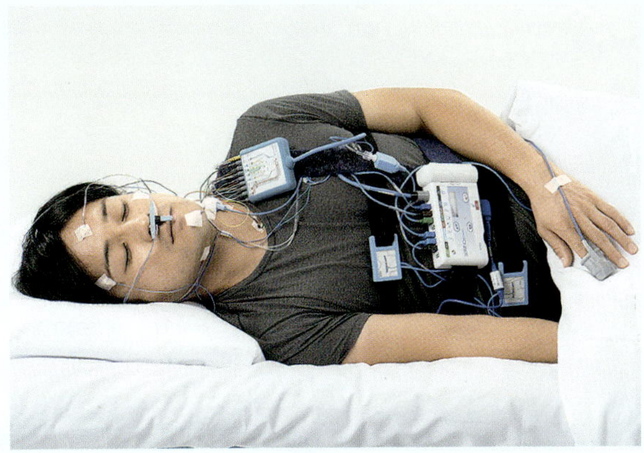

② 의사 혹은 검사기사가 환자에게 기기와 센서류를 장착한다.

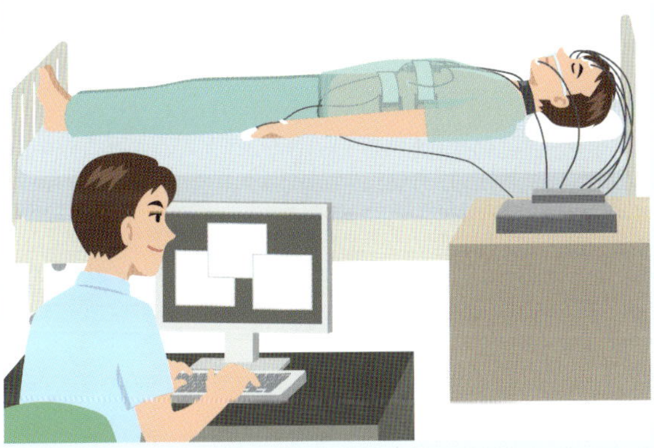

③ 검사 중에는 검사기사가 컴퓨터나 태블릿을 이용하여 수시로 뇌파의 파형을 확인한다. 만약 환자가 몸부림을 쳐서 센서류가 빠지는 상황이 발생하면, 검사기사가 센서류를 환자에게 다시 장착한다.

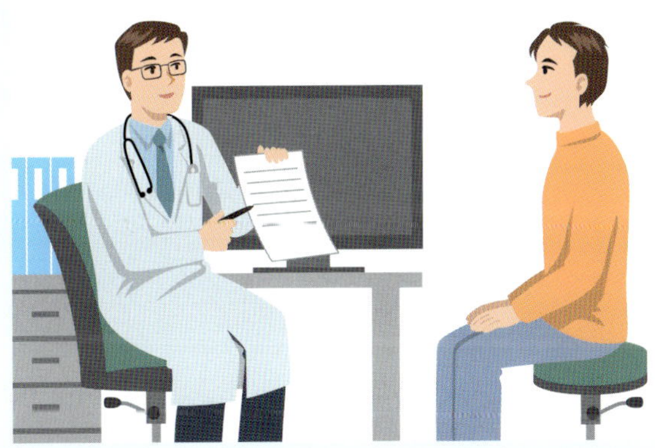

④ 검사기사가 검사 결과를 해석한 다음, 의사는 환자에게 결과를 설명하고 치료 방침을 결정한다.

그림 3-2. 측정은 기본적으로 검사기기를 보유한 의과에서 1박~수일 입원하여 시행한다(현재는 재택 검사가 가능한 기계도 있다). 의사의 지도하에 의사 혹은 충분한 경험을 가진 검사기사가 센서를 장착하기 때문에, 좀 더 정확한 데이터를 얻을 수 있다는 이점이 있다. 한편 입원검사의 경우 평소와 다른 취침환경에서 검사를 시행해야 하므로, 수면제를 사용하는 경우도 있다(그림 ②의 사진은 후쿠다라이프테크 제공).

서 의과로 PSG를 의뢰하는 경우, 치과는 전문의 혹은 검사시설이 있는 의과로 진료정보제공서를 작성하여 환자에게 검사를 받도록 한다.

2) OCST와 검사 과정

OCST는 수면 중의 호흡상태와 OSA의 중증도를 파악하기 위해 사용한다. 검사 항목은 일반적으로 비호흡, 코골이, SpO_2가 있으며, 이 항목에 더해 호흡노력, 체위, 체동을 계측할 수 있는 기종도 있다(그림 3-3).

OCST 검사 과정을 그림 3-4에 제시한다. OCST는 자택에서 환자 스스로 기기나 센서를 장착하여 검사를 시행한다. 의과 혹은 치과가 계측기기를 가지고 있는 경우, 그것을 환자에게 대여한다. 또한 수면검사기기 제조업체(IMI, 후쿠다라이프테크, 필립스 등)와 계약한 경우, 계측기기를 제조업체에서 환자의 자택으로 배송한다. 그리고 환자는 자택에서 그 기기를 장착한 상태로 취침한다. 이 검사에서

OCST

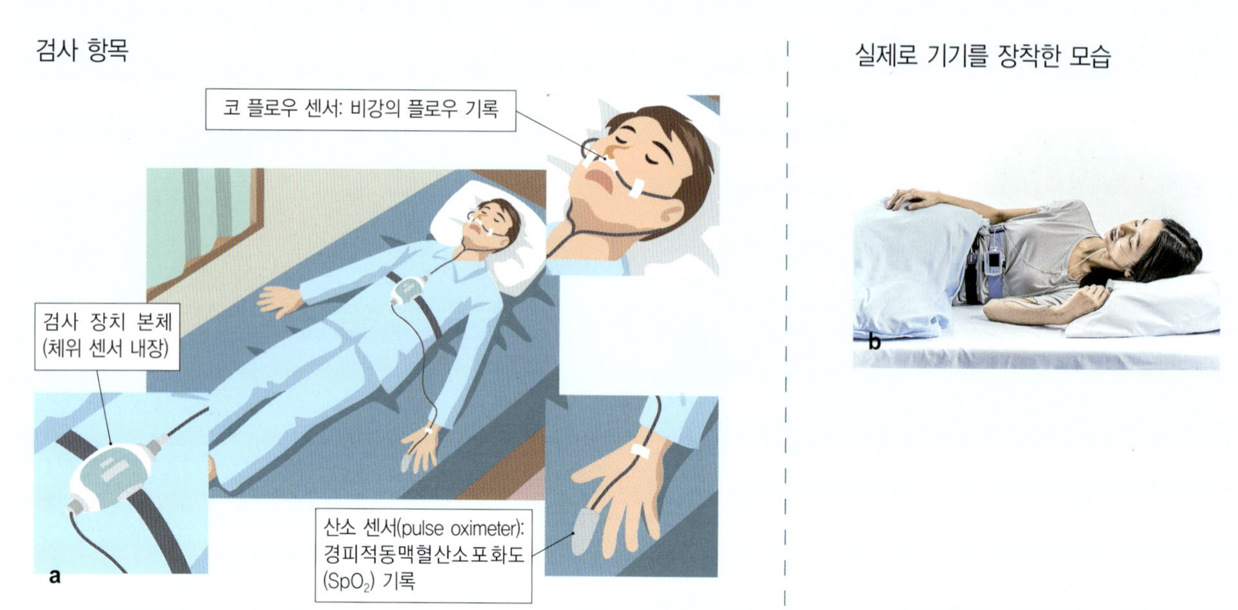

그림 3–3a, b. OSA 진단에 사용할 수 있는 OCST 검사 항목(a)과 실제로 기기를 장착한 모습(b, 후쿠다라이프테크 제공). OCST는 수면 중 호흡상태와 OSA의 중증도를 파악하기 위해 사용한다. 검사 항목은 일반적으로 비호흡, 코골이, SpO_2가 있으며, 이 항목에 더해 호흡노력, 체위, 체동을 계측할 수 있는 기종도 있다. OCST는 '간이수면무호흡검사'나 '재택수면무호흡검사', '스크리닝검사'라는 통칭도 사용된다.

는 검사 후에 환자가 계측기기를 의원에 가지고 오도록 하거나, 의원 혹은 제조업체로 배송하게 한다. 그 후 의과나 치과는 해석 소프트웨어를 사용하여 수면호흡상태를 해석한다.

OCST의 경우 환자가 자택에서 검사를 시행하기 때문에, 평소와 같은 취침환경에서 잘 수 있다는 이점이 있다. 한편 OCST에서는 환자 스스로 기기나 센서류를 장착하기 때문에 장착이 제대로 되지 않아 수치의 계측 이상이 발생할 수 있다. 따라서 치과의사 및 의사는 검사 전에 기기와 센서류의 장착 방법을 환자에게 상세히 지도할 필요가 있다.

3) PSG와 OCST의 차이

PSG와 OCST의 가장 큰 차이점은 뇌파의 측정 유무이다. PSG는 뇌파를 측정하기 때문에, 수면상태와 수면단계를 정확히 파악할 수 있다. 뇌파의 측정 유무는 OSA의 중증도를 결정할 때 중요한 무호흡·저호흡지수(apnea hypopnea index; AHI)의 산출과 저호흡의 계측 방법에 영향을 미친다.

OSA의 중증도 판정은 PSG/OCST의 결과에서 나온 1시간 동안의 폐쇄성호흡이벤트의 횟수로 결정된다. PSG에서는 뇌파를 측정하는 것에 의해 수면상태와 각성상태를 엄밀히 식별할 수 있기 때문에 정확한 수면시간을 계측하여 AHI를 산출하는 것이 가능하다(그림 3–5).

한편 OCST에서는 계측시간 전체를 수면시간으로 보기 때문에, 폐쇄성호흡이벤트의 총 횟수를 보정 후의 총 계측시간으로 나눠서 산출한다(그림 3–6). 그 결과 같은 환자라도 OCST는 PSG에 비해 1시간 중의 폐쇄성호흡이벤트의 횟수가 과소평가되는 경우가 있다[1]. 이것을 구별하기 위해 원래 OCST에 있어 AHI를 호흡장애지수(respiratory disturbance index; RDI)로 표기했었으나, 2015년에 개정된 미국수면의학회(American Academy of Sleep Medicine; AASM)에 의한 스코어링 매뉴얼 ver 2.2에서 호흡이벤트지수(respiratory event index; REI)를 이용해서 표기하는 것이 제창되었다[2].

OCST 검사 과정

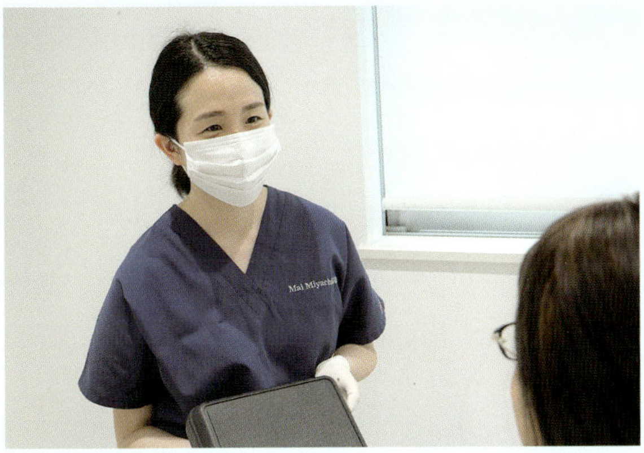

① 치과의사 혹은 의사는 OCST의 검사 내용과 순서에 대해 환자에게 설명한다.

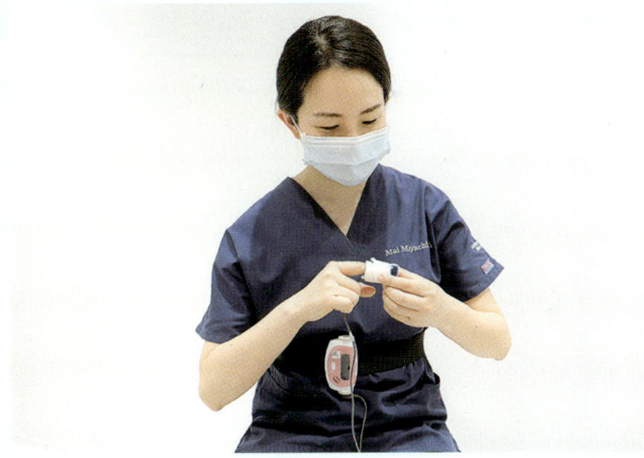

② 치과의사 혹은 의사는 환자에게 기기나 센서류의 장착 방법을 지도한다.

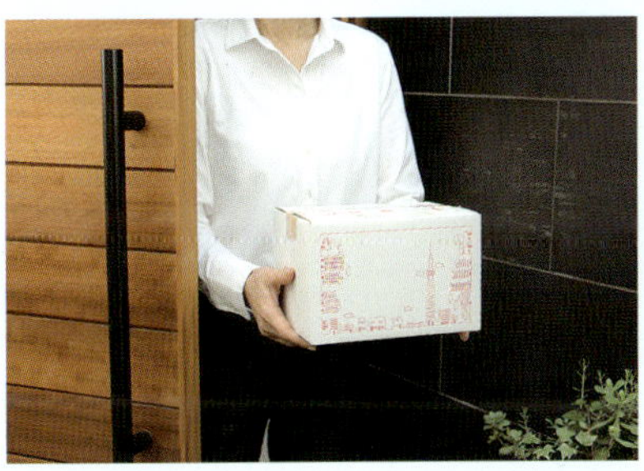

③ 치과 혹은 의과가 검사기기를 환자에게 직접 대여한다. 또는 치과, 의과, 수면기기 제조업체 중 한곳에서 검사기기를 환자의 자택으로 배송한다.

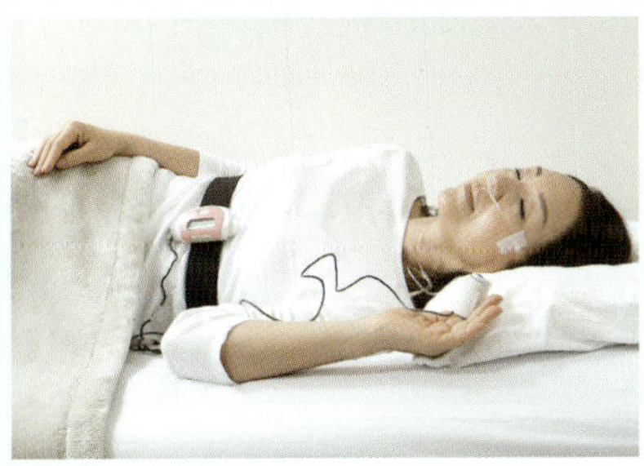

④ 환자는 자택에서 기기나 센서류를 장착한 상태에서 취침한다.

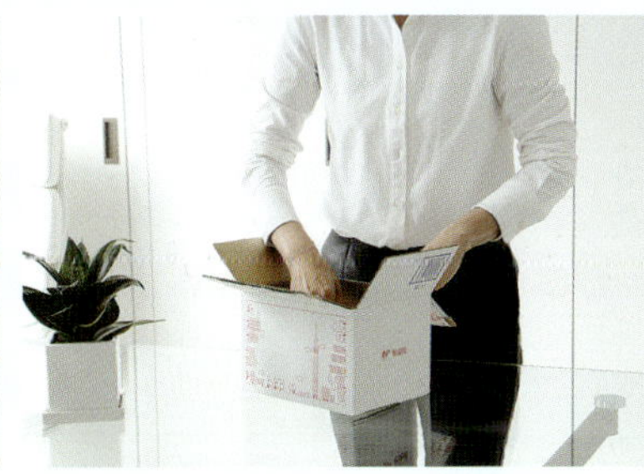

⑤ 검사 종료 후 검사기기를 환자가 직접 치과나 의과에 반납한다. 또는 치과, 의과, 수면기기 제조업체에 택배로 반납한다.

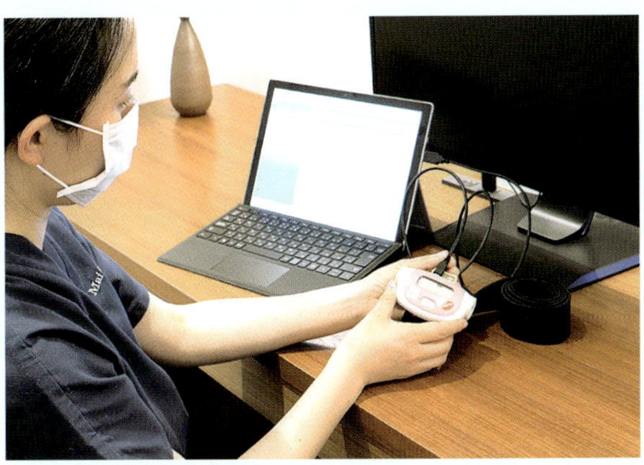

⑥ 치과 혹은 의과가 각 제조업체의 해석 소프트웨어를 이용하여 검사 결과를 해석한다. 혹은 수면기기 제조업체에 검사 결과 해석을 의뢰하여 결과 보고를 받도록 한다.

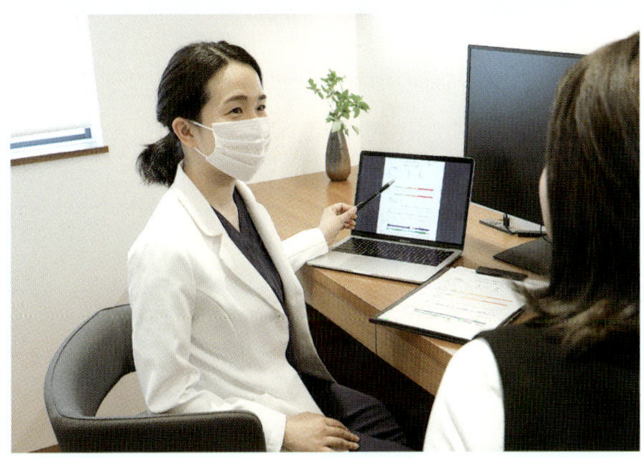

⑦ 치과의사 혹은 의사는 환자에게 검사 결과를 설명하고 치료 방침을 결정한다.

그림 3-4. OCST는 자택에서 환자 스스로 기기나 센서를 장착하여 검사를 시행한다. 환자가 자택에서 검사를 시행하기 때문에, 평소와 같은 취침환경에서 잘 수 있다는 이점이 있다. 한편 OCST에서는 환자 스스로 기기나 센서류를 장착하기 때문에 장착이 제대로 되지 않아 수치의 계측 이상이 생길 수 있다. 따라서 치과의사 및 의사는 검사 전에 기기와 센서류의 장착 방법을 환자에게 상세히 지도할 필요가 있다.

PSG에서의 AHI의 산출 방법

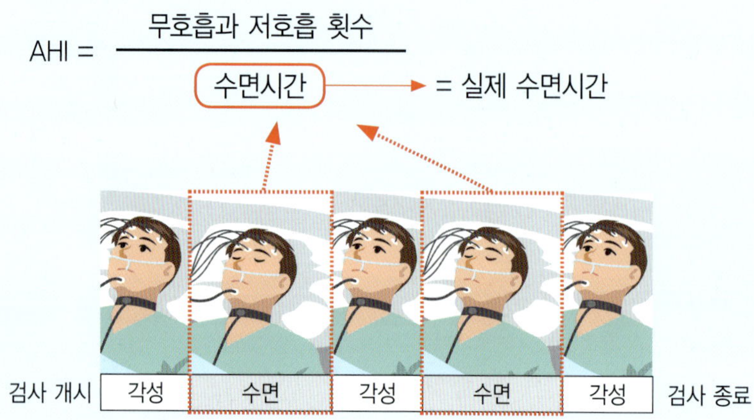

그림 3-5. OSA의 중증도 판정은 PSG/OCST의 결과에서 나온 1시간 동안의 폐쇄성호흡이벤트 횟수로 결정된다. PSG에서는 뇌파 측정으로 수면상태와 각성상태를 엄밀히 식별할 수 있기 때문에 정확한 수면시간을 계측하여 AHI를 산출하는 것이 가능하다.

OCST에서의 REI(RDI)의 산출 방법

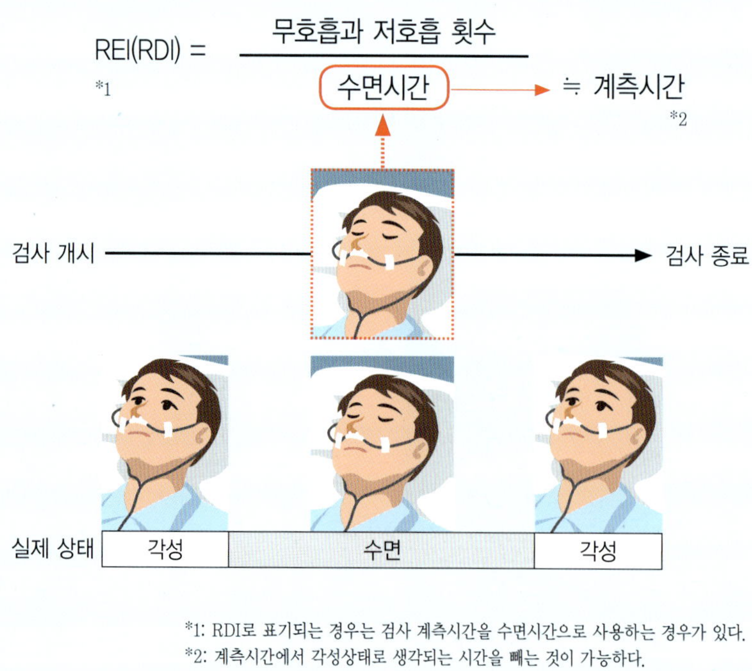

그림 3-6. OCST에서는 계측시간 전체를 수면시간으로 보기 때문에, 폐쇄성호흡이벤트의 총 횟수를 보정 후 총 계측시간으로 나눠서 산출한다. 보정 방법에는 아티팩트, 액티그래프, 호흡패턴 해석 등을 통해 각성상태로 판정된 시간을 계측시간 전체에서 감한 것을 수면시간으로 하는 방법이 있다. 원래 OCST에 있어 AHI를 호흡장애지수(RDI)로 표기했었으나, 2015년에 개정된 AASM에 의한 스코어링 매뉴얼 ver 2.2[2]에서 REI를 이용해서 표기하는 것이 제창되었다.

수면체위의 종류

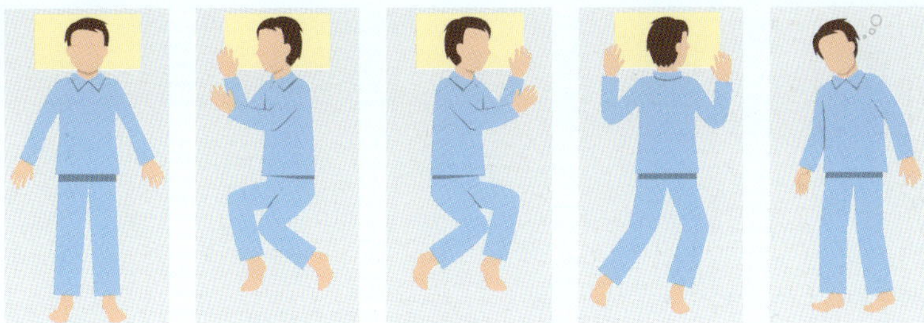

그림 3-7. OSA에서는 수면 중 체위에 따라 무호흡 정도가 증감된다는 것이 보고되어[4] 수면무호흡검사에서 어떤 수면체위에서 폐쇄성호흡이벤트가 발생하는지를 확인하는 것은 매우 중요하다. 수면체위는 등이 아래인 상태의 앙와위(supine; S), 오른쪽 어깨가 아래인 상태의 우측와위(right; R), 왼쪽 어깨가 아래인 상태의 좌측와위(left; L), 복부가 아래인 상태의 복와위(prone; P), 선 상태인 입위(upright; U)로 분류된다.

또한 저호흡을 판정하기 위해서는 일정한 호흡 감소 및 뇌파상 각성(arousal)을 동반하거나, SpO_2의 3% 이상 저하(desaturation)를 동반할 필요가 있다.

OCST의 경우 뇌파가 측정되지 않기 때문에 뇌파상 각성을 평가할 수 없어 PSG보다도 저호흡을 과소평가하는 경우가 있다. 이를 보완하기 위해 저호흡 감소율을 PSG에 비해 엄격하게 측정하는 계측기기도 있다.

4) PSG와 OCST의 선택 방법

2014년까지는 OSA 진단에 PSG만을 사용하였으나, 수면장애국제분류 제3판(international classification of sleep disorders, 3rd version, 2014; ICSD-3)에서는 OCST도 진단 방법으로 인정받게 되었다[1]. 따라서 수면치과치료를 시행할 경우 현재는 PSG와 OCST 모두 선택이 가능해졌다.

일반적으로 OSA의 중증도나 코골이의 유무 등을 측정하고 싶은 경우에는 OCST를 선택하고, 좀 더 정밀하게 수면상태나 수면 시 호흡상태를 계측하고 싶은 경우에는 PSG를 선택하는 것이 좋을 것으로 생각된다. PSG와 OCST는 검사 환경과 비용 등이 다르기 때문에 이에 따른 환자의 희망이나 수면호흡장애의 증상에 따라 선택하면 된다.

또한 앞에서 설명했듯이 검사의 종류에 따라 AHI의 산출 방법이 다르기 때문에, 하악전방견인장치(mandibular advancement device; MAD) 장착 전후에서는 검사 종류를 통일시킨다.

그리고 일본수면학회는 '국민의 건강과 사회의 안전을 보호하기 위해서는 PSG가 필수'라고 제언하고 있기 때문에 이것도 유념해야 할 것이다.

3-2. 수면무호흡검사 결과의 해석

1) 검사 결과에서 해석해야 할 포인트

수면치과치료를 시작한다고 하면 수면무호흡검사 결과에서 알아내야 할 포인트로, OSA 중증도, 저호흡 및 무호흡의 비율, 수면 시 체위(그림 3-7), 체위의존성 유무, SpO_2 수치, CSA의 유무(PSG와 일부 OCST로 측정 가능) 등이 있다.

또한 흉복부의 호흡노력이 존재하는 경우는 폐쇄성, 흉복부의 호흡노력이 소실되는 경우는 중추성으로 감별한다(제1장 13쪽 참조). 이런 검사 결과를 이해하기 위해 필요한 용어를 표 3-1에 제시한다.

또한 실제 PSG 결과와 그것에서 알아내야 할 포인트를 그림 3-8에, OCST 결과와 그것에서 알아내야 할 포인트를 그림 3-9에 제시한다.

표 3-1. 수면무호흡검사의 결과를 해석하기 위해 필요한 용어

자주 사용하는 약어	정식 명칭	해설
TST	Total Sleep Time 총 수면시간	PSG로 판정된 수면 시작부터 최종 각성 시각까지의 시간 중, 중도 각성을 제외한 시간
TIB	Time In Bed 총 누워 있는 시간	침대에 누웠을 때부터 일어날 때까지의 시간
SE	Sleep Efficiency 수면 효율	총 누워 있는 시간에서 총 수면시간의 비율 [TST/TIB × 100(%)]
WASO	Wake Time After Sleep Onset 중도 각성	수면시간 중에 각성해 있는 시간
	Sleep Latency 수면까지의 시간	소등부터 잠들기까지 걸린 시간(기준치: 0~25분)
	렘수면까지의 시간	소등부터 렘수면으로 판정될 때까지의 시간
ArI	Arousal Index 각성반응지수	시간당 각성반응의 횟수
REM	렘수면단계	렘수면(기준치: 20~25%)
N1	수면단계 N1	얕은 수면[비렘수면(기준치: 2~5%)]
N2	수면단계 N2	얕은 수면[비렘수면(기준치: 45~55%)]
N3	수면단계 N3	깊은 수면[비렘수면(기준치: 13~23%)]
NOS	수면단계 NOS	수면단계가 불확실하지만, 자는 것으로 생각되는 단계
AHI	Apnea Hypopnea Index 무호흡·저호흡지수	무호흡과 저호흡의 총 횟수를 수면시간으로 나눈 시간당 수치(/h) (기준치: 경증 = 5~14회/h, 중등도 = 15~29회/h, 중증 = 30회/h 이상
AI	Apnea Index 무호흡지수	통상적인 호흡에서 90% 이상 감쇠된 10초 이상의 호흡 횟수를 수면시간으로 나눈 시간당 수치(/h)
HI	Hypopnea 저호흡지수	통상적인 호흡에서 30% 이상 감쇠된 10초 이상의 호흡 횟수를 수면시간으로 나눈 시간당 수치(/h)
RDI	Respiratory Disturbance Index 호흡장애지수	무호흡과 저호흡의 총 횟수를 계측시간으로 나눈 시간당 수치(/h)
REI	Respiratory Event Index 호흡이벤트지수	무호흡과 저호흡의 총 횟수를 아티팩트 및 각성시간으로 판단된 시간을 뺀 계측시간, 혹은 환자 스스로 이야기하는 수면시간으로 나눈 시간당 수치(/h)
ODI	Oxygen Desaturation Index 산소포화저하지수	경피적동맥혈산소포화도가 3% 이상 혹은 4% 이상 저하된 횟수를 수면시간으로 나눈 수치
Baseline SpO_2	SpO_2 평균치	수면 중 경피적동맥혈산소포화도의 평균치
Lowest SpO_2	SpO_2 최저치	수면 중 경피적동맥혈산소포화도의 최저치(평균치: 95~98%)
	Flow 비(구)류량	코 혹은 입에서의 기류량
	Effort 노력호흡	안정 시 호흡에서는 사용되지 않는 호흡근을 동원하여 시행하는 호흡
	Snore 코골이	수면 중 기도의 점막 등에서 나오는 진동음
dB	데시벨	소리의 크기
S	Supine 앙와위	정면을 향하는 수면체위
R	Right 우측와위	우측을 향하는 수면체위
L	Left 좌측와위	좌측을 향하는 수면체위
P	Prone 복와위	엎드린 상태의 수면체위
U	Upright 입위	서 있는 상태

실제 PSG 결과와 해석 포인트

① **수면다원검사 결과보고서**

시설명	수면센터	② 검사일	2016/08/07	
이름		ID	0123456789	
성별	남	생년월일(연령)	1976/12/12(39세)	
신장	170.0cm 체중	67.0kg	BMI	$23.18kg/m^2$
담당 의사	Suzuki	담당 해석기사	Yamada	

기록 시작	2016/08/07 09:19:36	기록 종료	2016/08/07 13:45:35
총 기록 시간	266.0분		

	기록 정보·수면 정보				수면심도 정보		
	총 기록 시간	266.0	분	⑦	Wake	36.5	분
	해석 시간	226.5	분			16.1	%
	해석 제외 시간	39.5	분		REM	26.5	분
	총 수면시간	190.0	분			13.9	%
	수면효율(TST/TIB)	83.9	%		수면단계 N1	11.0	분
	수면시간(앙와위)	88.3	분			5.8	%
	수면시간(앙와위 이외)	101.7	분		수면단계 N2	87.0	분
	입면시간	1.0	분			45.8	%
	렘수면단계 잠시	9.0	분		수면단계 N3	34.0	분
	수면단계 N3 잠시	20.0	분			17.9	%
	입면 후 각성(WASO)	35.0	분		수면단계 NOS	31.5	분
						16.6	%
	호흡상태				SpO_2 저하 정보		
③	무호흡저호흡지수(AHI 3% desat+arousal)	2.2	/시		SpO_2 90% 미만의 수면시간	0.1	분
	무호흡저호흡 횟수(AHI 3% desat+arousal)	7.0	회		SpO_2 88% 미만의 수면시간	0.0	분
	무호흡의 최장시간	38.0	분	⑧	SpO_2 최저치	95.0	%
	무호흡지수	1.6	/시		SpO_2 평균치	98.2	%
	무호흡 횟수	5.0	회	⑨	3% ODI	1.3	/시
④	폐쇄성	4.0	회	⑩	코골이 정보		
	중추성	0.0	회		40dB 이상(전체 시간)	3.1	%
	혼합성	1.0	회		50dB 이상(전체 시간)	0.7	%
⑤	앙와위 AHI	2.7	/시		40dB 이상(앙와위)	3.0	%
	앙와위 이외 AHI	1.8	/시		50dB 이상(앙와위)	0.7	%
	NREM수면 AHI	2.2	/시		맥박 정보		
	REM수면 AHI	2.3	/시		최대	77.0	박
	체인스토크스호흡 유무	있음			평균	53.0	박
	수면의 연속성 정보				최소	46.0	박
	각성반응지수	31.6	/시		교감신경활성지수	9.8	/시
	움직임에 의한 각성반응	3.8	/시		교감신경활성지수(NREM)	0.0	/시
	종추파 지속시간	1.0	분		교감신경활성지수(REM)	15.8	/시

	소견
⑪	장착 이상 없음

① 수면무호흡검사의 종류가 PSG임을 확인한다.

② 검사일을 확인한다.

③ AHI 수치를 확인한다. 여기서는 AHI = 2.2회/h이다.

④ 폐쇄성의 발생 횟수가 중추성의 발생보다도 우위임을 알 수 있다.

⑤ 앙와위에서 폐쇄성호흡이벤트가 많이 관찰된다.

⑥ 각성반응지수는 31.6회로 약간 높다.

⑦ 수면단계 N1의 비율이 높다.

⑧ SpO_2의 평균치와 최저치를 확인하고, 그 차이를 확인한다. 여기서 그 차이는 3.2%이다.

⑨ 3% ODI = 1.3회/h로, SpO_2가 3% 저하된 횟수가 1시간에 1.3회임을 알 수 있다.

⑩ 코골이 소리의 크기를 dB로 표시. 40dB은 사람의 소리를 예로 들면 속삭이는 정도이고, 소음을 예로 들면 조용한 주택가의 낮 정도이다. 50dB은 사람의 소리를 예로 들면 보통 말소리 정도이고, 소음을 예로 들면 가정용 에어컨의 실외기(가까이에서 들었을 때) 정도이다.

⑪ 소견을 확인하고, 센서의 장착 이상 등을 확인한다.

그림 3-8-1. PSG 검사 결과의 구체적인 예. PSG 결과에는 수면 중 호흡상태와 함께 수면상태도 기록된다. 이 검사 결과에서 해석할 수 있는 것은 폐쇄성이 주체이며, 특히 앙와위에서의 폐쇄성호흡이벤트의 횟수가 많은 것이다. 또한 수면단계 N1의 비율이 높고, 각성반응지수도 약간 높다 [그림 내의 검사 결과 리포트는 슬립프로파일러-PSG 2(IMI)를 사용].

실제 PSG 결과와 해석 포인트 *(계속)*

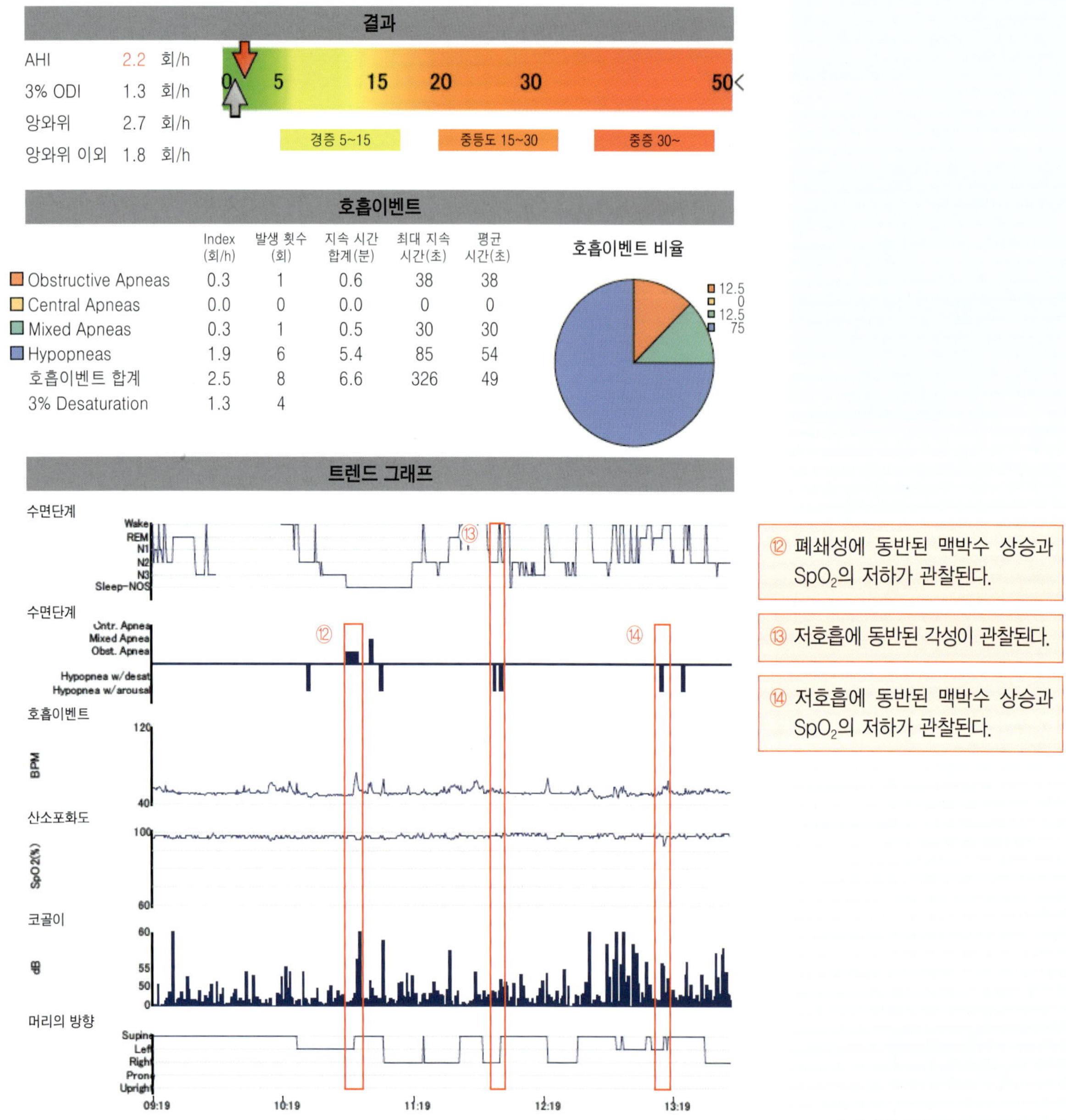

그림 3-8-2. PSG 검사 결과의 구체적인 예 *(계속)*.

실제 OCST 결과와 해석 포인트

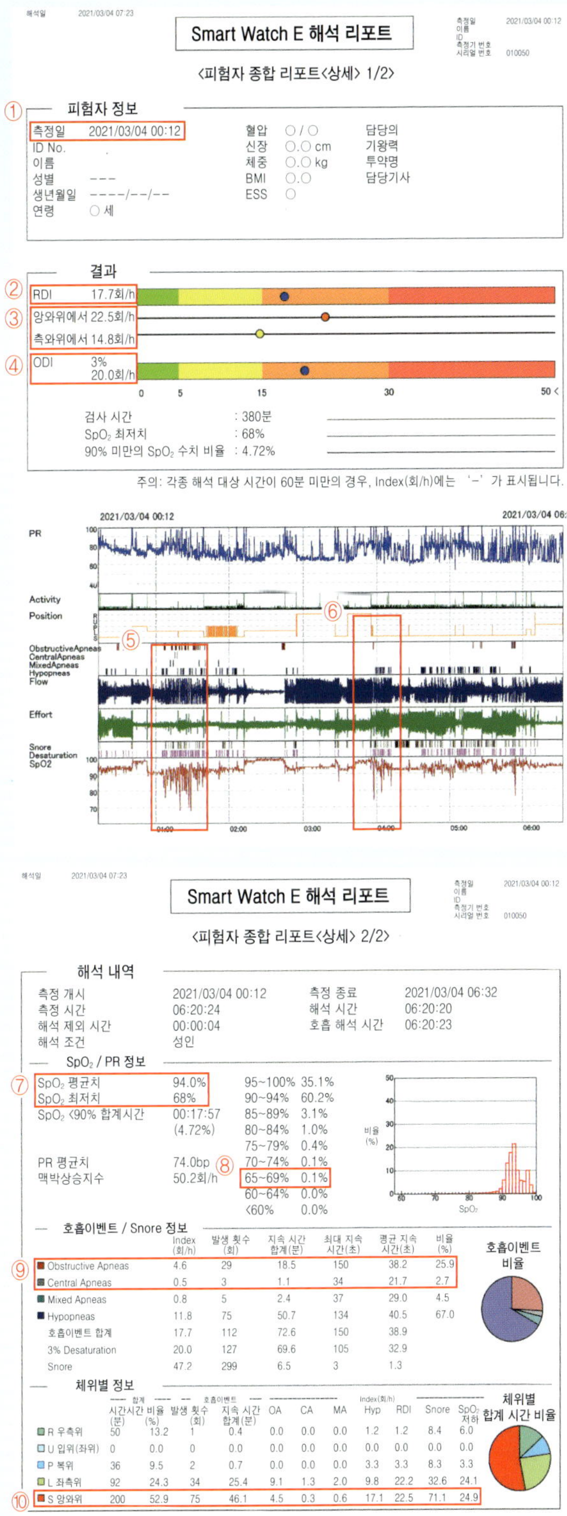

호흡이벤트 / Snore 정보	Index (회/h)	발생 횟수 (회)	지속 시간 합계(분)	최대 지속 시간(초)	평균 지속 시간(초)	비율 (%)
Obstructive Apneas	4.6	29	18.5	150	38.2	25.9
Central Apneas	0.5	3	1.1	34	21.7	2.7
Mixed Apneas	0.8	5	2.4	37	29.0	4.5
Hypopneas	11.8	75	50.7	134	40.5	67.0
호흡이벤트 합계	17.7	112	72.6	150	38.9	
3% Desaturation	20.0	127	69.6	105	32.9	
Snore	47.2	299	6.5	3	1.3	

체위별 정보	시간(분)	비율(%)	발생 횟수(회)	지속 시간 합계(분)	OA	CA	MA	Hyp	RDI	Snore	SpO_2 저하
R 우측위	50	13.2	1	0.4	0.0	0.0	0.0	1.2	1.2	8.4	6.0
U 입위(좌위)	0	0.0	0	0.0	0.0	0.0	0.0	0.0	0.0	0.0	0.0
P 복위	36	9.5	2	0.7	0.0	0.0	0.0	3.3	3.3	8.3	3.3
L 좌측위	92	24.3	34	25.4	9.1	1.3	2.0	9.8	22.2	32.6	24.1
S 앙와위	200	52.9	75	46.1	4.5	0.3	0.6	17.1	22.5	71.1	24.9

① 검사일과 검사 종류를 항상 확인한다.

② RDI = 17.7회/h이므로, 중등도의 OSA임을 알 수 있다.

③ 앙와위에서의 RDI가 높음을 알 수 있다.

④ ODI = 20.0회/h이므로, 경피적동맥혈산소포화도(SpO_2)가 3% 저하되는 횟수가 많음을 알 수 있다.

⑤ 폐쇄성수면무호흡과 서호흡 시에 SpO_2의 저하, 상하로 심하게 변동됨과 코골이가 관찰된다.

⑥ 앙와위에서 SpO_2의 저하와 코골이가 관찰된다.

⑦ SpO_2의 평균지와 최저치를 확인하여 그 차이의 정도를 확인한다. 여기서는 그 차이가 26.0%이다

⑧ SpO_2 최저치의 발생 비율이 낮은 경우, 장착이 잘못되어 센서가 일시적으로 탈락되어 있을 가능성도 있으므로 주의한다.

⑨ 폐쇄성 OSA의 발생 횟수가 중추성 OSA의 발생보다도 우위임을 알 수 있다.

⑩ 앙와위에서 폐쇄성호흡이벤트가 많이 관찰된다.

그림 3-9. OCST 검사 결과의 구체적인 예. OCST 결과에는 주로 수면 중 호흡상태가 기록된다. 이 검사 결과에서 해석할 수 있는 것은 폐쇄성이 주체인 중등도 OSA이며, 특히 앙와위에서의 폐쇄성호흡이벤트의 횟수가 많은 것이다. 이것으로 보아 체위의존성 OSA라고 생각되므로, 치과의사는 환자에 대해 MAD 치료뿐만 아니라 적절한 수면체위의 유지를 보조하기 위한 침구(베개나 안고 자는 베개)의 사용, 베개의 높이를 지도하는 수면체위요법을 포함한 수면위생지도(제2장 22, 23쪽 참조)도 시행한다[그림 내의 검사 결과 리포트는 스마트워치 PMP-300E(IMI) 사용].

- 폐쇄성무호흡(저호흡 포함)이 주체
- 앙와위에서 무호흡·저호흡 횟수가 많음

☞ 체위의존성 OSA로 생각됨

수면무호흡검사 해석의 주의점

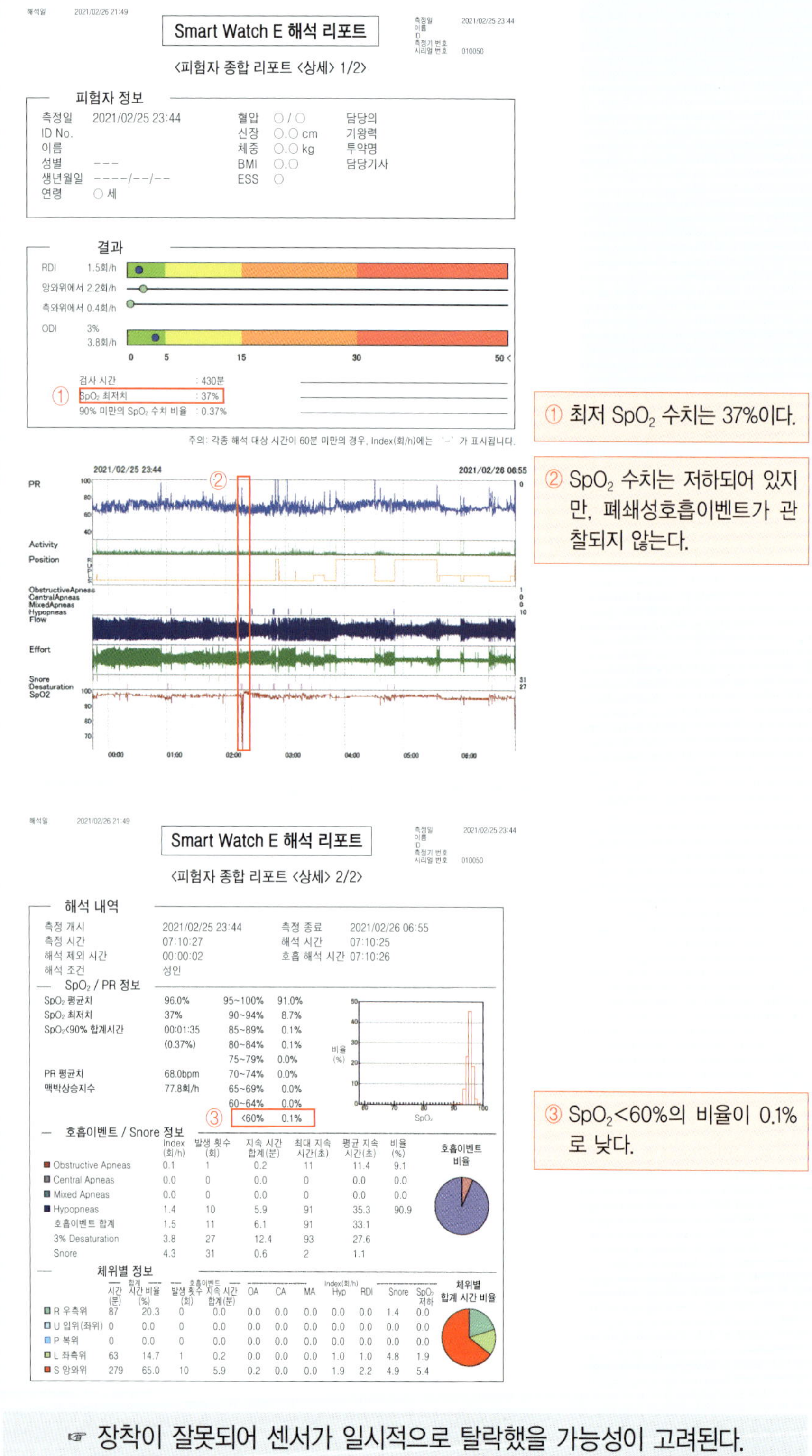

그림 3-10-1. 수면무호흡검사에서는 센서 등의 장착 이상을 원인으로 수치의 오계측이 발생할 수 있다. 그림 내 ①에서는 최저 SpO_2 수치가 37%로 되어 있다. 그래프를 보면, 오전 2시경에 SpO_2가 일시적으로 저하되어 있는 부분이 있으나, 폐쇄성호흡이벤트가 관찰되지 않는다. 이때 최저 SpO_2 수치가 60% 이하일 때의 비율이 낮으면, 장착이 잘못되어 센서가 일시적으로 탈락했을 가능성을 검토한다[그림 내의 검사 결과 리포트는 스마트워치 PMP-300E(IMI) 사용].

수면무호흡검사 해석의 주의점 *(계속)*

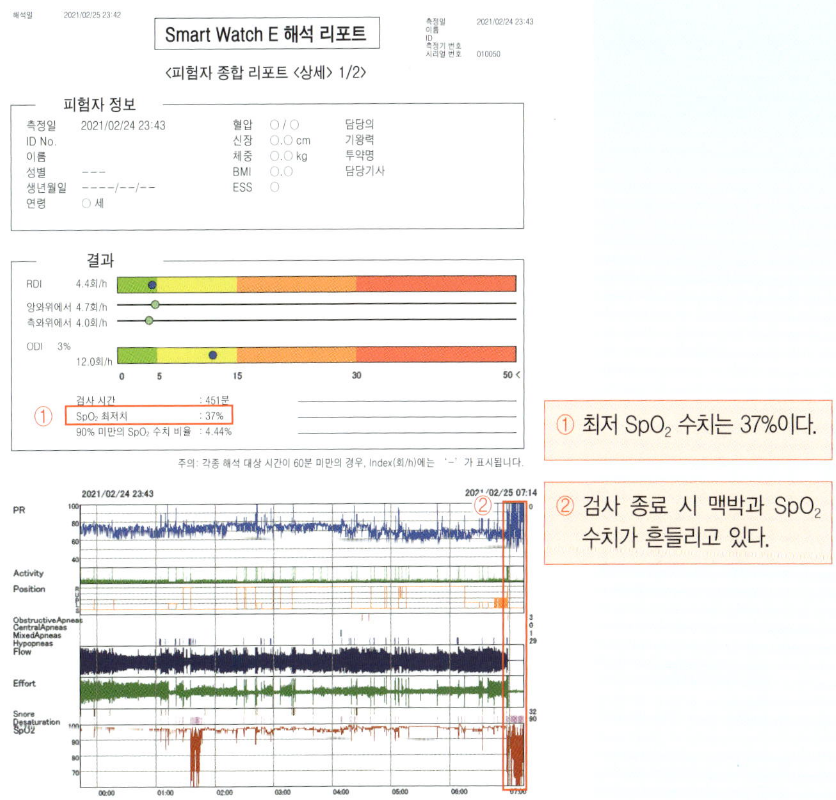

☞ 검사기기의 착탈에 의해 수치의 오계측이 생겼을 가능성이 고려된다.

그림 3-10-2. 검사를 시작할 때나 종료 시에 검사기기의 착탈에 의해 맥박과 SpO_2 수치가 흔들리는 경우가 있다[그림 내의 검사 결과 리포트는 스마트워치 PMP-300E(IMI) 사용].

2) 수면무호흡검사를 해석할 때의 주의점

수면무호흡검사를 해석할 때 자주 보이는 주의점을 그림 3-10에 제시한다. 특히 OCST에서는 환자 스스로 기기를 장착하기 때문에 센서 등의 장착이 잘못되어 발생하는 수치의 계측 오차가 생길 가능성이 있으므로 주의한다.

3) MAD 장착 전후의 검사 결과 비교

MAD 장착 전후의 검사 결과를 비교하는 구체적인 예를 그림 3-11에 제시한다. MAD 장착 전후의 AHI/REI/RDI의 수치, SpO_2의 평균치와 최저치, 코골이의 정도 변화 등을 읽어 낸다.

검사로 얻은 데이터는 MAD 장착 후의 주관적인 평가(제11장 143~148쪽 참조)를 증명하는 것이 되어 MAD를 장기적으로 사용하려는 환자의 회복 의욕을 높이는 데 매우 중요하다.

3-3. 수면무호흡검사를 시행하는 시기

1) 수면치과치료 전

치과를 출발점으로 하는 SRBD 치료의 과정에 있어 수면치과치료 전의 검사는 주로 치과에서의 잠재성 SRBD 환자의 스크리닝을 통해 SRBD의 가능성이 높다고 판단한

MAD 장착 전후의 검사 결과 비교

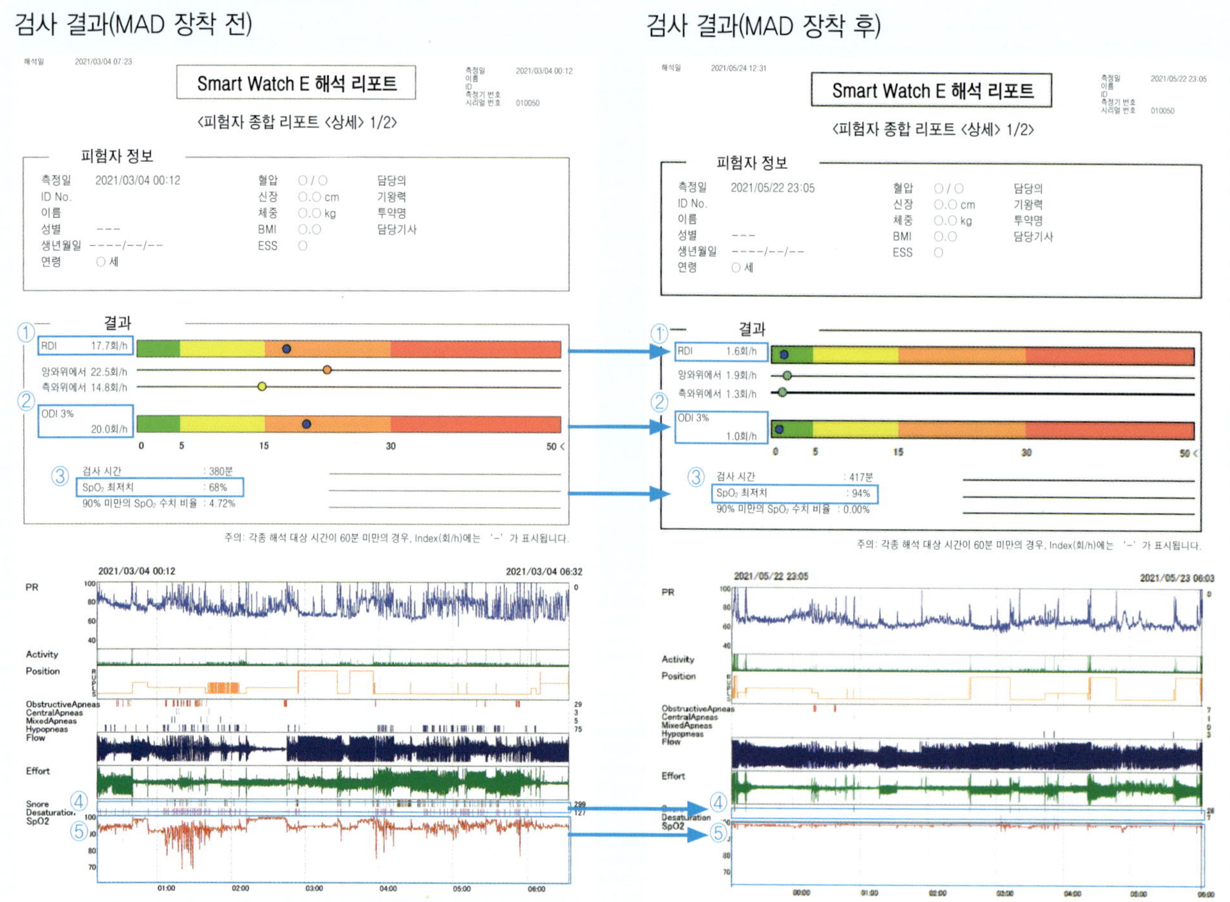

① RDI 수치는 17.7회/h에서 1.6회/h로 개선되었다.

② ODI 3%의 수치는 20.0회/h에서 1.0회/h로 개선되었다.

③ 최저 SpO_2 수치는 68%에서 94%로 개선되었다.

④ 코골이의 횟수와 빈도가 개선되었다.

⑤ SpO_2 수치가 안정되고 개선되었다.

그림 3-11. MAD 장착 전(왼쪽)과 장착 후(오른쪽)의 검사 결과. MAD를 제작, 장착하고 조정하여 주간의 졸림이 개선되었다. MAD를 매일 밤 문제없이 장착하는 등 주관적인 평가에 있어 경과가 양호한 경우에는 MAD를 장착한 상태에서 수면무호흡검사를 진행하여 수면치과치료의 객관적인 평가를 시행하게 된다. MAD 장착 전과 장착 후에 AHI/RDI/REI, SpO_2, ODI, 코골이의 정도 변화 등을 해석하여 MAD 장착에 의해 SRBD가 개선되었는지를 확인한다[그림 내의 검사 결과 리포트는 스마트워치 PMP-300E(IMI) 사용].

경우, 또는 환자가 SRBD에 대한 MAD 제작을 희망하는 경우에 시행한다. 치과가 OCST 기기를 보유하고 있는 경우에는 치과에서 검사를 시행하는 것이 가능하나, 공적 의료보험 제도의 범위 내에서 치과가 MAD를 제작하는 경우 MAD 제작 전에 의과에서의 OSA의 진단과 의과에서의 MAD 제작 의뢰가 기재된 진료정보제공서가 필요하다.

2) MAD 장착 후

MAD를 제작, 장착하고 조정을 시행하여 주간의 졸림이 개선되었거나, MAD를 매일 밤 문제없이 장착 가능하다는 등 주관적인 평가에 있어 경과가 양호한 경우에는 MAD를 장착한 상태에서 수면무호흡검사를 진행하여 수면치과치료의 객관적인 평가를 시행하게 된다.

필자의 경우, MAD 장착 개시 후 적어도 2개월이 경과한 다음 수면무호흡검사를 의뢰하고 있다. 그 근거로는 두 가지가 있다. 첫째, MAD 장착에 의해 흡인하는 공기가 증가하여 생길 수 있는 기관부의 가벼운 염증의 치유를 기다려야 하기 때문이다. 둘째, MAD 장착이 습관화된 시기에 수면무호흡검사를 시행하는 것이 적절하다고 생각하기 때문이다.

또한 의과에서 공적 의료보험 제도를 이용하여 수면무호흡검사를 받는 경우, 검사와 검사의 간격을 일률적으로 6개월 이상 떨어뜨려야 할 필요가 있기 때문에, 이전의 검사 일시를 반드시 환자에게 확인한 다음, 다음 검사 일시를 결정하도록 한다.

SRBD는 시간의 흐름에 따라 중증도가 변화할 가능성이 있기 때문에, MAD의 유지관리 중에도 SRBD의 현 상황과 현재의 치료 효과를 판정하기 위해 적절하게 정기적으로 검사를 시행하는 경우가 있다.

3-4. 검사와 관련된 진료정보제공서 작성과 해석 방법

1) 수면치과치료 전 의과에 검사를 의뢰할 경우 진료정보제공서 작성 방법

스크리닝에 의해 잠재성 SRBD의 가능성이 높다고 판단하여 검사를 의과에 의뢰하는 경우 진료정보제공서를 작성하게 된다. 구체적인 예를 그림 3-12에 제시한다.

진료정보제공서에는 스크리닝 시의 문진에서 알아낸, 수면에 관한 환자의 주소, 질문표의 점수[STOP-Bang 테스트나 엡워스수면척도(Epworth sleepiness scale; ESS) 등, 제6장 76쪽 참조]를 명기하는 것이 좋다. 그리고 스크리닝 결과 SRBD가 의심되어 그 정밀검사를 위해 수면무호흡검사를 의뢰하고 싶다는 취지를 기재한다. 의뢰를 받는 의과에서는 의뢰한 치과에서 MAD의 제작이 시행되고 있는지 여부를 알지 못할 수 있다. 그러므로 환자가 수면치과치료의 적응증으로 판단된 경우에는 MAD 제작을 본원에서 계속하겠다는 취지의 내용을 사전에 기재해 둔다.

진료정보제공서 작성 후에는 그것을 의과에 전달하도록 환자에게 의뢰하든가, 치과에서 의과로 우편을 보낸다. 또한 이 시점에서 치과는 환자에게 의과에서 시행하는 검사와 그 결과에 관한 의사의 진료가 끝난 다음에는 조속히 치과에 예약을 잡도록 의뢰한다. 그리고 검사 종료 후, 치과에서 의과가 보낸 진료정보제공서와 검사 결과를 확인한다.

2) 수면치과치료 전에 의과에서 회송된 진료정보제공서의 해석 방법

의과에서 전달해 온 진료정보제공서를 해석하는 방법을 그림 3-13에 제시한다. 진료정보제공서에는 OSA의 진단 유무, 검사가 실시된 날짜, 시간, 검사의 종류, OSA의 중증도와 검사 결과, 이후의 치료 방침(의과에서 수면치과치료의 적응증인지 판단하였는지 여부) 등을 확인한다. 만약 진료정보제공서에 검사 결과가 동봉되어 있지 않다면, 치과는 검사를 시행한 의과에 문의하여 검사 결과를 받도록 한다.

공적 의료보험 제도의 범위 내에서 치과가 MAD 제작을 시행하는 경우에는 의과에서의 진료정보제공서에 OSA의 진단명, AHI(REI)의 수치가 5 이상인지 여부, MAD 제작의 의뢰가 기재되어 있어야 한다.

3) MAD 장착 후 의과에 검사를 의뢰할 경우 진료정보제공서 작성 방법

MAD 조정을 시행한 결과, 예를 들면 주간의 졸림이 개선되었거나, MAD를 매일 밤 문제없이 장착 가능하다는 등, 주관적인 평가에 있어 경과가 양호한 경우에는 MAD를 장착한 상태에서 수면무호흡검사를 진행하여 수면치과치료의 객관적인 평가를 시행하도록 한다. 객관적인 평가를 위한 수면무호흡검사는 통상적으로 치과의사가 MAD 제작을 의뢰받은 의과에 다시 의뢰하는 경우가 많다.

하지만 의뢰한 곳 이외의 의과를 환자가 희망하는 경우도 있다. 그런 경우 치과의사는 다음과 같이 대응하는 것이 적절하다.

우선 수면치과치료 전의 검사를 실시한 의과에 그 취지

수면치과치료 전 수면무호흡검사를 의과에 의뢰할 경우 진료정보제공서 작성 방법

진료정보제공서

의뢰받는 의료기관명 ○○○○병원
○○○ 선생 귀하

○○○○년 ○○월 ○○일
의뢰하는 의료기관의 소재지: 161-0064 東京都渋谷区上原1-17-6

명칭: DENTISTRY TOKYO SINCE 1925 MIYACHI SHIKA
전화번호: 03-5738-8487 FAX: 03-5738-8487
의사 성명: Miyachi Mai

환자 이름: ○○○님 성별: ○
환자 주소: ○○○○○○○○ 전화번호: ○○-○○○○-○○○○ 핸드폰: ○○○-○○○○-○○○○
생년월일: ○○○○년 ○○월 ○○일 (○○)세 직업: ○○○○

상병명:
폐쇄성수면무호흡

의뢰 목적:
폐쇄성수면무호흡의 정밀검사를 위한 수면무호흡검사의 의뢰

의뢰 내용:
항상 신세를 지고 있습니다. ○○○님을 의뢰 드립니다.
○○○○년 ○○월 ○○일 치과검진을 주소로 본원에 내원하였으며, ① 코골이와 주중의 졸림을 호소하여 수면질문표의 기입을 부탁드렸습니다. STOP-Bang은 4, ② 엡워스수면척도는 11로, ③ 폐쇄성수면무호흡이 의심되어 그 정밀검사를 위해 전문의에 의한 수면무호흡검사가 필요하다고 판단하여, 귀원에 의뢰 드렸습니다. 환자 분께 수면치료의 필요성을 말씀드렸을 때, 치료에 대해 호의적인 반응을 보였습니다. ④ 본원에서는 장치물을 이용한 수면치과치료가 가능합니다.
바쁘시겠지만, 진료 후 수면검사를 시행해 주시면 감사하겠습니다.

기왕력 및 가족력
없음

진료경과 및 검사 결과
없음

현재의 처방
없음

① 수면에 관한 환자의 주소를 명확히 기재한다.

② 질문표의 점수(STOP-Bang 테스트나 ESS 등)를 명확히 기재한다.

③ 스크리닝 결과 OSA가 의심되기 때문에 정밀검사를 위해 수면무호흡검사를 의뢰하고 싶다는 취지를 기재한다.

④ 환자가 수면치과치료의 적응증으로 판단된 경우에는 MAD 제작을 본원에서 계속하여 진행하겠다는 취지를 사전에 진료정보제공서에 기재한다.

그림 3-12. 수면무호흡검사를 의과에 의뢰할 경우 진료정보제공서의 구체적인 예시. 진료정보제공서에는 스크리닝 시 문진에서 알아낸 ① 수면에 관한 환자의 주소, ② 질문표의 점수(STOP-Bang 테스트나 웹워스수면척도 등), ③ 스크리닝 결과 SRBD가 의심되었기에, 그 정밀검사를 위해 수면무호흡검사를 의뢰하고 싶다는 취지를 기재한다. 의뢰를 받는 의과에서는 의뢰한 치과에서 MAD 제작이 시행되고 있는지 여부를 알지 못할 수도 있다. 그러므로 ④ 환자가 수면치과치료의 적응증으로 판단된 경우에는 MAD 제작을 본원에서 계속하겠다는 취지의 내용을 사전에 기재해 둔다.

수면치과치료 전에 의과에서 회송된 진료정보제공서의 해석 방법

진료정보제공서

의뢰받는 의료기관명 DENTISTRY TOKYO SINCE 1925 MIYACHI SHIKA
Miyachi Mai 선생 귀하

○○○○년 ○○월 ○○일
의뢰하는 의료기관의 소재지: ○○○○○○○○○○
명칭: ○○○○○○○○○○
전화번호: ○○-○○○○-○○○○ FAX: ○○-○○○○-○○○○
의사 성명: ○○○

환자 이름: ○○○님 성별: ○
환자 주소: ○○○○○○○○ 전화번호: ○○-○○○○-○○○○ 핸드폰: ○○○-○○○○-○○○○
생년월일: ○○○○년 ○○월 ○○일 (○○)세 직업: ○○○○

상병명:
① 폐쇄성수면무호흡

항상 신세를 지고 있습니다. ○○○님을 의뢰해 주셔서 감사합니다.
② ○○○○년 ○○월 ○○일 수면다원검사(PSG)를 시행하였으며, ③ AHI는 17.7회/시로 중등도의 폐쇄성수면무호흡으로 진단되었습니다. ④ 구강내장치에 의한 치료를 부탁드립니다.
바쁘신 가운데도 신경 써 주셔서 감사하며, 앞으로도 잘 부탁드립니다.

① SRBD 혹은 OSA가 명확히 기재되어 있는 것을 확인한다.

② 검사가 실시된 날짜와 시간, 검사의 종류를 확인한다.

③ OSA의 중증도와 검사 결과를 확인한다.

④ 이후의 치료 방침(의과에서 수면치과치료의 적응증인지 판단하였는지 여부)을 확인한다.

그림 3-13. 의과에서 회송된 진료정보제공서의 구체적인 예시. 진료정보제공서에는 ① SRBD 혹은 OSA의 진단이 되어 있는 것, ② 검사가 실시된 날짜와 시간, 검사의 종류, ③ OSA의 중증도와 검사 결과, ④ 이후의 치료 방침(의과에서 수면치과치료의 적응증인지 판단하였는지 여부) 등을 확인한다.

를 전달한다. 다음에 수면치과치료 전의 검사 결과 데이터를 환자가 받을 수 있도록, 혹은 MAD 장착 후의 검사를 실시할 다른 의과로 전달하도록 양쪽의 의과와 연락하여, MAD 장착 후의 검사를 위한 일련의 준비를 한다. 이 연계가 적절히 이루어지면 MAD의 치료 전과 장착 후의 검사 결과를 객관적으로 비교할 수 있게 된다. 진료정보제공서에는 MAD를 환자에게 장착하였다는 사실, 주관적 평가에 의해 주소의 개선이 보인다는 내용, 하악 전방위를 설정한 위치, MAD의 유지관리를 어디서 이어서 할 것인가 등을 명확히 기재하도록 한다. 그 구체적인 예를 그림 3-14에 제시한다. 여기서 MAD의 하악위를 기재해 두는 것은 의과와의 상호이해를 깊게 하기 위해 매우 유효하다. 수면무호흡검사에 의해 수면치과치료의 효과가 보이지 않는다고 판정하더라도, MAD의 상하 위치관계의 재설정

MAD 장착 후 수면무호흡검사를 의과에 의뢰할 경우 진료정보제공서 작성 방법

진료정보제공서

의뢰받는 의료기관명 ○○○○병원
○○○ 선생 귀하

○○○○년 ○○월 ○○일
의뢰하는 의료기관의 소재지: 161-0064 東京都渋谷区上原1-17-6

명칭: DENTISTRY TOKYO SINCE 1925 MIYACHI SHIKA
전화번호: 03-5738-8487 FAX: 03-5738-8487
의사 성명: Miyachi Mai

환자 이름: ○○○님 성별: ○
환자 주소: ○○○○○○○○ 전화번호: ○○-○○○○-○○○○ 핸드폰: ○○○-○○○○-○○○○
생년월일: ○○○○년 ○○월 ○○일 (○○)세 직업: ○○○○

상병명:
폐쇄성수면무호흡

의뢰 목적:
구강내장치의 객관적 효과 판정을 위한 수면무호흡검사의 의뢰

의뢰 내용:
① 항상 신세를 지고 있습니다. 이번에 ○○님에게 저희를 소개해 주셔서 감사합니다.
○○○○년 ○○월 ○○일에, 본원에서 분리형 구강내장치를 사용한 수면치과치료를 실시하였습니다.
경과관찰의 결과, ② 코골이도 감소하고, 경과는 양호한 것으로 생각됩니다. ③ 현재 구강내장치의 하악위는 12mm 중 8mm에 설정하였으며, 검사결과에 따라서는 1mm 정도는 구강내장치에 의한 하악위의 조정이 가능할 것으로 생각됩니다.
바쁘시겠지만, 진료 후 검사결과를 알려주시면 감사하겠습니다.
④ 구강내장치의 유지관리에 있어서는 본원에서 계속 이어갈 예정입니다. 잘 부탁드립니다.

기왕력 및 가족력
없음

진료경과 및 검사 결과
없음

현재의 처방
없음

① MAD를 환자에게 장착하였다는 사실을 명확히 기재한다.

② 주관적 평가에 의해 주소의 개선이 보인다는 내용을 명확히 기재한다.

③ 하악위를 설정한 위치를 명확히 기재한다.

④ MAD의 유지관리를 어디서 이어서 할 것인가를 명확히 기재한다.

그림 3-14. MAD 장착 후 수면무호흡검사를 의과에 의뢰할 경우 진료정보제공서의 구체적인 예시. 진료정보제공서에는 ① MAD를 환자에게 장착하였다는 사실, ② 주관적 평가에 의해 주소의 개선이 보인다는 내용, ③ 하악위를 설정한 위치, ④ MAD의 유지관리를 어디서 이어서 할 것인지 등을 명확히 기재한다.

MAD 장착 후에 의과에서 치과로 회송된 진료정보제공서의 해석 방법

진료정보제공서

의뢰받는 의료기관명 DENTISTRY TOKYO SINCE 1925 MIYACHI SHIKA
Miyachi Mai 선생 귀하

○○○○년 ○○월 ○○일
의뢰하는 의료기관의 소재지: ○○○○○○○○○○
명칭: ○○○○○○○○○○
전화번호: ○○-○○○○-○○○○ FAX: ○○-○○○○-○○○○
의사 성명: ○○○

환자 이름: ○○○님 성별: ○
환자 주소: ○○○○○○○○ 전화번호: ○○-○○○○-○○○○ 핸드폰: ○○○-○○○○-○○○○
생년월일: ○○○○년 ○○월 ○○일 (○○)세 직업: ○○○○

상병명:
폐쇄성수면무호흡

항상 신세를 지고 있습니다.
① ○○○○년 ○○월 ○○일에 구강내장치 장착 하에서 수면다원검사(PSG)를 시행하였으며, 구강내장치를 장착하지 않았을 때의 검사결과와 비교하여, ② AHI가 17.7회/시 → 1.6회/시로 되어 ③ 구강내장치에 의한 치료 효과가 관찰되었습니다.
④ 이어서 구강내장치를 이용한 치료를 계속할 예정입니다.
바쁘신 가운데도 신경 써주셔서 감사하며, 앞으로도 잘 부탁드립니다.

① MAD 장착 상태에서 검사가 실시된 날짜와 시간, 검사의 종류를 확인한다.

② 검사 결과를 확인한다.

③ 수면치과치료의 효과가 관찰되는지를 확인한다.

④ 이후의 치료 방침을 확인한다.

그림 3-15. 의과에서 치과로 회송된 진료정보제공서의 구체적인 예시. 진료정보제공서에는 ① MAD 장착 상태에서 검사가 실시된 날짜와 시간, 검사의 종류, ② 검사 결과, ③ 수면치과치료의 효과가 관찰되는지, ④ 이후의 치료 방침 등을 확인한다.

(제11장 150~152쪽 참조)을 시행할 여지가 있음을 미리 의과에 전달해 둠으로써 MAD의 재조정과 재장착의 기회를 얻을 수 있는 가능성이 생긴다. 즉, 의사가 지속기도양압(continuous positive airway pressure; CPAP) 등을 포함하는 다른 치료법을 환자에게 권하기 전에 치과의사로서 관여할 수 있는 부분이 있음을 진료정보제공서의 단계에서 제시하는 것이다.

4) MAD 장착 후에 의과에서 회송된 진료정보제공서의 해석 방법

다음으로 검사 후에 의과에서 회송된 진료정보제공서의 해석 방법을 그림 3-15에 제시한다. 진료정보제공서에서는

MAD 장착 하에 검사가 실시된 일시와 검사의 종류, 검사결과, 수면치과치료의 효과가 보였는지 여부, 이후의 치료 방침 등을 확인한다.

3-5. 수면무호흡검사 이외에 알아 두어야 할 수면검사

OSA는 기면증(narcolepsy), 특발성과수면증(idiopathic hypersomnia), 수면부족증후군 등 졸림을 야기하는 다른 원인과 감별할 필요가 있다(제13장 172~174쪽 참조). 이런 병태들은 병력에서 알아내는 경우가 많으나, PSG나 수면잠복기반복검사(multiple sleep latency test; MSLT)가 진단에 필요한 경우도 있다[1]. 여기서는 의과에서 회송된 진료정보제공서에 기재될 가능성이 있는 PSG나 OCST 이외의 수면검사를 알아본다.

1) MSLT

MSLT에서는 주간의 졸림을 객관적으로 평가하고 잠들 때까지의 시간이나 렘수면의 출현, 중도각성의 유무를 조사하여 기면증이나 특발성과수면증의 진단 및 치료 효과의 판정을 시행한다.

구체적으로는 2시간을 1세트로 하여 최초의 약 20분(+최대 15분)의 수면상태를 검사기기로 측정한 다음, 그것을 아침부터 밤까지 4~5세트 환자에게 반복하게 한다. 수면단계, 중도각성, 잠들 때까지의 시간, 렘수면의 출현 유무는 뇌파, 안전도(electrooculography; EOG), 이부근전도로 판정한다.

2) CPAP압 설정 검사

PSG 검사를 시행하면서 동시에 CPAP의 치료압을 조사하는 경우가 있다[3]. 이때 검사기사는 PSG를 시행할 환자에게 CPAP용 마스크를 장착하게 하여, PSG가 시행되고 있는 중에 CPAP의 공기압을 조정한다. 그리고 검사기기를 모니터링하면서 CPAP의 적절한 치료압을 측정한다.

환자에 따른 CPAP 사용 경험의 유무는 수면치과치료의 방침을 결정하는 데 중요하다. 그러므로 치과의사는 술전 검사(제7장 86쪽 참조)의 시점에서 CPAP를 사용한 적이 있는지를 환자에게 확인한다.

참고문헌

1. American Academy of Sleep Medicine. International classification of sleep disorders, 3rd ed. Darien, IL : American Academy of Sleep Medicine, 2014.
2. Berry RB, Brooks R, Gamaldo CE, HardingSM, Lloyd RM, Marcus CL, Vaughn BV. The AASM manual for the scoring of sleep and associated events: Rules, terminology and technical specifications (Version 2.2) . Darien, IL : American Academy of Sleep Medicine, 2015.
3. Sleep-related breathing disorders in adults: recommendations for syndrome definition and measurement techniques in clinical research. The Report of an American Academy of Sleep Medicine Task Force. Sleep 1999 ; 22 (5) : 667-689.
4. Oksenberg A, Silverberg DS. The effect of body posture on sleep-related breathing disorders: facts and therapeutic implications. Sleep Med Rev 1998 ; 2 (3) : 139-162.

제4장

수면치과치료의 진행 방법

지금까지 수면무호흡치료는 코골이나 주간의 졸림 등 수면에 관한 주소를 가진 환자가 의과에서 진찰을 받는 것으로 시작되는 경우가 많았다. 하지만 현재는 치과의사가 잠재성 수면관련호흡장애(sleep related breathing disorders; SRBD) 환자를 조기 발견 및 치료하는 중요한 입장에 있다고 보고 있으며, 치과를 출발점으로 하는 SRBD 치료의 과정이 주목받고 있다.

따라서 이 책은 치과에 진료를 위해 내원하는 일반 환자에게서 잠재성 SRBD 환자를 스크리닝하면서 수면치과가 시작되는 과정을 상정하여 구성되어 있다.

이 장에서는 필자가 미국에서 배운 체계화된 수면치과치료의 과정을 기반으로, 잠재성 SRBD 환자의 조기 발견에서 수면치과 유지관리까지 수면치과치료 전체의 과정, 하악전방견인장치(mandibular advancement device; MAD)의 제작부터 장착까지의 과정, 의과와 치과의 연계, 공적 의료보험 제도에서의 수면치과치료의 과정을 설명한다.

치과를 출발점으로 하는 SRBD 치료 과정

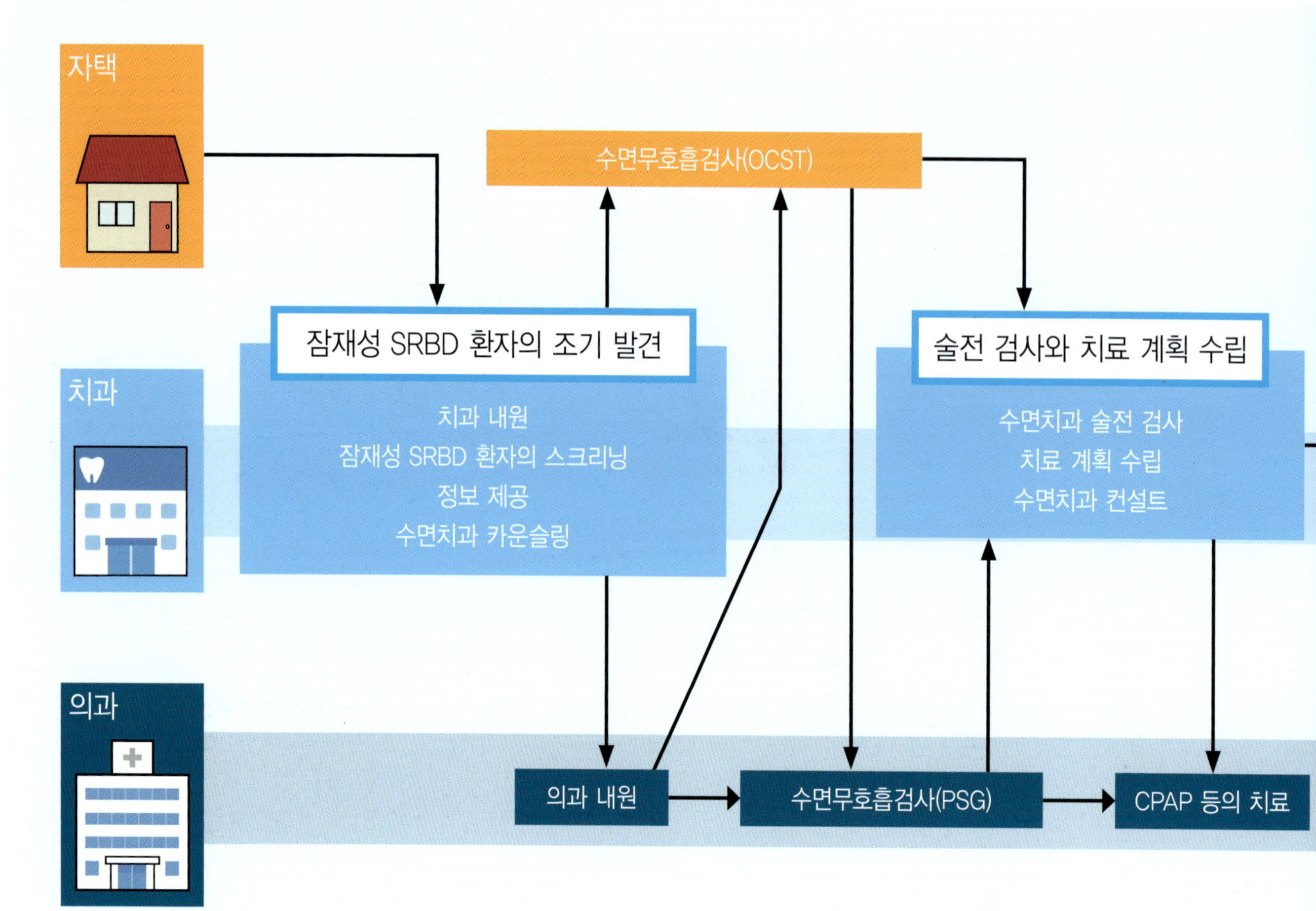

그림 4-1. 지금까지 SRBD 치료는 코골이나 주간의 졸림 등 수면에 관한 주소를 가진 환자가 의과에 내원하는 것에서 시작하는 경우가 많았다. 하지만 현재는 치과의사가 일반 환자군 안에서 잠재성 SRBD 환자를 조기 발견 및 치료하는 중요한 입장에 있기 때문에 치과가 출발점이 되는 SRBD 치료 과정이 주목받고 있다[역주: 카운슬링은 도움을 필요로 하는 사람에게 이해를 증진시키고 적절한 의사결정을 할 수 있도록 지원하는 것을 의미하고(more personal), 컨설트는 전문가의 의견과 조언을 의미함(more professional, less personal)].

4-1. 수면치과치료의 과정

현재 자각증상을 동반하지 않는 수면관련호흡장애(sleep related breathing disorders; SRBD) 환자가 증가하고 있으며, 의과에 아직 내원하지 않은 잠재성 SRBD 환자는 국민 약 5명 중 1명이라고 알려져 있다. 잠재성 환자는 SRBD를 치료하지 않고 방치하게 되어 합병증의 발생과 생명 예후 저하 등의 위험에 노출되어 있다.

그러므로 치과의사가 치과에 내원하는 일반 환자군 안에서 잠재성 SRBD 환자를 발견하여 SRBD가 의심된다는 것을 환자에게 전달하고, 진단을 위해 수면무호흡검사와 적절한 치료를 유도하는 것이 급선무라고 할 수 있다.

치과를 출발점으로 하는 SRBD 치료의 과정을 그림 4-1에 제시한다. 수면치과치료에서는 의과와 치과가 연계하는 장면이 많기 때문에 치료의 어느 부분을 의과가 담당하는지, 치과에서는 어떠한 과정으로 치료가 진행되는지를 이해하는 것이 중요하다.

치과에서의 수면치과치료의 구체적인 과정을 그림 4-2에 제시한다. 잠재성 SRBD 환자는 간이 문진이나 외견적 특징, 수면에 관한 질문표, 구강내검사 등을 통해 스크리닝이

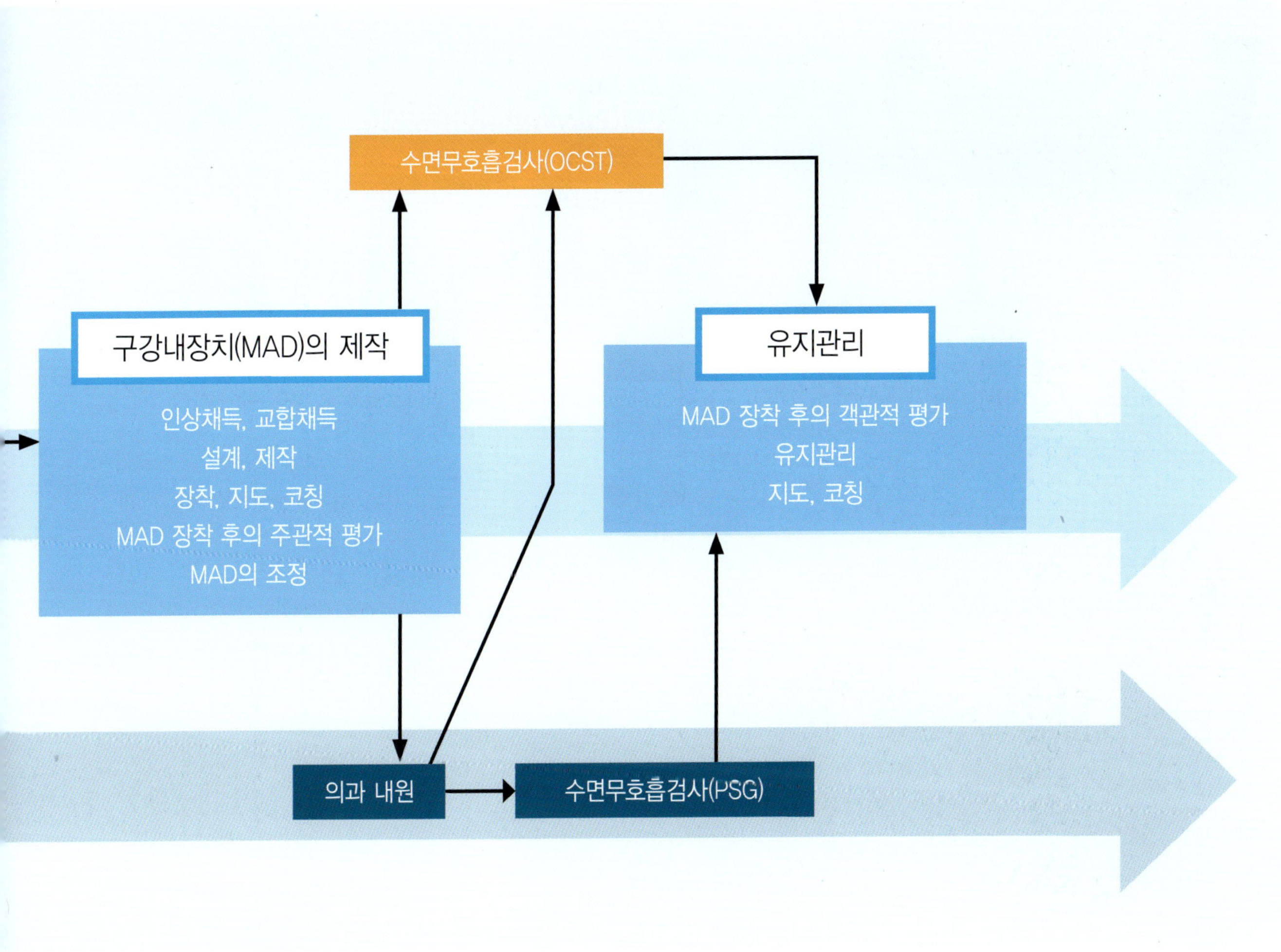

가능하다. 스크리닝을 통해 SRBD가 의심되는 경우, 수면호흡장애에 관한 정보 제공 및 수면치과 카운슬링을 시행하여 SRBD 치료의 필요성을 설명한다. 여기서 중요한 점은 환자 스스로가 SRBD에 대해 인지하고 관심을 가지게 하는 것이다.

다음으로 수면호흡장애를 정확하게 진단하기 위해서는 의과 혹은 치과에서 수면무호흡검사를 시행한다. 수면검사 결과에서 SRBD, 특히 폐쇄성수면무호흡(obstructive sleep apnea; OSA)이 진단되어 그 진단에 따라 의과에서 치과에 수면치과치료를 의뢰한 경우, 혹은 치과에서 수면치과치료가 필요하다고 판단한 경우, 그 환자에게 치과에서 하악전방견인장치(mandibular advancement device; MAD) 제작 및 장착이 가능한지를 판단하기 위해 수면치과 술전 검사를 시행한다.

스크리닝, 수면치과 카운슬링, 수면무호흡검사, 술전 검사 결과를 토대로 수면치과치료 계획을 세우고, 그것을 중심으로 수면치과 컨설트를 진행한다.

수면치과 컨설트에서 수면치과치료에 대한 동의를 얻은 다음, MAD의 제작, 조정, 장착을 시행하고, MAD를 적절하게 장착할 수 있도록 지도와 코칭을 한다.

치과에서의 수면치과치료의 구체적인 과정

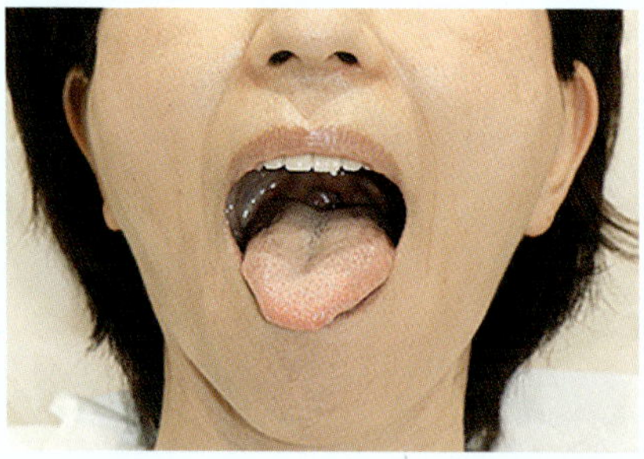

STEP 1. 잠재성 SRBD 환자의 스크리닝: 잠재성 SRBD 환자는 간이 문진, 외견적 특징, 수면에 관한 질문표, 구강내검사 등을 통해 스크리닝이 가능하다.

제6장 70쪽 이후 참조

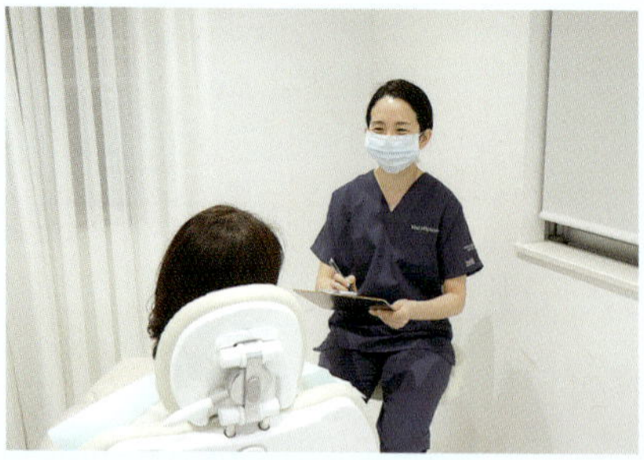

STEP 2. 정보 제공 및 수면치과 카운슬링: 스크리닝을 통해 SRBD가 의심되는 경우, 수면호흡장애에 관한 정보 제공 및 수면치과 카운슬링을 시행하여 SRBD 치료의 필요성을 설명한다.

제12장 162, 163쪽 참조

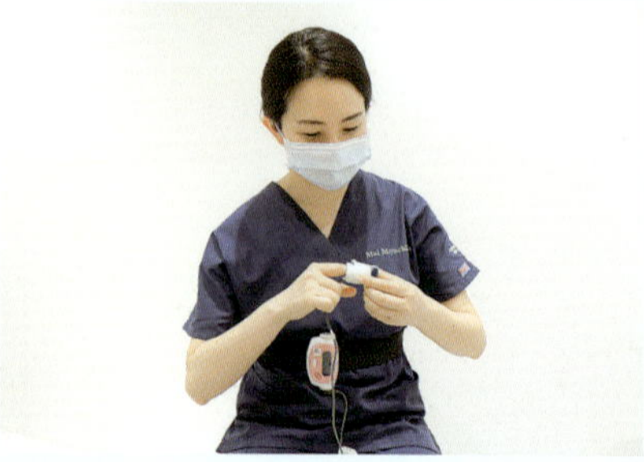

STEP 3. 수면무호흡검사: SRBD(OSA) 진단을 위해 수면무호흡검사를 시행한다. 검사 종류나 검사 시설은 환자의 희망이나 수면호흡장애의 증상에 따라 선택한다.

제3장 30쪽 이후 참조

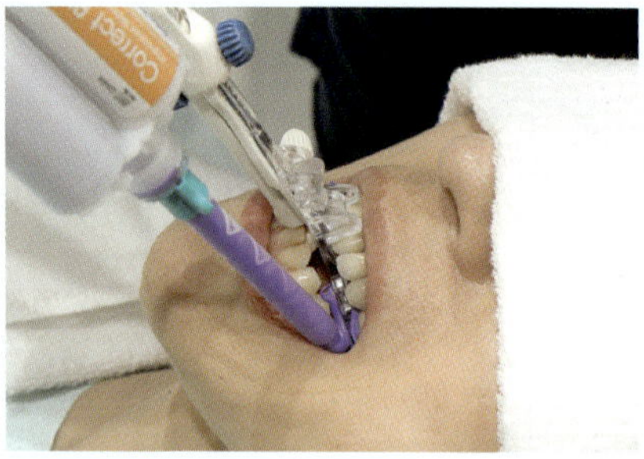

STEP 7. 인상채득과 교합채득: 인상은 적절한 트레이 선택과 수기로, 치열과 주위 조직을 확실하게 채득한다. 교합채득은 MAD 제작에서 중요한 단계이며, 적절한 상하악 위치관계에서 채득한다.

제9장 112쪽 이후 참조

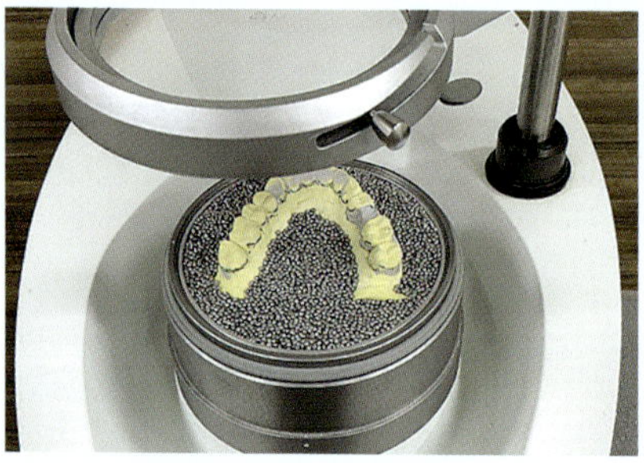

STEP 8. MAD 제작: MAD는 크게 상하분리형과 상하일체형으로 나눌 수 있으며, MAD의 종류에 따라 제작 방법이 달라진다.

제10장 128~135쪽 참조

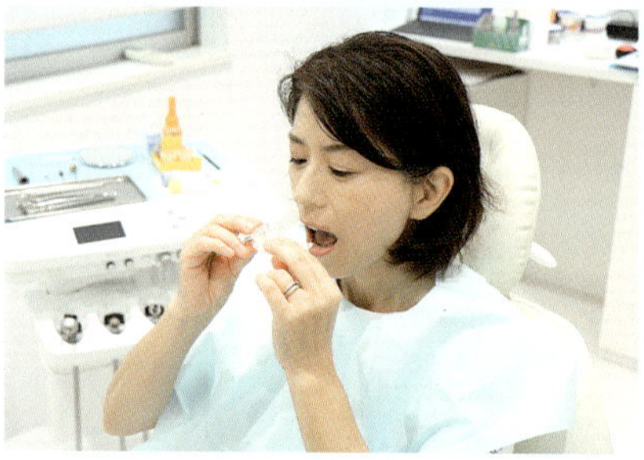

STEP 9. MAD 장착, 지도, 코칭: 장착 시에는 상하 MAD를 치열에 시적해 적합과 유지를 확인하고 조정한다. 장착과 동시에 악운동요법의 지도, 습관 지속을 향한 코칭을 시행한다.

제10장 132~139쪽 참조

그림 4-2. 필자가 미국에서 배운 체계화된 수면치과치료의 과정을 기반으로, 잠재성 SRBD 환자의 조기 발견에서 수면치과 유지관리까지 수면치과치료 전 과정을 정리한 것. 수면치과치료는 체어사이드에서의 치료에 더해 제12장에서 설명하는 커뮤니케이션 기술을 이용하면, 더욱 효과적인 치료를 시행할 수 있다.

MAD 장착 후에는 주소의 개선이나 통증, 교합의 변화 등 부작용을 확인하는 주관적 평가를 시행한다. 이 주관적 평가에 따라 MAD의 사용 상태가 양호하면, 객관적 평가를 위한 MAD 장착 시의 수면무호흡검사를 시행하여 수면

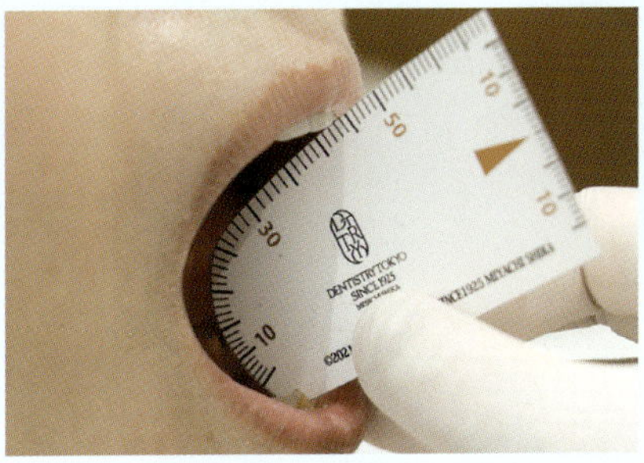

STEP 4. 수면치과 술전 검사: SRBD 진단 후, 치과에서 MAD 제작 및 장착이 가능한지를 판단하기 위해 수면치과 술전 검사를 시행한다.

제7장 82쪽 이후 참조

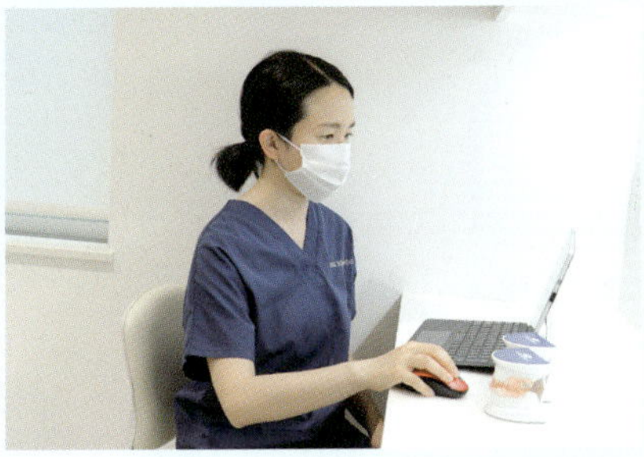

STEP 5. 치료 계획의 수립: 스크리닝, 카운슬링, 수면무호흡검사의 결과를 토대로 수면치과치료 계획을 수립한다. 또한 환자에게 적절한 MAD를 선택한다.

제8장 102쪽 이후 참조

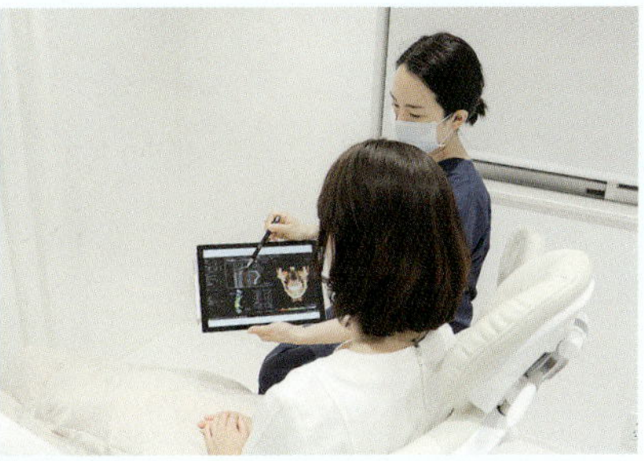

STEP 6. 수면치과 컨설트: 치료 계획 수립이 끝나고 수면치과치료의 적응증으로 판단된 경우, 수면치과 컨설트를 시행하여 MAD의 선택과 결정을 위한 환자의 의사 결정 보조를 시행한다.

제12장 162~166쪽 참조

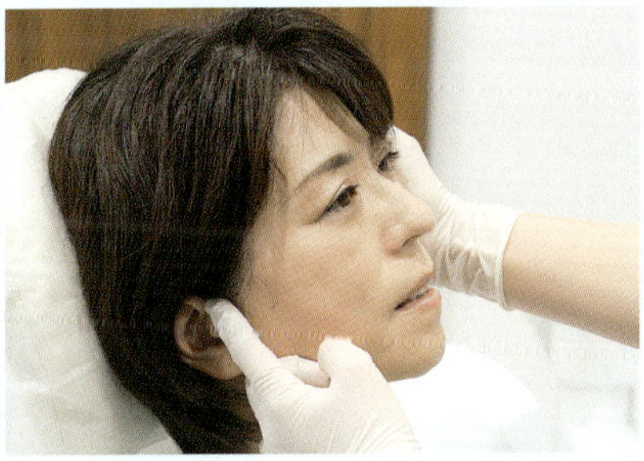

STEP 10. 치료 과정의 주관적 평가, MAD 조정: MAD 장착 후에는 주소의 개선과 통증, 교합 변화 등의 부작용을 확인한다. 근근막통과 치통 등의 부작용이 관찰되는 경우, MAD의 조정과 스트레칭 등을 시행한다.

제11장 142~157쪽 참조

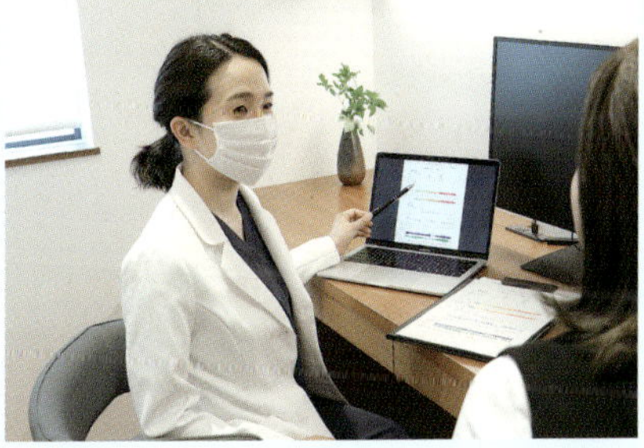

STEP 11. 객관적 평가를 위한 수면무호흡검사: 주관적 평가에서 MAD의 사용 상태가 양호하면, 객관적 평가를 위해 MAD 장착 시의 수면무호흡검사를 시행하여 수면치과치료의 효과를 확인한다.

제3장 30쪽 이후 참조

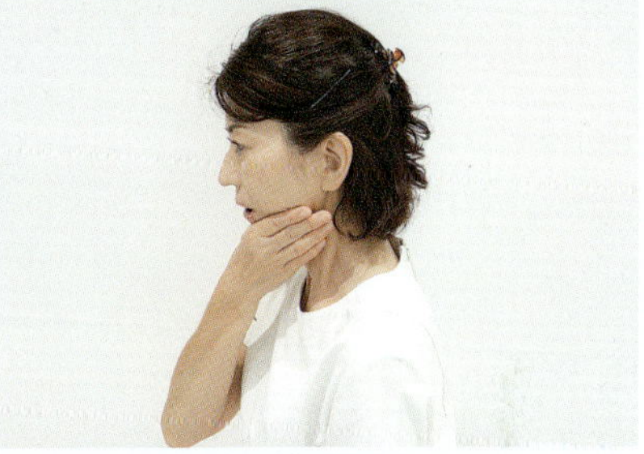

STEP 12. 유지관리, 지도, 코칭: 수면치과치료의 효과가 보이는 경우에는 정기적인 유지관리로 이행하여 장기간 지속해서 MAD를 장착할 수 있도록 지도와 코칭을 시행한다.

제12장 166~168쪽 참조

치과치료의 효과를 평가한다.

수면치과치료의 효과가 보이는 경우 정기적인 유지관리로 이행하여 장기간 지속해서 MAD를 장착할 수 있도록 지도와 코칭을 시행한다.

상하일체형의 제작에서 장착까지의 과정

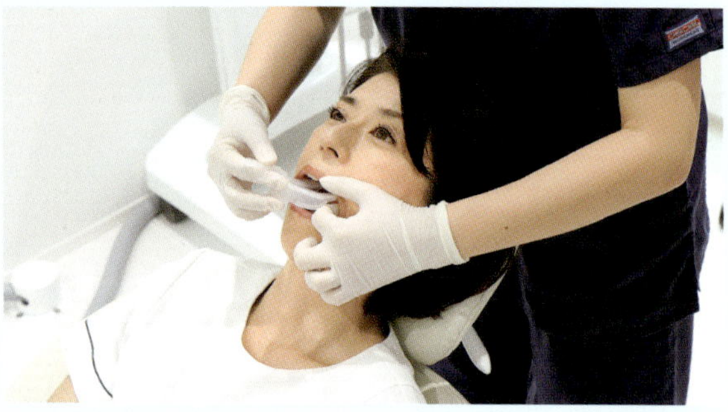

① 상하인상채득

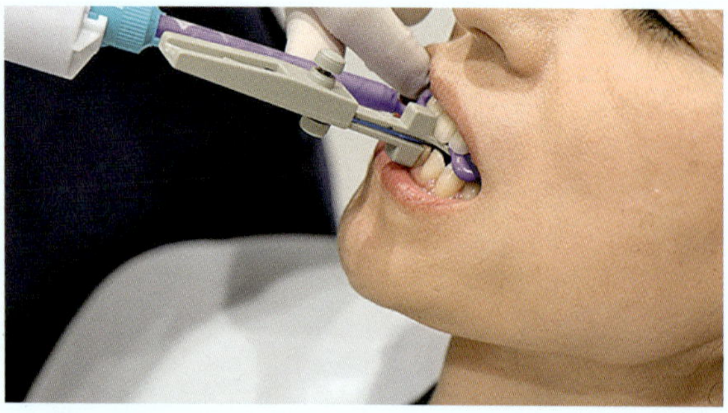

② 교합채득[이 증례에서는 CorrectPlus®(Pentron Japan) 사용]

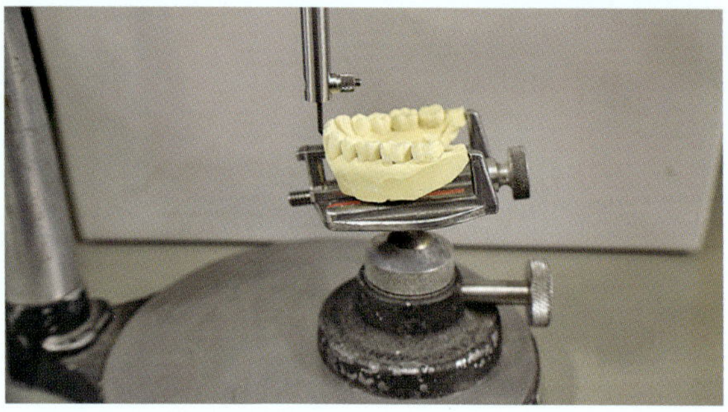

③ 작업 모형을 이용한 설계

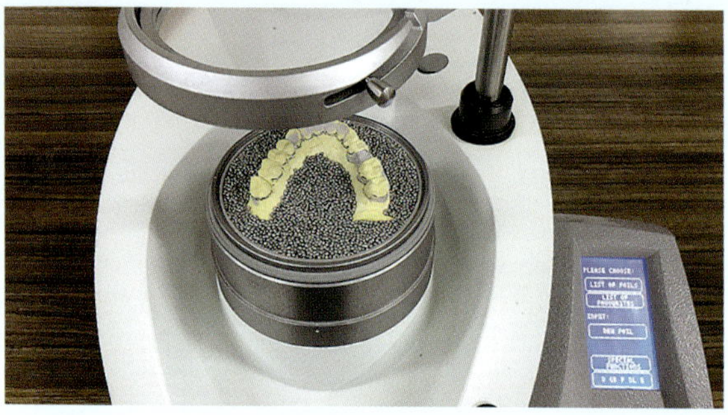

④ 치과기공소에서의 MAD 제작[이 증례에서는 Erkoform (SmartPractice)을 사용]

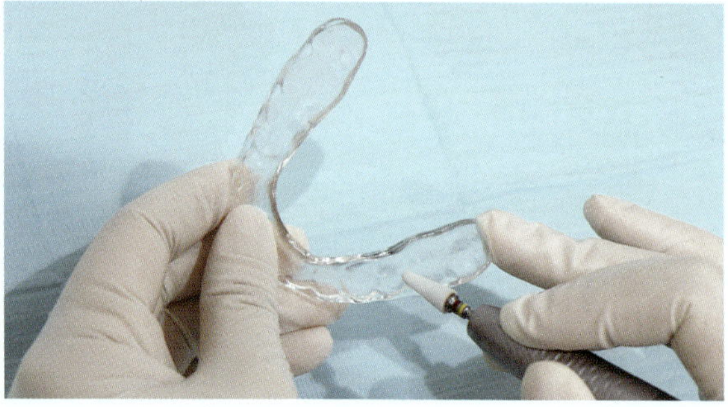

⑤ MAD의 조정

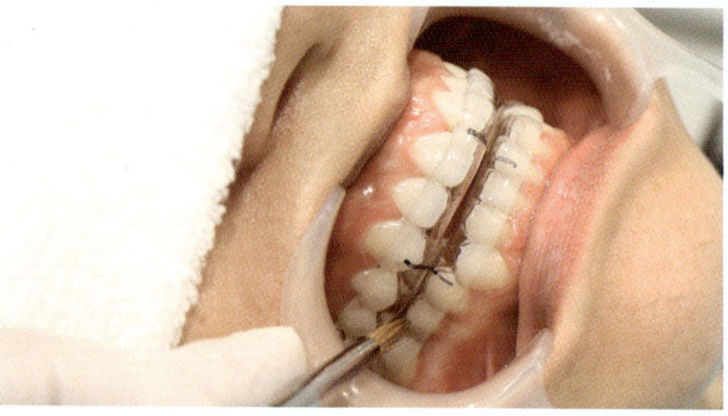

⑥ MAD의 가고정

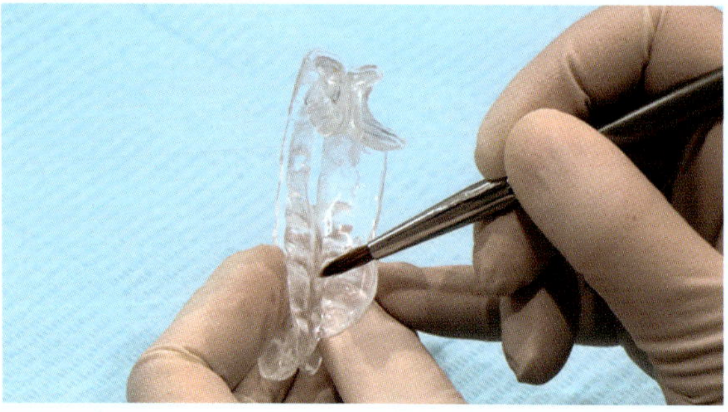

⑦ MAD의 고정

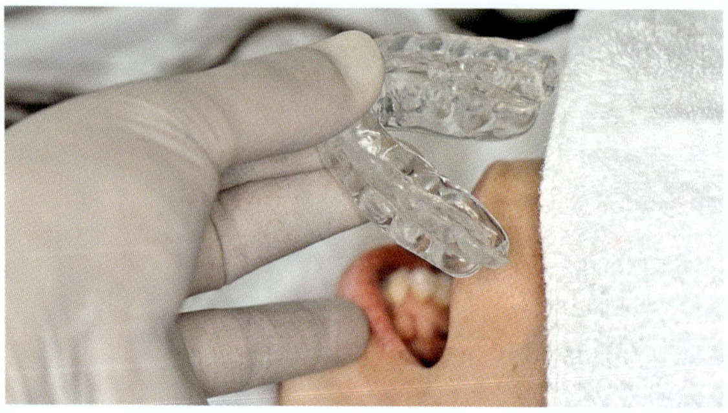

⑧ MAD의 장착

그림 4-3. 상하일체형의 경우, 상하악의 MAD를 장착할 때 우선 구강 내에서 두 군데 정도 가고정하여 필요에 따라 MAD의 상하 위치관계를 조정하고 경과 관찰한다. 그리고 주관적 평가에서 경과가 양호하거나 MAD 장착 시의 수면검사에서 수면치과치료의 효과가 관찰된 시점에서 고정을 시행하는 경우가 많다.

상하분리형의 제작에서 장착까지의 과정

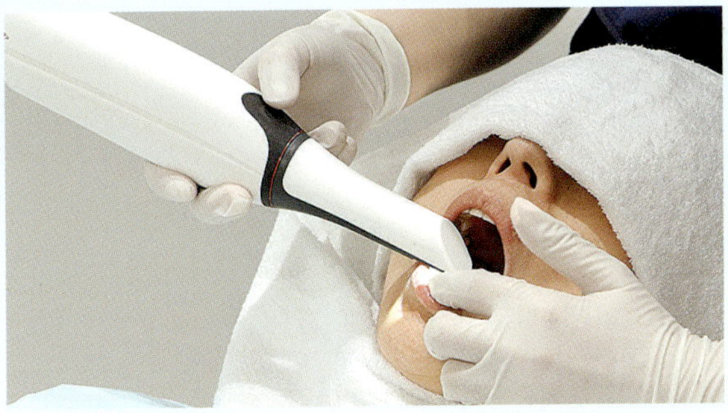

① 상하악 인상채득[이 증례에서는 TRIOS4(3Shape Japan) 사용]

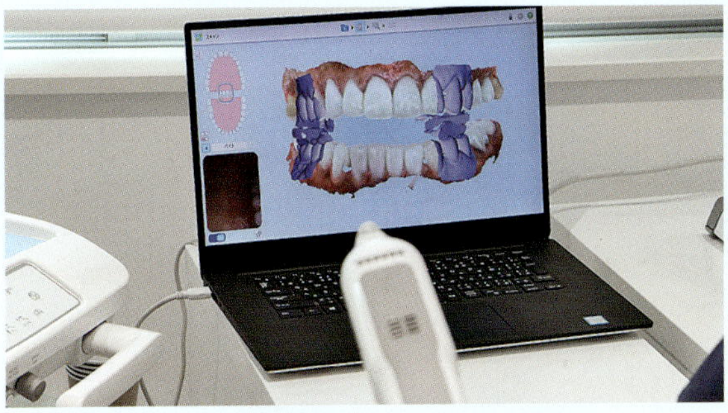

② 교합채득[이 증례에서는 iTero element 5D Laptop(Align Technology, Invisalign Japan) 사용]

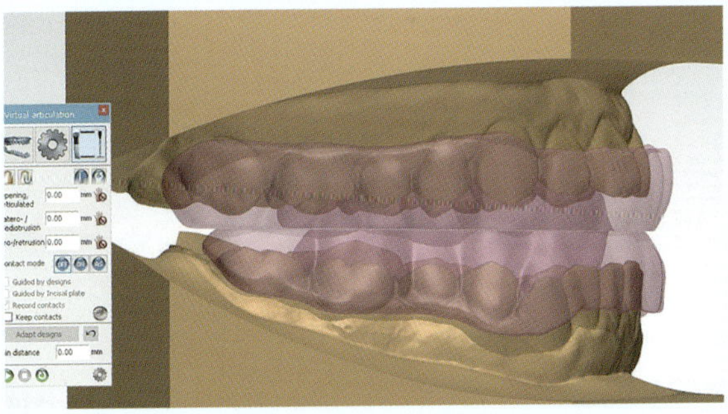

③ 데이터를 기초로 설계

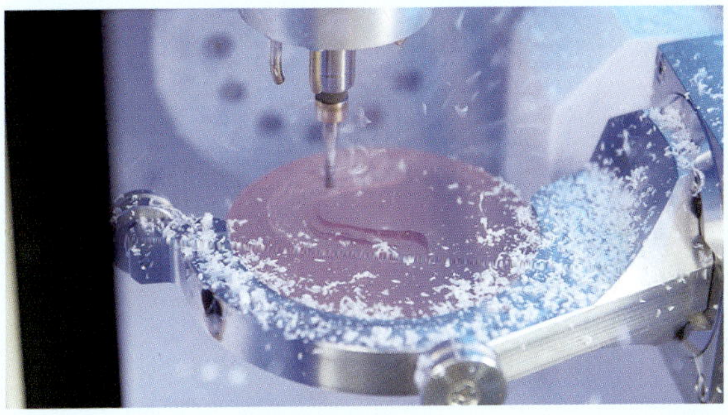

④ 치과기공소에서의 MAD 제작

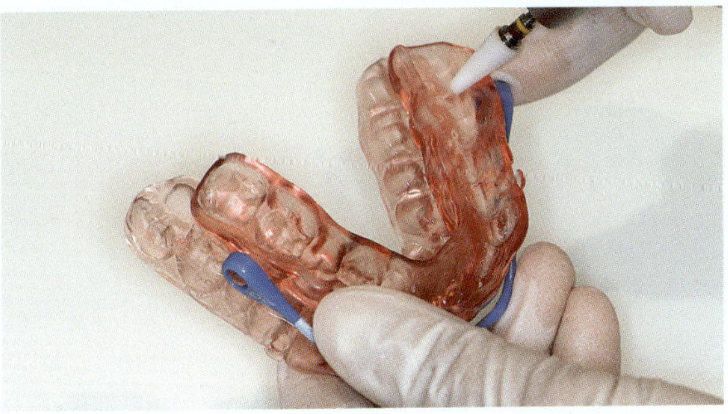

⑤ MAD의 조정

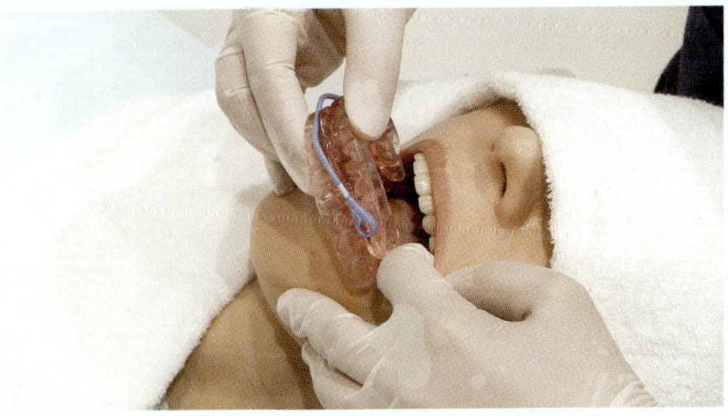

⑥ MAD의 장착

그림 4-4. 상하분리형의 경우, 기본적으로 스크류나 스트랩 등으로 MAD의 상하 위치관계 조정이 가능하기 때문에 가고정이나 고정 과정이 필요 없다. 또한 현재 상하분리형 중에는 CAD/CAM과 3D 프린터로 제작되는 것도 있고, 디지털 인상과 궁합이 잘 맞는 MAD도 늘어나고 있다.

4-2. 하악전방견인장치(MAD) 제작에서 장착까지의 과정

건전한 치열에 대한 MAD 제작에서 장착까지의 과정을 MAD 형태별로 그림 4-3, 4-4에 제시한다. MAD는 상하악이 강하게 고정된 상하일체형과 상하악이 분리되어 있는 상하분리형의 두 가지로 크게 구분된다(제8장 104, 105쪽 참조).

이 책에서는 상하일체형에 관해서는 열가역성 수지 시트를 사용한 모노블록 하드 타입, 상하분리형에 관해서는 AVANT(SomnoMed)를 원외 기공소에서 제작한다는 전제하에 일련의 과정을 설명한다.

표 4-1. SRBD 치료에 관여할 가능성이 높은 의과 및 치과의 진료과명

의과/치과 진료과명	시행하는 치료
호흡기내과	수면무호흡검사의 실시, SRBD/OSA의 진단, CPAP, 기타 수면장애 치료
이비인후과	수면무호흡검사의 실시, SRBD/OSA의 진단, CPAP, 편도적출술, 인두편도(아데노이드)절제술, 비중격만곡교정술 등
순환기내과	수면무호흡검사의 실시, SRBD/OSA의 진단, 협심증과 심근경색 등의 합병증 치료
정신과	수면무호흡검사의 실시, SRBD/OSA의 진단, CPAP, 기타 수면장애 치료
신경과	수면무호흡검사의 실시, SRBD/OSA의 진단, 기타 수면장애 치료
소화기내과	역류성식도염 등의 합병증 치료
내분비내과	당뇨병, 고요산혈증 등의 합병증 치료
비뇨기과	야간빈뇨 등의 합병증 치료
산부인과	임신고혈압, 체중 증가에 의한 SRBD 등의 합병증 치료
소아과	소아의 SRBD 치료
치과교정과	상악확대술 등
구강외과	상하악골전방이동술, 구개인두형성술 등

(역주: 우리나라의 경우 수면장애의 진단 및 CPAP 치료는 대부분 신경과가 주가 되어 진행한다. 그리고 치과대학에서는 구강내과에서 장치물의 제작 및 수면치과치료를 시행하는 경우가 많다.)

의과와 치과의 연계

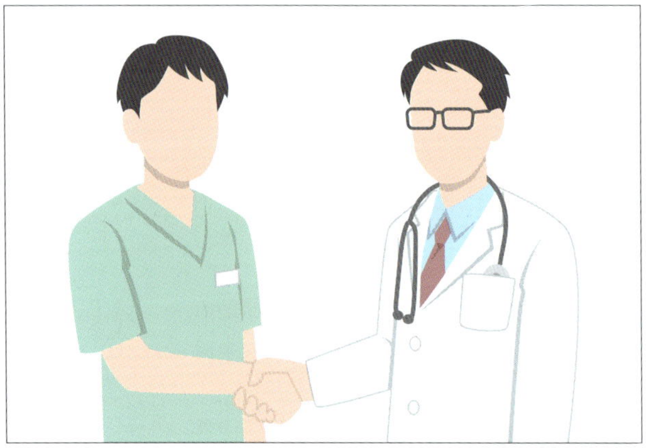

그림 4-5. SRBD 치료는 다방면에서 접근하여 치료할 필요가 있기 때문에, 의과와 다른 진료과를 연계하여 치료를 진행할 필요가 있다. 의과와 치과의 연계에서 중요한 것은 환자를 주체로 한 의과치과연계체제를 구축하는 것, SRBD에 관한 지식과 상호 치료 내용의 지식을 증진하여 정보 공유의 토대가 되는 의학 개념과 전문용어를 이해해 두는 것, 그리고 필요에 따라 의과와 치과가 밀접하게 연락하는 것이다.

또한 상하일체형과 상하분리형은 MAD 조정 후의 과정이 다르다. 상하일체형의 경우, 상하악의 MAD를 구강 내에서 두 군데 정도 가고정하여 필요에 따라 MAD의 상하 위치관계를 조정하고 경과 관찰하며, 주관적 평가에서 경과가 양호하거나 MAD 장착 시 수면검사에서 수면치과치료 효과가 관찰된 시점에서 고정을 시행하는 경우가 많다. 상하분리형의 경우에는 스크류나 스트랩 등으로 MAD의 상하 위치관계의 조정이 가능하기 때문에 가고정이나 고정의 과정이 필요하지 않다.

4-3. 의과와 치과의 연계

수면치과치료의 과정에서 의과와 연계하는 경우는 매우 많다. 그 이유는 SRBD는 광범위한 수면장애의 하나로, 합병증을 일으키는 경우도 많으며 다방면의 접근법을 통해 치료를 시행할 필요가 있기 때문이다. 또한 SRBD에는 다양한 치료법이 있어 수면치과치료에 의해 증상의 개선이 보이지 않는 경우에는 다른 진료과와 연계하여 적절한 치료법으로 변경할 필요가 있기 때문이다. SRBD 치료에 관여할 가능성이 높은 의과 및 치과의 진료과명을 표 4-1에 제시한다.

표 4-2. 공적 의료보험 제도에서의 수면치과치료의 보험 점수(구강내장치 2의 경우)

1회: 문진, 의과에 수면무호흡검사 의뢰
• 초진 + 외래환경 1: 264+23 • 정보 제공(I): 250
합계: 537점
2회: 문서관리, 인상채득, 교합채득
• 재진 + 재외래환경 1 + 명세: 56+3+1 • 치과특정질환 요양관리료: 170 • 공동요양 지도계획가산: 100 • 인상(수면무호흡증후군에 대한 구강내장치): 230 • 교합채득*: 0
합계: 560점
3회: 문서관리, 구강내장치 장착(가고정)
• 재진 + 재외래환경 1 + 명세: 56+3+1 • 치과특정질환 요양관리료: 170 • 수면무호흡증후군에 대한 구강내장치 2* 장착 + 장착료: 2,000+300 • 구강내장치의 조정료: 120
합계: 2,650점
4회: 문서관리, 의뢰받은 의료기관에 MAD 장착 후의 수면무호흡검사 의뢰
• 재진 + 재외래환경 1 + 명세: 56+3+1 • 치과특정질한 요양관리료: 170 • 정보 제공(I): 250
합계: 480점
5회: 문서관리, 구강내장치 조정(고정)
• 재진료 + 재외래환경 1 + 명세: 56+3+1 • 치과특정질환 요양관리료: 170
합계: 230점

[주석]
*교합채득: 구강내장치 1에서만 283점, 2에서는 산정 불가
*구강내장치 2: 2,000점, 열가역성 수지 시트 등을 치과기공용 성형기를 이용해 흡인·가압하여 제작한 것. 또는 작업 모형에 직접 상온 중합레진 등을 압접시켜 제작된 베이스 플레이트를 이용한 것(구강내장치 1의 경우는 3,000점, 의치 상용 아크릴수지에 의해 가열 중합하여 제작된 것)
*2016년부터 구강내장치 수리 234점(1회/월) 산정 가능
*'수면무호흡증후군' 혹은 'SAS'의 병명으로 청구한다.
*영수증의 '적요'란에 의뢰받은 의료기관명의 기재가 필요하다.
(역주: 총합이 4,457점이고, 1점당 10엔 정도로 계산하면, 한화로는 약 50만 원 정도로 추산된다.)

의과와 치과의 연계에서 중요한 것은 환자를 주체로 한 의과치과연계체제를 구축하는 것, SRBD에 관한 지식과 상호의 치료 내용의 지식을 높여 정보 공유의 토대가 되는 의학 개념과 전문용어를 이해해 두는 것, 그리고 필요에 따라 의과와 치과가 밀접하게 연락하는 것이다(그림 4-5).

4-4. 공적 의료보험 제도에서의 과정과 보험 점수

수면치과치료에서는 MAD 제작을 할 때 공적 의료보험을 적용할 것인지 여부를 선택할 수 있다. 공적 의료보험 제도의 범위 내에서 치과가 MAD 제작을 시행하는 경우,

MAD 제작 전에 의과에서의 OSA 진단과 의과에서 MAD 제작 의뢰가 기재된 진료정보제공서가 필요하다.

2022년 4월 시점에서 치료 단계에 따른 공적 의료보험 제도에서의 수면치과치료의 보험 점수를 표 4-2에 제시한다. 그리고 보험 점수는 매년 갱신되기 때문에 갱신 시마다 확인하는 것이 좋다. MAD는 사용하는 재료나 제작 방법에 따라 보험 점수가 다르다. 표 4-2의 '구강내장치 1'이란 상용 아크릴수지로 제작한 구강내장치이며, '구강내장치 2'는 열가역성 수지 시트나 상온 중합레진 등으로 제작한 구강내장치이다.

또한 수면무호흡검사는 의과에서는 수면다원검사(polysomnography; PSG) 및 검사시설외수면검사(out of center sleep testing; OCST)가 공적 의료보험이 적용되는 경우가 있다. 치과에서 OCST를 시행하는 경우에는 적용되지 않는다.

제5장

수면치과치료를 시행하기 위해 치과의원 내에서 필요한 준비

수면관련호흡장애(sleep related breathing disorders; SRBD)의 병태를 잘 이해하여 수면치과치료의 대표적인 예인 하악전방견인장치(mandibular advancement device; MAD)를 제작하는 것은 치과의사의 책무이다. 따라서 수면치과는 보철과, 치주과, 구강외과와 같은 치과 의료의 하나의 카테고리라고 생각할 수 있다.

하지만 수면치과를 일반 개원의가 도입하려 하면, 새로운 수면 용어나 의과와의 연계 등 여러 장벽에 부딪히는 경우가 많다.

이 장에서는 수면치과치료를 시행하기 위해 치과의원 내에서 필요한 준비, 즉 원내 도입 관리에 필요한 사항을 진료 체제 구축, 원내 설비 성비, 진료 시간과 간격, 예약 방법 설정, 진료 요금 설정, 원내 스태프와의 연계체제 구축, 정보 제공과 홍보, 의과 의료기관과의 관계 구축, 학회 등에서의 정보 수집으로 나누어 설명한다.

수면치과치료의 원내 도입 관리에 필요한 사항

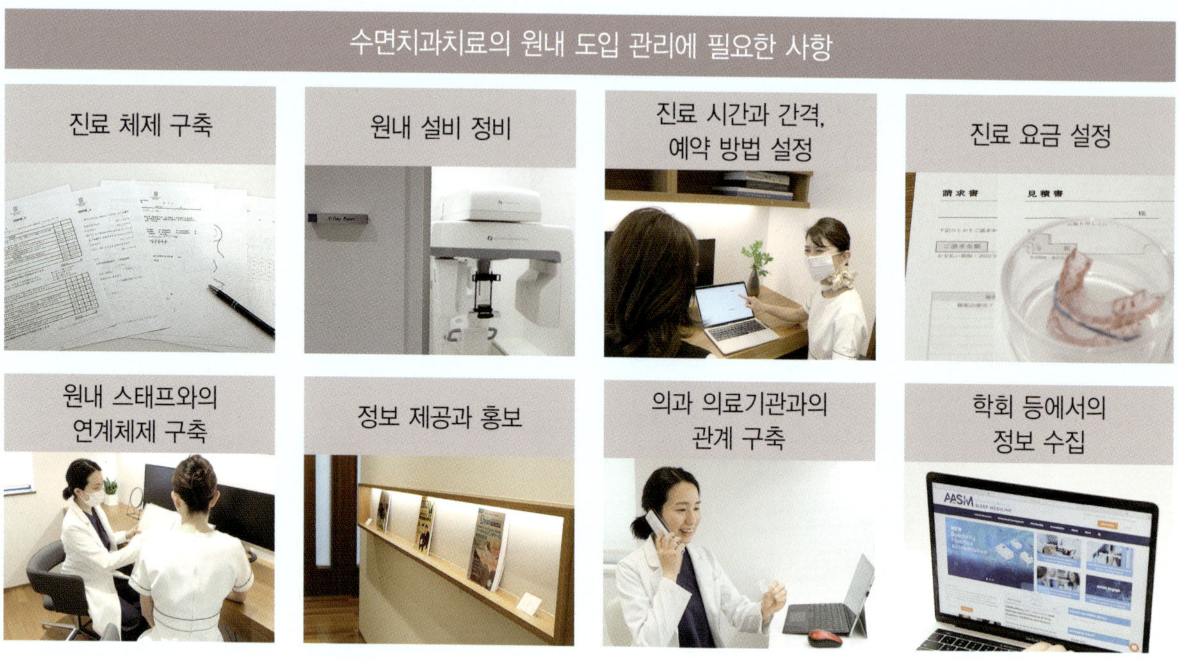

그림 5-1. 수면치과치료의 원내 도입 관리에 필요한 사항.

진료 체제 구축 시 체크포인트

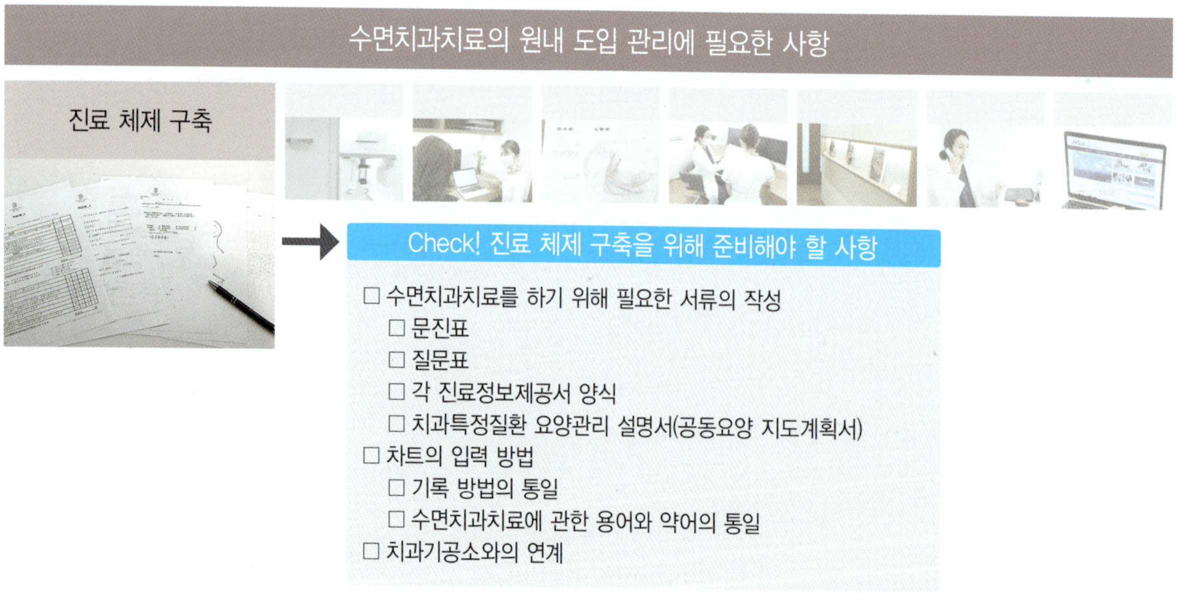

그림 5-2. 진료 체제 구축 시 체크포인트.

치과특정질환 요양관리 설명서(공동요양 지도계획서)의 예

정보 제공용 문서

치과특정질환 요양관리 설명서(공동요양 지도계획서)

년 월 일

님 담당의/치과위생사

특정질환 주 병명

□ 수면무호흡증후군

공동요양지도 의료기관

□ 의료기관명:

□ 의뢰 의사:

증상

□ 코골이 □ 무호흡 □ 주간의 졸림 □ 야간의 빈뇨

□ 기상 시 두통 □ 피로감 □ 숙면감 부족

□ 기타 ( )

치료 내용

□ 마우스피스 제작 □ 마우스피스 제작의 조정 · 수리 □ 치과치료 □ 정기검진

□ 기타 ( )

치과 계획 및 지도 내용

●치료 계획

□ 마우스피스 제작

 □ 충치, 치주질환, 치아결손 상태의 검사

 □ 치아와 교합의 인상

 □ 마우스피스의 가고정

 □ 치료 효과의 평가

 □ 마우스피스의 고정

□ 마우스피스의 조정 · 수리 ( )

□ 정기검진

□ 기타 ( )

●지도 내용

□ 마우스피스의 취급 방법

□ 치과치료를 받으세요.

 □ 충치(충전, 크라운, 근관치료)

 □ 치은염, 치주염의 치료

 □ 의치, 브릿지

□ 양치질을 잘 해 주세요.

□ 생활습관 ( )

□ 기타 ( )

치료 기간

년 월 일부터

비고

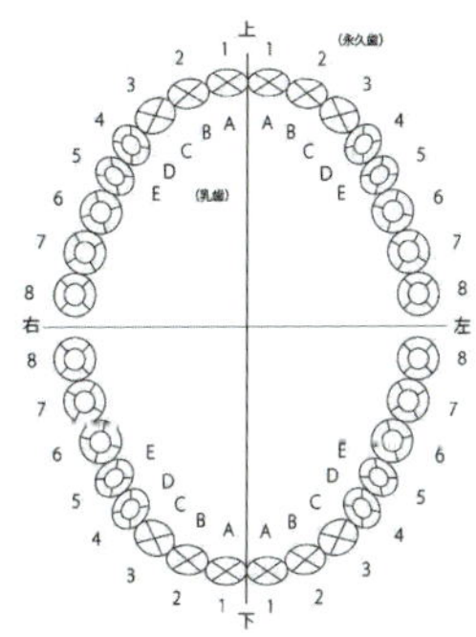

보험 의료기관명: 歯科 成増デンタルクリニック

소재지: 175-0094 東京都板橋区成増 1-28-15 DAIBI.M.Sビル

TEL/FAX: 03-5997-0988

MAIL: ndc@ndc-office.com

WEB: http://www.ndc-office.com

그림 5-3. 치과특정질환 요양관리 설명서(공동요양 지도계획서)의 예.

5-1. 원내 도입에 필요한 사항

수면치과치료를 원내에 도입하기 위해 필요한 사항을 그림 5-1에 제시한다. 구체적으로는 수면치과치료를 시작하기 위해 필요한 진료 체제 구축, 원내 설비 정비, 진료 시간과 간격, 예약 방법 설정, 진료 요금 설정, 원내 스태프와의 연계체제 구축, 정보 제공과 홍보, 의과 의료기관과의 관계 구축, 학회 등에서의 정보 수집에 대해 각각의 체크포인트를 정리하도록 한다.

5-2. 진료 체제 구축 (그림 5-2)

제4장에서 해설한 수면치과치료의 과정을 바탕으로 진료 체제를 구축한다.

우선 수면치과치료를 하기 위해 필요한 서류의 작성을 시행한다. 구체적으로는 잠재성 수면관련호흡장애(sleep related breathing disorders; SRBD) 환자의 스크리닝으로 이어지는 문진표나 질문표(제6장 71, 76, 77쪽 참조)를 작성한다.

다음으로 의과와의 연계를 위해 각 진료정보제공서의 양

원내 설비 정비 시 체크포인트

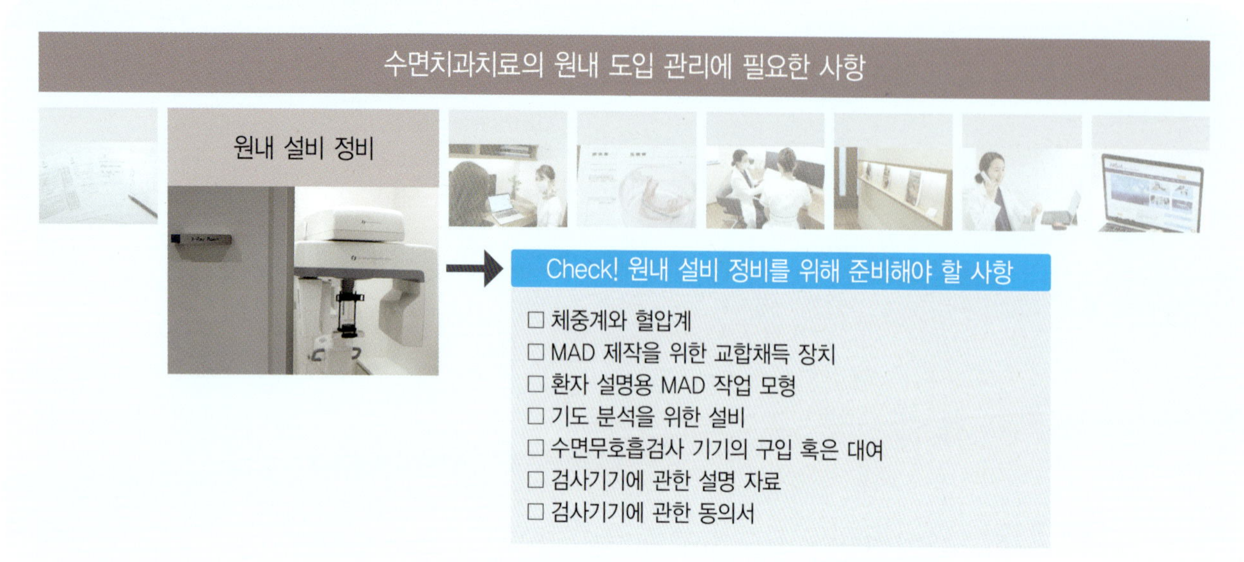

그림 5-4. 원내 설비 정비 시 체크포인트.

식(제3장 44~48쪽 참조)을 준비해 두면 효율적으로 치료를 진행할 수 있다.

또한 공적 의료보험 제도 적용으로 하악전방견인장치(mandibular advancement device; MAD)를 제작하는 경우는 치과특정질환 요양관리 설명서(공동요양 지도계획서, 그림 5-3)의 기입이 필요하므로 준비한다.

다음으로 차트 입력 시에 기재 방법을 원내에서 통일한다. 그 이유는 SRBD는 전신질환이 관련된 것으로 그 환자의 전신 상태나 치료 경과를 계속해서 정확히 파악하는 것이 필요하기 때문이다. 또한 수면치과치료에 관한 용어와 약어는 영어 표기도 많기 때문에, 이 책의 앞부분에 수록한 용어 해설을 활용하기 바란다.

그 후 MAD를 제작하는 치과기공소와의 연계를 시행한다. MAD에는 여러 가지 종류가 있어(제8장 104, 105쪽 참조), 이것을 제작할 수 있는 치과기공소도 제각각이다. 따라서 치과에서 도입할 MAD를 선택하여 그 MAD를 제작할 치과기공소와 연락을 취한다.

5-3. 원내 설비 정비 (그림 5-4)

수면치과치료를 시작할 때 환자의 기본적인 전신 상태를 파악하기 위한 체중계, 혈압계 등을 준비한다. 또한 MAD 제작 시의 교합채득에서 사용할 교합채득 장치(제9장 117쪽 참조), 수면 카운슬링 및 컨설트 시 환자 설명에 사용할 MAD의 모형도 준비한다.

환자의 기도 상태를 확인하고 싶은 경우에는 기도까지 촬영 범위에 포함할 수 있는 CT(computed tomography)와 그 분석을 위한 소프트웨어 혹은 비인후내시경 등을 설비로 도입하는 것도 좋다(제11장 153~155쪽 참조).

치과에서는 공적 의료보험 제도 적용 외라면 검사시설외 수면검사(out of center sleep testing; OCST)의 처방이 가능하기 때문에, 치과의원에서 수면무호흡검사를 시행할 경우에는 수면검사기기 제조업체와 계약하여 OCST를 구입하거나 대여하도록 한다. 또한 검사기기를 환자에게 대여하기 위한 설명 자료나 동의서도 준비한다.

진료 시간과 간격, 예약 방법 설정 시 체크포인트

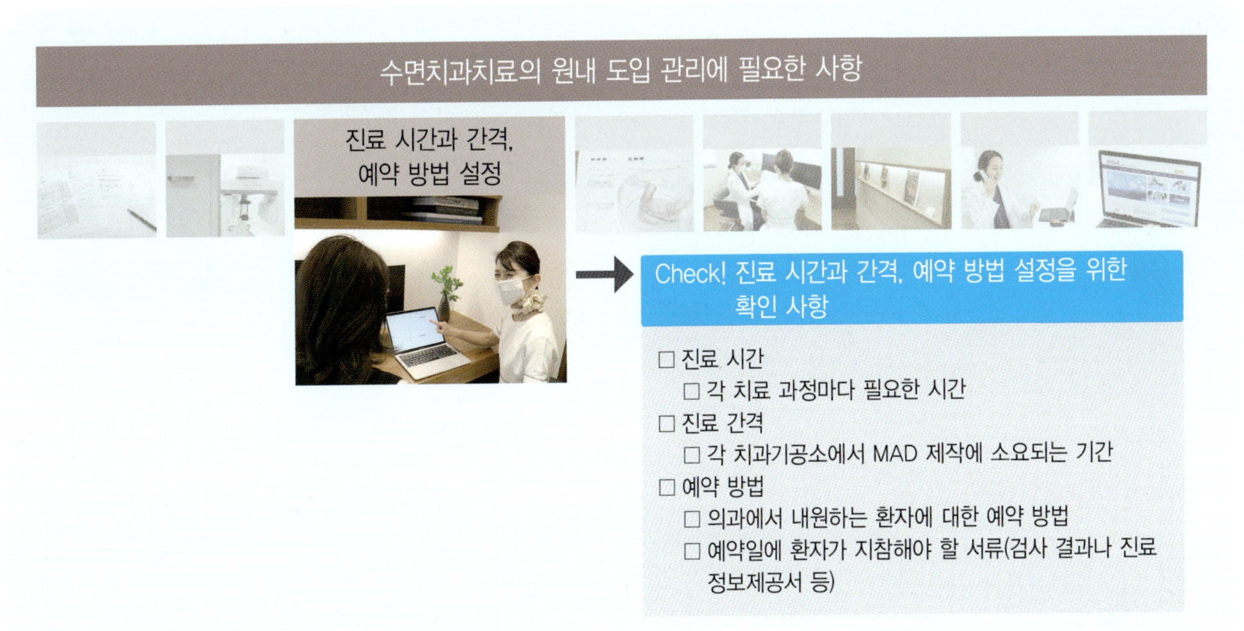

그림 5-5. 진료 시간과 간격, 예약 방법 설정 시 체크포인트.

5-4. 진료 시간과 간격, 예약 방법 설정 (그림 5-5)

다음으로 수면치과치료의 각 단계마다 진료 시간과 간격을 설정한다.

진료 시간은 기본적으로 설명할 내용이 많은 컨설트나 의뢰 등은 60분, 익숙해지면 다른 단계와 같은 30분 정도로 설정한다.

진료 간격은 MAD 장착까지의 간격은 각 치과기공소에 MAD 제작에 필요한 기간을 확인하여 설정한다. 또한 MAD 장착 후의 조정은 2주마다, 수면치과치료의 효과가 발생한 후의 유지관리는 6개월에 1회, 혹은 1년에 1회로 설정한다. 단, 이것은 환자의 주소나 경과에 맞춰서 적절히 변경한다.

다음으로 예약 방법을 결정한다. 수면치과치료에서는 크게 나누어 의과에서 수면치과치료의 소개를 받아 수면치과치료가 시작되는 과정과 치과에서 잠재성 SRBD 환자를 스크리닝하여 수면치과치료가 시작되는 과정이 있다.

전자의 경우, 의과에서 의뢰받는 환자에 대해 어떻게 예약을 잡을지 결정하여 연계하는 의료기관에 미리 예약 방법에 대해 전달해 둔다.

또한 예약일에 수면무호흡검사의 결과나 의과에서의 진료정보제공서 등이 필요한 경우가 있다. 예약 방법에 더해 예약일에 환자가 지참해야 할 서류 등을 확인한다.

5-5. 진료 요금 설정 (그림 5-6)

각 치과의원에서 요금을 설정해야 하는 경우는 공적 의료보험 제도 적용 외의 MAD에 관한 요금과 수면무호흡검사에 관한 요금 등이 있다.

공적 의료보험 제도 적용 외의 MAD를 제작하는 경우는 치과기공소에 기공료를 확인한 다음, 장착, 조정, 재제작, 수리, 보증 등의 요금을 설정한다.

또한 수면무호흡검사를 치과의원에서 시행하는 경우는 대출, 보증, 재검사 등의 요금을 설정한다.

진료 요금 설정 시 체크포인트

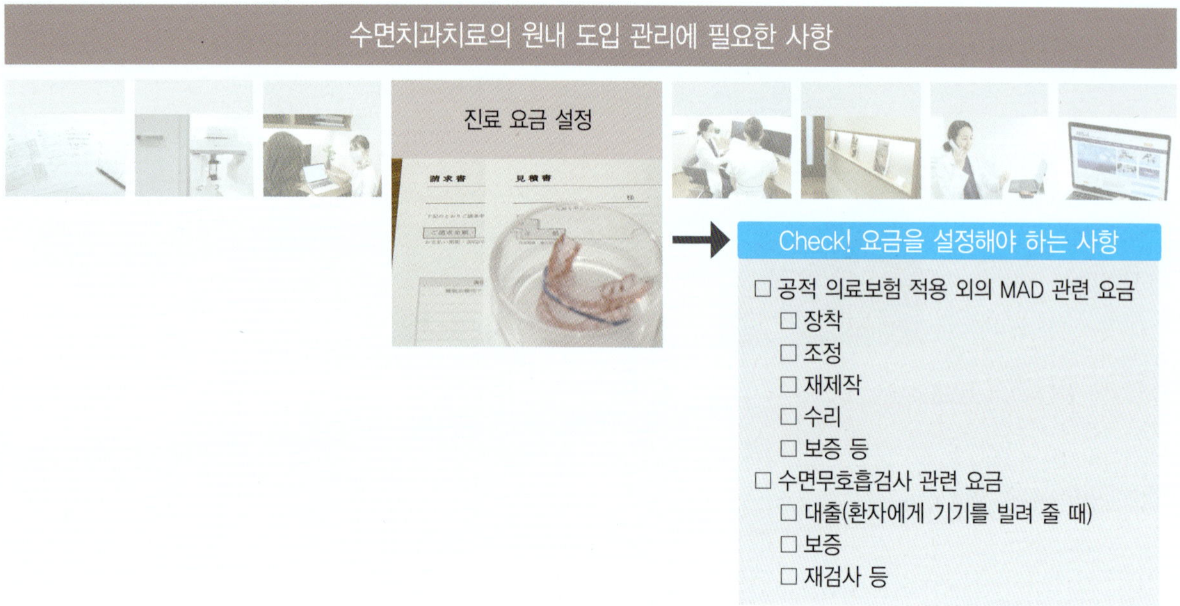

그림 5-6. 진료 요금 설정 시 체크포인트.

원내 스태프와의 연계체제 구축 시 체크포인트

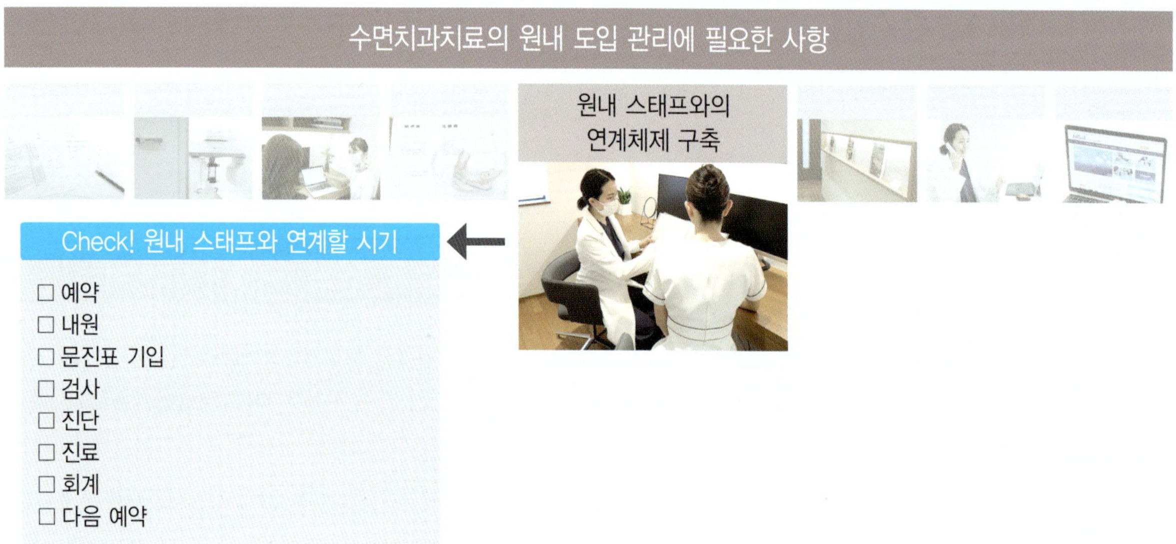

그림 5-7. 원내 스태프와의 연계체제 구축 시 체크포인트.

표 5-1. 수면치과에서의 스태프의 업무 내용과 업무에 필요한 지식과 주의점

직종	수면치과치료 업무 내용	각 업무에 필요한 지식과 주의점
접수	• 전화 응대 • 의과에서 보내 준 필요 서류 수령 및 확인 • 회계 업무 • 예약	• 치료 과정에 대한 정확한 이해 • 환자의 개인정보에 대한 정확한 파악(예: 환자가 다음 예약을 잡을 때, 의과에서의 검사 후 내원하는지, 아니면 의과에서 진료정보제공서를 받은 후 내원하는지 등 확인) • 공적 의료보험 제도 적용과 적용 외의 치료비 차이 이해
치과조수	• 치료 시 보조 • 환자 질문에 답변하기	• 치료에 대한 정확한 이해 • 사용 기구의 명칭과 멸균 방법 등의 정확한 파악
치과위생사	• SRBD 환자의 스크리닝 • 수면치과치료를 시행한 환자의 유지관리 • 환자 질문에 답변하기	• SRBD 환자의 스크리닝 방법 습득 • 환자의 개인정보에 대한 정확한 파악 • 치료에 대한 정확한 이해 • 치과의사와의 긴밀한 정보 교환에 의한 연계
치과기공사	• MAD의 설계 • MAD의 제작	• 각 MAD의 특성 이해 • 치과의사와의 긴밀한 정보 교환에 의한 연계 • MAD에 관한 지식 업데이트

5-6. 원내 스태프와의 연계체제 구축 (그림 5-7)

치과의원에서 환자와의 일반적인 진료 과정은 예약을 잡는 것부터 시작해 내원, 문진표 기입, 검사, 진단, 진료, 회계, 다음 예약을 잡는 것으로 끝나지만, 어느 단계, 어느 시점이든 SRBD의 징후를 원내 스태프들이 파악할 수 있는 기회는 충분하다. 그러므로 수면치과치료에서는 원내 스태프와의 연계가 필요 불가결하다.

수면치과치료에 대한 각 스태프의 역할에 대해 스태프별로 업무 내용과 필요한 지식, 주의점을 표 5-1에 제시한다.

5-7. 정보 제공과 홍보 (그림 5-8)

환자에게는 '수면치과'라는 용어 자체가 낯설 뿐 아니라 치과에서 수면치료를 시행하는 것을 모르는 환자도 많다. 따라서 원내 배포용 팸플릿이나 설명용 동영상, 웹사이트, 소셜 미디어 등을 활용하여 치과의원에서 수면치과치료를 시행하고 있음을 홍보한다.

구체적으로는 잠재성 SRBD 환자에 대한 계몽 활동의 일환으로 수면치과치료를 시행하고 있음을 웹사이트에 기재하거나, 접수처 부근에 게시할 포스터나 팸플릿을 통해 SRBD의 일반 증상에 관한 정보나 코골이가 SRBD의 징후 중 하나라는 것을 알리는 정보를 제공한다.

5-8. 의과 의료기관과의 관계 구축 (그림 5-9)

수면치과치료에서 의과와의 연계는 필수이다. 수면치과치료를 진행하는 동안 환자는 의과와 치과를 오가게 된다. 환자가 주체가 되는 SRBD의 치료를 실현하기 위해서는 지역의 의료기관과 밀접하게 연계하여, 환자가 원활하게 검사나 치료를 받을 수 있도록 타 의료기관과 관계를 구축하는 것이 중요하다.

구체적으로는 가까운 의원(호흡기내과, 순환기내과, 이비인후과 등), 수면 외래나 무호흡 외래가 있는 종합병원에 찾아가 그 의료시설에서 수면무호흡검사를 실시하고 있는지, 환자는 어떻게 소개하면 되는지 등을 확인한다.

또한 의과는 어느 치과의원이 수면치과치료를 시행하고 있는지 모르는 경우가 많기 때문에, 자신의 치과에서는 수면치과치료를 시행하고 있다는 취지를 전달하고, MAD의

정보 제공과 홍보 시 체크포인트

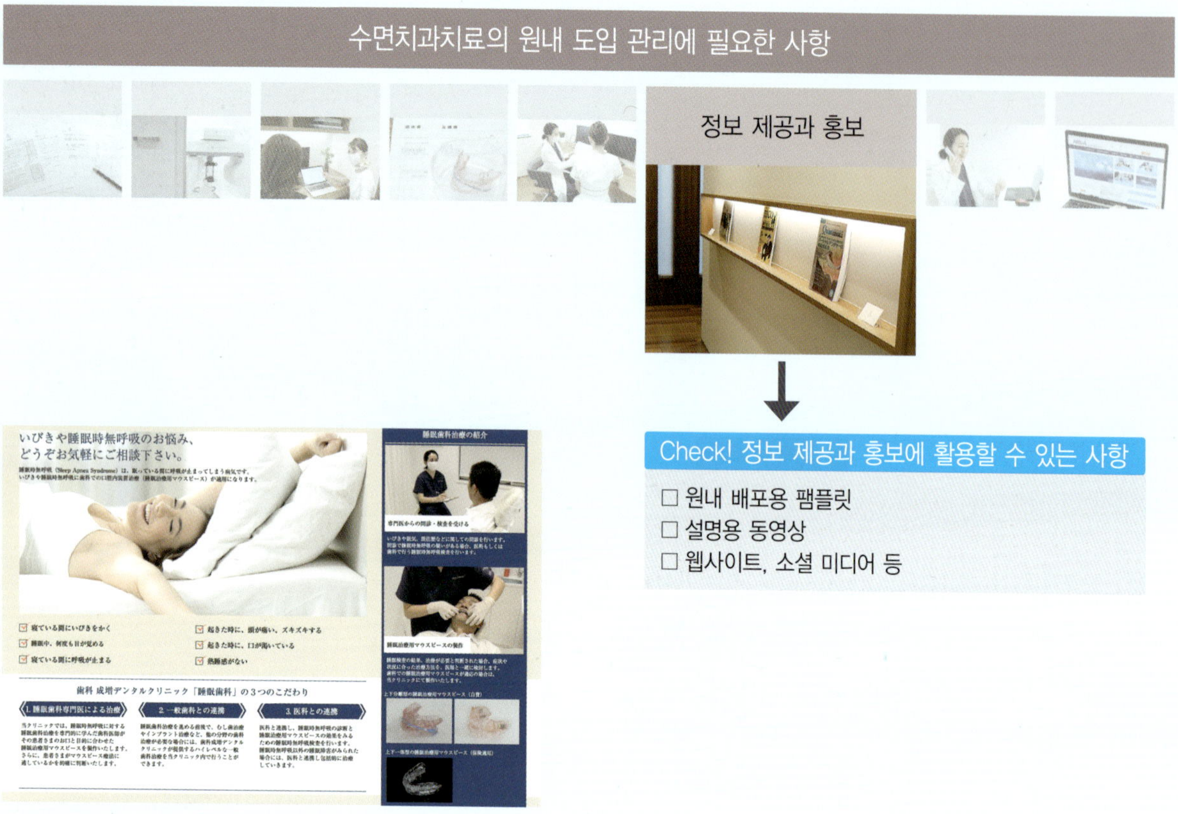

원내 배포용 팸플릿의 예

그림 5-8. 정보 제공과 홍보 시 체크포인트.

치료 효과를 설명하며, 치료를 필요로 하는 환자가 있으면 소개해 주길 바란다고 의뢰하면 된다.

5-9. 학회 등에서의 정보 수집 (그림 5-10)

수면에 관한 정보를 찾는 경우, 학회 홈페이지를 열람하거나 학회에 참가하는 것이 유용한 방법이다. 수면 전반에 관해서는 일본수면학회(The Japanese Society of Sleep Research; JSSR)나 미국수면의학회(American Academy of Sleep Medicine; AASM) 등, 수면치과에 관해서는 일본수면치과학회(The Japanese Academy of Dental Sleep Medicine; JADSM) 등이 참고가 된다.

또한 필자가 전문의 면허를 취득한 미국구강안면통증학회(American Academy of Orofacial Pain; AAOP)도 미국에서 수면치과치료를 담당하고 있으며 폭넓은 정보를 얻을 수 있다.

의과 의료기관과의 관계 구축 시 체크포인트

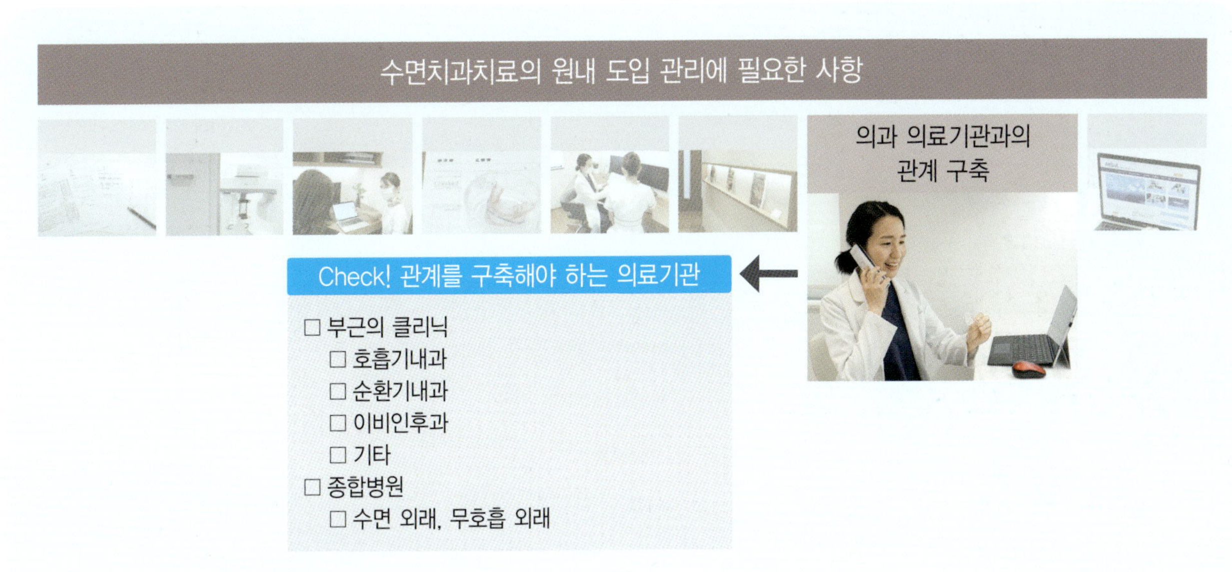

수면치과치료의 원내 도입 관리에 필요한 사항
의과 의료기관과의 관계 구축
Check! 관계를 구축해야 하는 의료기관
□ 부근의 클리닉
□ 호흡기내과
□ 순환기내과
□ 이비인후과
□ 기타
□ 종합병원
□ 수면 외래, 무호흡 외래

그림 5-9. 의과 의료기관과의 관계 구축 시 체크포인트.

학회 등에서의 정보 수집 시 체크포인트

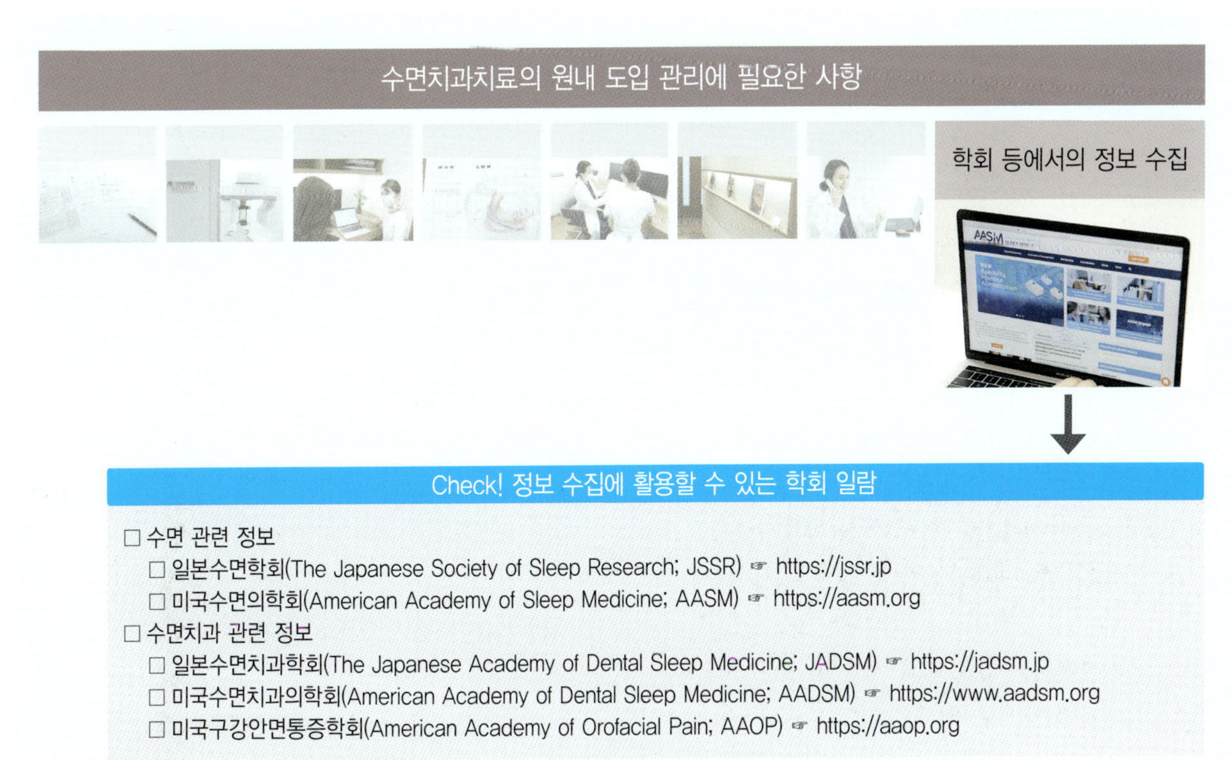

그림 5-10. 학회 등에서의 정보 수집 시 체크포인트.

제6장

치과의원에서 수면관련호흡장애를 발견하는 방법

수면치과치료를 시작할 준비가 되었다면, 잠재성 수면관련호흡장애(sleep related breathing disorders; SRBD) 환자의 스크리닝부터 시작한다.

잠재성 SRBD 환자란 의료기관의 진료를 받지 않은 미진단의 SRBD 환자를 말한다. 코골이나 주간의 졸림 등의 증상이 있다고 하더라도 그것을 병이라고 생각하지 않고 방치하고 있는 환자나 자각증상이 없더라도 치과치료 중에 치과의자 위에서 코를 골면서 자는 환자는 놀랍게도 많다.

SRBD를 방치하게 되면, 합병증의 발생이나 생활의 질(quality of life; QOL) 저하, 돌연사 등으로 이어질 가능성이 있다. 따라서 치과 진료를 받는 일반 환자 중에서도 잠재성 SRBD 환자를 찾아내 검사 및 진단과 치료의 필요성을 진달히는 것은 치과의사로서 중요한 책무라고 할 수 있다.

이 장에서는 일반적인 치과 진료 중에 잠재성 SRBD 환자를 언제, 어떻게 스크리닝하는지를 설명한다.

6-1. 스크리닝의 목적

수면치과치료에 있어 스크리닝의 목적은 치과 진료를 받는 일반 환자 중에서 잠재성 수면관련호흡장애(sleep related breathing disorders; SRBD) 환자를 발견하여 SRBD가 의심된다는 것을 환자에게 전달하고, 수면무호흡검사를 받도록 권유하는 것에 있다. 그러기 위해서는 SRBD의 증상과 특징을 이해하고, 체어사이드에서 신속히 그 징후를 발견해 내는 것이 필요하다.

6-2. 스크리닝 시행 시기

스크리닝을 다음과 같은 시기에 시행하면 효과적이다.

- 초진 시
- 치과치료 시
- 나이트가드 제작 시
- 치과 예방 처치 시
- 환자의 가족이 내원했을 때

초진 시는 치과에 관한 주소 이외의 항목, 예를 들면 전신질환이나 생활습관에 관한 질문을 하기가 수월하다.

치료 중에는 치과용 의자에서 수평위 상태일 때 혹은 정맥내 진정요법으로 마취한 상태일 때 호흡이 정지되거나, 설근이 하방으로 내려가 호흡이 어려워져 기침을 하는 등의 증상이 관찰되면 SRBD를 의심해야 한다.

또한 나이트가드 제작 시에는 SRBD의 스크리닝이 중요해진다. 그 이유는 각각의 구강내장치(oral appliance; OA) 형상의 차이에 있다. SRBD에 대한 하악전방견인장치(mandibular advancement device; MAD)는 하악을 전돌시켜 설위를 올리고 기도를 넓혀 호흡하기 쉽게 설계되어 있으며 상하악이 세트로 되어 있다(일체형과 분리형이 있다). 한편 통상 제작되는 나이트가드는 상악에만 장착하게 되는 경우가 많다. Gagnon 등[1]의 보고에 따르면 하악을 후퇴시키는 등의 원인에 의해 나이트가드의 장착이 SRBD를 악화시킬 가능성이 있음이 판명되었다. 그러므로 나이트가드를 제작하기 전에 SRBD 스크리닝을 시행하는 것을 추천한다.

예방 치과 처치 시에는 시행해야 할 치과치료가 전부 끝나 있기 때문에, MAD 제작이 수월하고 수면치과치료로 관심을 끌기가 유리하다.

또한 코골이나 수면 중 호흡 정지는 환자 스스로 인지할 수 없고, 가족이 지적하는 경우가 많다. 그러므로 SRBD가 의심되는 환자의 가족이 내원한 경우 가족에게 물어보는 것도 의미가 있을 것이다.

6-3. 스크리닝 과정

스크리닝은 문진과 질문표에 따른 내용 청취와 체어사이드의 검사를 통해 시행한다. 구체적으로는 수면에 관한 주소와 SRBD의 일반 증상 유무를 확인하는 문진, 목의 굵기나 턱의 크기 등 외견적 특징의 확인, 수면상태에 관한 질문표의 기입, 구강내검사 순으로 시행한다(그림 6-1).

1) 문진

내원해서 문진표를 기입하는 시기는 환자에게 병을 알려 주고, SRBD 환자의 스크리닝을 시행하는 데 있어 중요하다.

통상의 문진표에 '코골이나 무호흡을 지적당한 적이 있는가?'라는 항목을 삽입하고 전신질환 칸에도 '수면무호흡' 항목을 추가한다(그림 6-2).

만약 이 항목에 체크가 되어 있다면, 치과에 관한 주소 이외에 SRBD를 스크리닝하기 위한 문진을 시행한다(그림 6-3). 문진에서는 그림 6-3에 나와 있는 전신질환의 확인과 SRBD의 일반 증상[2]에 대해 질문과 청취를 시행한다.

체질량지수(body mass index; BMI)가 35보다 크고, 고혈압, 관상동맥질환, 심방세동, 뇌졸중, 제2형 당뇨병 등의 SRBD 합병증이 보이거나, 그와 연관된 약을 복용하며, SRBD의 일반 증상을 지닌 경우 SRBD를 의심한다. SRBD의 일반 증상은 야간증상으로는 코골이, 수면 중 무호흡의 지적 등이 있고, 주간증상으로는 기상 시 피로, 권태감, 졸림 등이 있다.

그리고 소아 SRBD의 경우는 그림 6-3과 같은 증상이 관찰된다. 우선 야간증상으로 코골이, 수면 중 호흡곤란,

잠재성 SRBD 환자의 스크리닝 과정

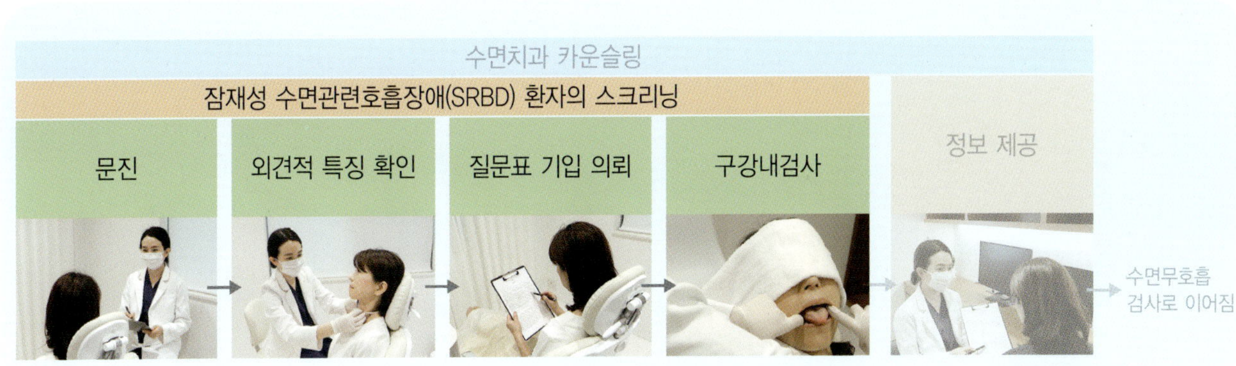

그림 6-1. 스크리닝은 문진과 질문표에 따른 내용 청취와 체어사이드의 검사를 통해 시행한다. 구체적으로는 수면에 관한 주소와 SRBD의 일반 증상 유무를 확인하는 문진, 목의 굵기나 턱의 크기 등 외견적 특징의 확인, 수면상태에 관한 질문표의 기입, 구강내검사 순으로 시행한다.

스크리닝에 이어지는 통상적인 문진표의 구체적인 예

체크해 주세요.

현재 전신질환이 있습니까? □아니오 □당뇨병 □고혈압 □간의 이상 □신장의 이상
□호흡기의 이상 □심장·혈관의 이상 □골다공증 □수면무호흡
□기타 ( ) 다니는 병원명 ( )

(전신질환의 병명에 '수면무호흡' 항목 추가)

과거에 간염 등에 걸린 적이 있습니까? □아니오 □예 (병명:)
과거에 수혈을 받거나 혈액제제를 투여한 적이 있습니까? □아니오 □예
현재 복용하고 있는 약이 있습니까? □아니오 □예 (약품명:)
골다공증, 인슐린 등 정기적으로 맞고 있는 주사가 있습니까? □아니오 □예 (약품명:)
약, 금속, 라텍스 등의 알레르기가 있습니까? □아니오 □예 (약품명:)
치과에서 마취할 때 쇼크나 빈혈 등의 이상이 있었습니까? □아니오 □예
긁히거나, 베였을 때 피가 잘 안 멎습니까? □아니오 □예
가족 중에 간이나 신장에 이상이 있는 분이 계십니까? □아니오 □예
여성이시라면 임신 중이십니까? □아니오 □예 (주) □모르겠다

치과 관련 생활습관, 이전 진료에 대한 질문

'코골이'를 지적받은 적이 있습니까? □예 □아니오

(생활습관 질문에 '코골이를 지적받은 적이 있습니까?'라는 항목 추가)

하루에 양치의 횟수는 ( )회 □기상 후 □아침식사 후 □점심식사 후 □저녁식사 후 □취침 전
구강관리를 위해 사용하는 기구는? □칫솔 □전동칫솔 □치실 □치간칫솔 □없음
흡연습관 □없음 □있음 (약 개피/일)

그림 6-2. 빨간색으로 표시한 두 군데가 SRBD 스크리닝을 위한 문진표에 추가해야 할 항목. 통상적인 문진표에는 '코골이나 무호흡을 지적받은 적이 있는가?'라는 항목을 삽입한다. 전신질환 칸에도 '수면무호흡' 항목을 추가한다. 만약 그 항목에 체크가 되어 있다면, 치과에 관한 주소 이외에도 SRBD에 관한 문진도 시행한다.

거친 숨소리, 얕은 잠과 야간의 각성, 잠버릇이 나쁘거나, 숨을 들이 쉴 때 가슴의 일부가 함몰되는 호흡, 야뇨 등이 있다. 주간증상으로는 성인과 대조적으로 주간의 졸림을 주소로 호소하는 경우는 적고, 과한 움직임, 충동성을 동반하는 행동[주의력결핍과잉행동장애(attention deficit hyperactivity disorder; ADHD)]을 보이는 경우가 많으며, 학습장애, 기억력 저하, 성장호르몬 감소에 의한 성장장애(failure to thrive; FTT), 구호흡, 장시간의 낮잠, 유치원이나 학교에서 앉아서 자는 증상 등이 있다.

문진

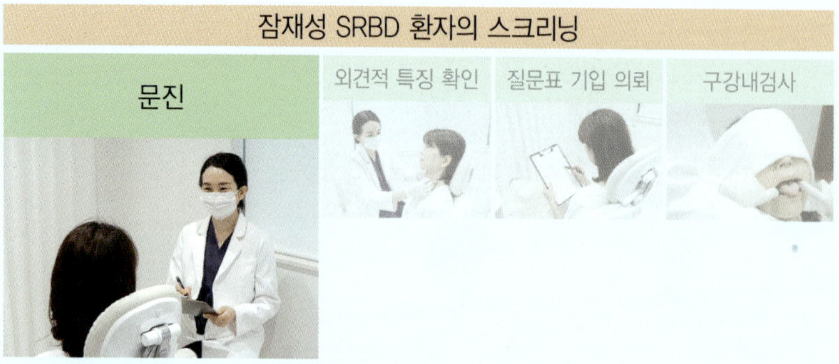

Check!

전신질환의 확인
□ BMI 수치 BMI>35
□ SRBD 합병증의 유무와 병명 고혈압, 관상동맥질환, 심방세동, 뇌졸중, 제2형 당뇨병 등
□ 약물 복용력(의약품명) 상기 합병증에 관한 약의 복용

성인 SRBD의 일반 증상

야간에 보이는 증상	주간에 보이는 증상
□ 코골이	□ 기상 시의 피로와 권태감
□ 수면 중 무호흡에 대한 지적	□ 숙면감 결여
□ 야간의 빈뇨(빈도)	□ 주간과 운전 중의 졸림
□ 질식감에 의한 기상	□ 기상 시 두통
	□ 역류성식도염
	□ 턱과 안면의 통증
	□ 급격한 체중 증가(증가량)

소아 SRBD의 일반 증상

야간에 보이는 증상	주간에 보이는 증상
□ 코골이	□ 과한 움직임, 충동성을 동반하는 행동(ADHD)
□ 수면 중에 호흡이 곤란해짐	□ 아침에 잘 못 일어남
□ 숨소리가 거침	□ 학습장애가 관찰됨
□ 잠이 얕고, 야간에 깸	□ 기억력이 떨어짐
□ 잠버릇이 나쁨	□ 성장호르몬 감소에 의한 성장장애(FTT)가 관찰됨
□ 호흡 시에 가슴 일부가 함몰됨	□ 구호흡이 있음
□ 야뇨	□ 긴 시간 낮잠을 잠. 유치원이나 학교에서 빈번하게 잠이 듦

그림 6-3. 문진에서는 그림에 있는 전신 증상의 확인과 SRBD의 일반 증상[2]에 대해 질문하고 청취한다. 체질량지수(body mass index; BMI)가 35보다 크고, 고혈압, 관상동맥질환, 심방세동, 뇌졸중, 제2형 당뇨병 등 SRBD의 합병증이 보이거나, 그와 연관된 약을 복용하며, SRBD의 일반 증상을 지닌 경우 SRBD를 의심한다.

외견적 특징 확인

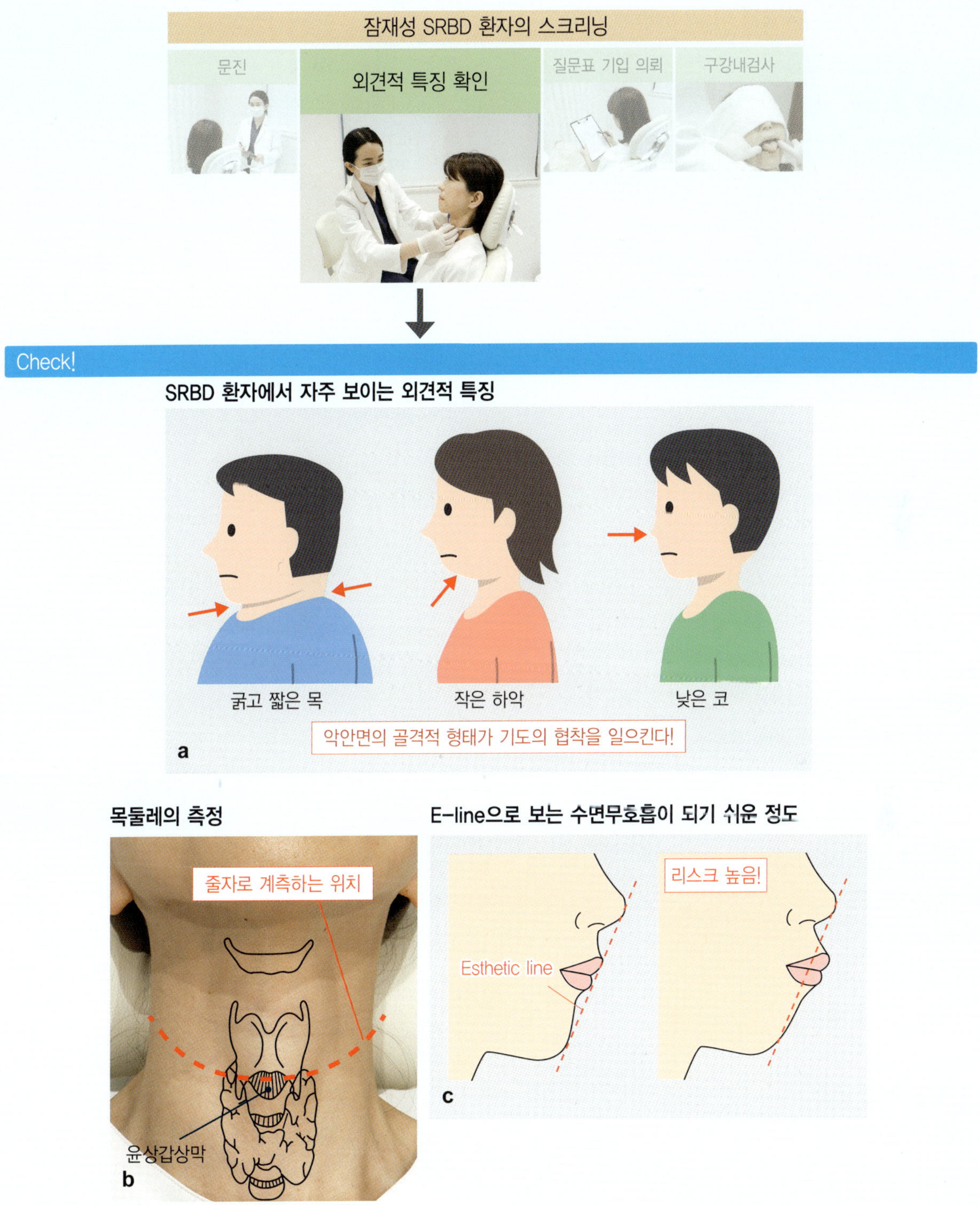

그림 6-4a~c. a: SRBD 환자의 악안면에 자주 관찰되는 외견적 특징에는 그림과 같은 굵고 짧은 목(혹은 가늘고 긴 목), 작은 하악, 낮은 코 등이 있다. b: 목둘레의 측정은 윤상갑상막의 상연을 측정할 필요가 있다. 측정 결과, 남성 43cm 이상, 여성 40cm 이상에서는 높은 확률로 SRBD(OSA)가 있다고 생각하면 된다[2]. 한편 최근에는 마른 젊은 여성에서도 SRBD가 많이 존재하는 것이 알려지면서[3], 목이 가늘고 긴 경우에도 SRBD를 의심할 필요가 있다. c: 하악의 위치에 관해서는 E라인 분류를 참고한다. 구순이 E라인보다 전방에 나와 있을수록 SRBD의 가능성이 높다.

2) 외견적 특징 확인

성인 SRBD, 특히 폐쇄성수면무호흡(obstructive sleep apnea; OSA) 환자의 악안면에 보이는 외견적 특징에는 그림 6-4와 같은 굵고 짧은 목(혹은 가늘고 긴 목), 작은 하악, 평탄한 코 등이 있다. 또한 구개안면기형, 소악증, 하악후퇴, 거대설 등의 악안면 형태이상도 SRBD의 위험요소가 된다.

목둘레 측정을 하는 것이 권유된다. 목둘레 측정은 환자의 두부를 치과용 의자의 머리 받침대에 닿게 하고, 환자에게 힘을 빼도록 한 상태에서 윤상갑상막의 상연(그림 6-4b)을 측정할 필요가 있다. 측정 결과, 남성 43cm 이상, 여성 40cm 이상에서 높은 확률로 SRBD가 있다고 생각하면 된다[2].

한편 최근에는 마른 젊은 여성에서도 SRBD가 많이 존재하는 것이 알려지면서[3] 목이 가늘고 긴 경우에도 SRBD를 의심할 필요가 있게 되었다.

하악의 위치에 관해서는 E라인(esthetic line) 분류를 참고한다. E라인 분류란 측면에서 봤을 때 코의 끝과 하악을 이은 선상에서 구순이 전방, 동일선상, 후방에 위치하는 것을 확인하는 것이다. 구순이 E라인보다 전방에 나와 있을수록 SRBD의 가능성이 높다(그림 6-4c).

소아의 외견상 특징으로는 입을 벌린 채 있는 구호흡의 유무, 구호흡에 의해 인두편도가 비대하는 아데노이드안모, 체격이상(미취학 아동에서는 마른 체형, 초등학교 이후에는 비만 체형), 수면 중 흉강음압 증대에 의한 누두흉(오목가슴, funnel breast), 구흉(pigeon breast, 흉곽의 전후경이 증가되어 흉벽이 변형된 것)과 같은 흉곽변형(그림 6-5) 등의 유무를 확인한다.

3) 질문표 기입 의뢰

잠재성 SRBD(OSA), 특히 스크리닝에서 의과와 치과에 공통된 질문표를 사용하는 것이 유효하다. 질문표에는 몇 가지 종류가 있으나, 그중 잘 쓰이는 것은 그림 6-6에 나온 STOP-Bang 테스트[4], 엡워스수면척도(Epworth sleepiness scale; ESS)[5], 베를린 질문표(Berlin questionnaire)[6] 외에 피츠버그 수면질문표(Pittsburgh sleep quality index; PSQI)[7] 등이 있다. 이런 질문표를 사용하는 것의 이점으로는 SRBD의 리스크나 주관적인 주간의 졸림을 점수화할 수 있다는 점, 또한 의과로 진료를 보낼 때 진료정보제공서에 기재할 수 있다는 점 등이 있다(제3장 43, 44쪽 참조).

각 질문표의 특징은 다음과 같다.

STOP-Bang 테스트: 체질량지수(body mass index; BMI)나 목둘레 등의 수치를 포함하므로, SRBD의 유무를 예측하기 쉽다.

ESS: 주간의 주관적인 졸림을 측정하는 척도이며, 졸림의 평가 방법으로 임상에서 가장 널리 사용되고 있다. 또한 수면치과치료의 경과 관찰에도 적합하다.

베를린 질문표: STOP-Bang 테스트와 ESS의 항목을 합친 것에 가깝고, 유럽과 미국에서는 널리 사용되나, 감도가 충분하지 않다는 보고가 있다.

PSQI: 수면 전반을 평가함에 있어 타당성이 높은 척도이긴 하지만, 역학조사용으로 개발된 질문표이기 때문에 점수 산출 방법이 약간 번잡하여 사용하기 어렵다.

참고로 필자는 통상 STOP-Bang 테스트와 ESS를 병용하고 있으며, SRBD가 의심되는 환자에게는 이 두 종류의 질문표를 기입해 달라고 요청한다. 이 질문표들은 주관적인 것이기 때문에 진단에 이용할 수는 없다. 따라서 어디까지나 스크리닝에 이용한다고 생각하고 사용할 필요가 있다. 또한 수면치과치료는 SRBD 이외의 수면장애(기면증, 사건수면)에 대한 효과는 한정적이다. 따라서 다른 수면장애를 스크리닝하는 간이질문표(그림 6-6)를 통해 환자에게 SRBD 이외의 수면장애가 있는지를 확인한다.

4) 구강내검사

구강내검사에서는 SRBD 환자의 구강 내에 관찰되는 특징(그림 6-7)을 확인한다. 구체적으로는 혀의 비대, 혀의 압흔, 교모 등이다. 소아의 경우에는 치열 이상, 부정교합(과개교합 등), 구개편도비대 등이 관찰되는 경우가 많다.

또한 기도의 폐쇄 유무를 예측하기 위해 환자에게 소리를 내지 않고 입을 크게 벌리게 하여 구개수나 구개편도가 어떤 형태인지 확인한다(그림 6-7). 이때 말람파티(modified Mallampati) 분류[8](그림 6-7)와 프리드맨(Friedman) 분류[9](그림 6-7) 중 하나와 브로드스키

소아의 흉곽변형의 구체적인 예

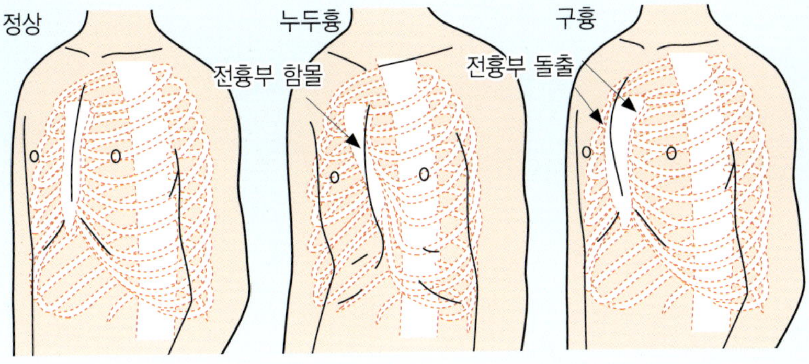

그림 6-5. 수면 중 흉강음압의 증가에 의한 누두흉 혹은 구흉 등의 흉곽변형은 소아 SRBD의 스크리닝 시 중요한 요소가 된다.

(Brodsky) 분류[10](그림 6-7)를 병용하여 지표로 한다.

참고로 말람파티 분류는 혀를 내밀게 하여 기록하지만, 프리드맨 분류는 혀를 내밀지 않고 기록한다. 습관적으로는 말람파티 분류가 이용되는 경우가 많지만, 수면 중 혀는 구강 내에 위치하고 있기 때문에 프리드맨 분류가 좀 더 재현성이 높다는 의견도 있다. 브로드스키 분류는 구개편도비대를 분류하는 지침으로 소아에 사용하는 경우가 많다.

6-4. 스크리닝 후의 과정

스크리닝에 의해 SRBD가 의심되는 경우, 그 진단을 위해 수면무호흡검사로 진행한다. 여기서 중요한 것은 '통상적인 치과치료를 목적으로 내원한 잠재성 SRBD 환자에게 어떻게 수면호흡장애에 관심을 가지게 하고 수면치료로 이끌어갈 것인지'이다. 효과적인 정보 제공을 포함하는 수면치과 컨설트에 대해서는 제12장(160~165쪽)을 참조한다.

수면에 관한 질문표

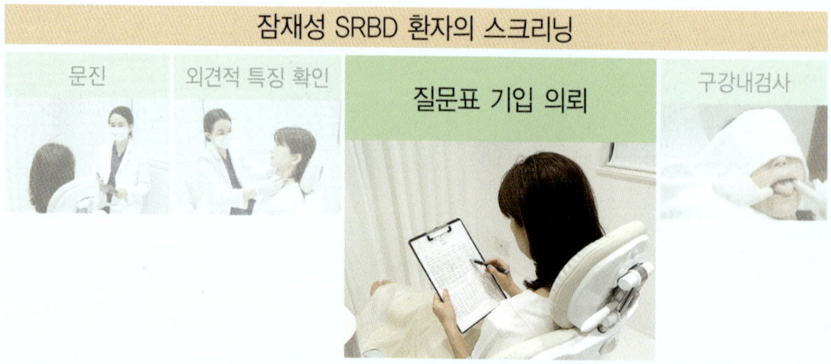

Check!

STOP-Bang 테스트

질문	답변	
1) 코골이(Snoring)		
코골이 소리가 큰가요? (대화할 때 목소리보다 큰가, 문을 닫아도 밖에서 들릴 정도인가)	예	아니오
2) 피로(Tired)		
피로나 권태감, 주간의 졸림을 자주 느끼나요?	예	아니오
3) 타인의 목격(Observation)		
타인으로부터 수면 중 호흡이 정지해 있는 것을 지적받은 적이 있나요?	예	아니오
4) 혈압(Blood Pressure)		
고혈압입니까? 혹은 현재 고혈압 치료를 받고 있습니까?	예	아니오
5) Body Mass Index(BMI)		
BMI가 35kg/m^2 이상입니까?	예	아니오
6) 연령(Age)		
50세 이상입니까?	예	아니오
7) 목둘레(Neck Circumference)		
목둘레가 40cm 이상입니까?	예	아니오
8) 성별(Gender)		
남성입니까?	예	아니오

판정법 ☞ '예'가 하나일 때 1점이며, 3점 이상일 경우, SRBD(OSA)의 가능성이 높다.

엡워스수면척도(ESS)

다음 상황을 실제로 겪은 적이 없더라도, 그 상황이 되면 어떻게 될까를 상상하여 답해 주십시오(1~8까지의 각 항목에 하나만 체크). 모든 항목에 답하는 것이 중요합니다. 가능한 한 모든 항목에 답해 주십시오.	졸릴 가능성이 거의 없다	졸릴 가능성이 조금 있다	졸릴 가능성이 반반이다	졸릴 가능성이 높다
1) 앉아서 무언가를 읽을 때(신문, 잡지, 책, 서류 등)	0	1	2	3
2) 앉아서 TV를 볼 때	0	1	2	3
3) 회의실, 영화관, 극장 등에서 조용히 앉아 있을 때	0	1	2	3
4) 승객으로 1시간 연속 차에 타고 있을 때	0	1	2	3
5) 오후에 편한 자세로 휴식을 취할 때	0	1	2	3
6) 앉아서 사람과 이야기할 때	0	1	2	3
7) 점심식사 후(음주 없이), 조용히 앉아 있을 때	0	1	2	3
8) 앉아서 편지나 서류 등을 쓰고 있을 때	0	1	2	3

판정법 ☞ 각 질문의 합계 점수가 11점 이상일 경우 SRBD(OSA)의 가능성이 높다.

베를린 질문표

신장 ________ cm 연령 ________ 세 목둘레 ________ cm 체중 ________ kg 성별 ________	
카테고리 1	
1) 최근 5년간 체중이 변했습니까?	□증가 □감소 □변화 없음
2) '코골이'를 한다고 누군가에게 들은 적이 있습니까?	1□예 □아니오 □모름
3) 코골이를 하는 경우 코골이 소리는 어느 정도입니까?	□숨소리보다 약간 크다 □대화할 때와 같은 크기 1□대화할 때보다 더 크다 1□매우 크다(옆방에서도 들릴 정도)
4) 어느 정도의 빈도로 코골이를 하십니까?	1□거의 매일 1□3~4회/주 □1~2회/주 □1~2회/월 □1회 미만/월
5) 코골이가 다른 사람에게 피해를 줍니까?	1□예 □아니오
6) 자고 있을 때 호흡이 멈춘다고 타인으로부터 이야기를 들은 적이 있습니까?	2□거의 매일 2□3~4회/주 □1~2회/주 □1~2회/월 □거의 없거나, 아예 없음
카테고리 2	
7) 기상 후에 피로나 나른함을 느낍니까?	1□거의 매일 1□3~4회/주 □1~2회/주 □1~2회/월 □거의 없거나, 아예 없음
8) 깨어 있을 동안 피로나 나른함을 느낍니까?	1□거의 매일 1□3~4회/주 □1~2회/주 □1~2회/월 □거의 없거나, 아예 없음
9) 운전 중에 졸거나, 잠든 적이 있습니까?	1□예 □아니오
'예'의 경우, 어느 정도의 빈도입니까?	1□거의 매일 1□3~4회/주 □1~2회/주 □1~2회/월 □1회 미만/월
카테고리 3	
10) 고혈압이 있습니까?	1□예 □아니오 □모름

판정법 ☞ 위의 세 가지 카테고리마다 계산한다. 카테고리 1, 2는 각 2점 이상, 카테고리 3은 1점 이상의 경우, 양성으로 판단한다. 거기에 더해 양성으로 판단된 카테고리가 2개 이상의 경우, SRBD(OSA)의 리스크가 높다고 판단한다.

Check! 기타 수면장애를 스크리닝하는 질문표

질문	답변		상정되는 수면장애
1) 안정 상태에서 눕거나 앉아 있으면, 다리에 불쾌한 감각이 나타나는 경우가 있습니까?	예	아니오	하지불안증후군
2) 아직 잠들지 않았는데 꿈을 꾸는 듯한 감각이 있습니까?	예	아니오	발작수면(기면증), 수면관련환각
3) 기쁘거나 화가 났을 때, 급격히 몸의 힘이 빠져나가는 경우가 있습니까?	예	아니오	발작수면
4) 자고 있을 때, 신체가 마비되거나 움직이지 못하는 경우가 있습니까?	예	아니오	렘관련수면동반징후, 발작수면
5) 악몽을 꾸거나, 타인이 '잠꼬대를 한다'고 이야기한 적이 있습니까?	예	아니오	사건수면

그림 6-6. 수면에 관한 각 질문표(STOP-Bang 테스트, ESS, 베를린 질문표)의 내용과 그 판정법 및 SRBD 이외의 수면장애를 스크리닝하는 간이 질문표. 이런 질문표를 사용하는 것의 이점으로는 SRBD의 리스크나 주관적인 주간의 졸림을 점수화할 수 있다는 것, 또한 의과로 진료를 보낼 때 진료정보제공서에 기재할 수 있다는 것이 있다.

구강내검사

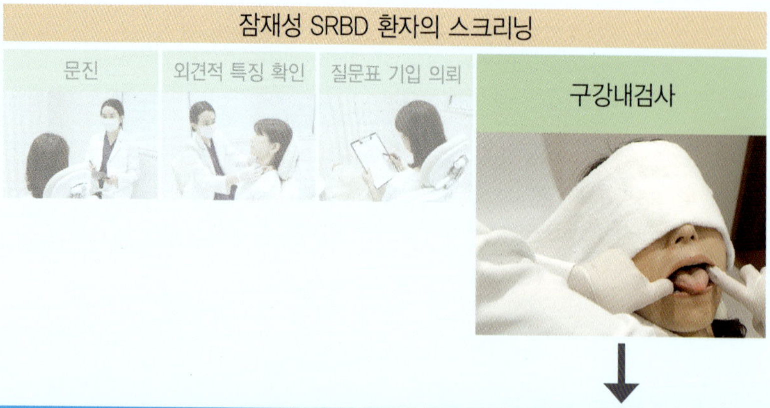

Check!

SRBD 환자에서 자주 보이는 구강 내 증상

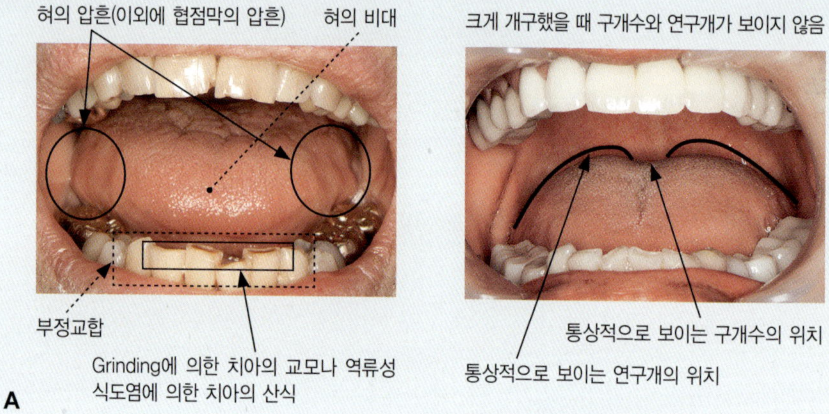

기타

- 폭이 좁은 상악
- 높은 구개
- 치경부 결손
- 치은퇴축

말람파티 분류(Modified Mallampati)의 Class

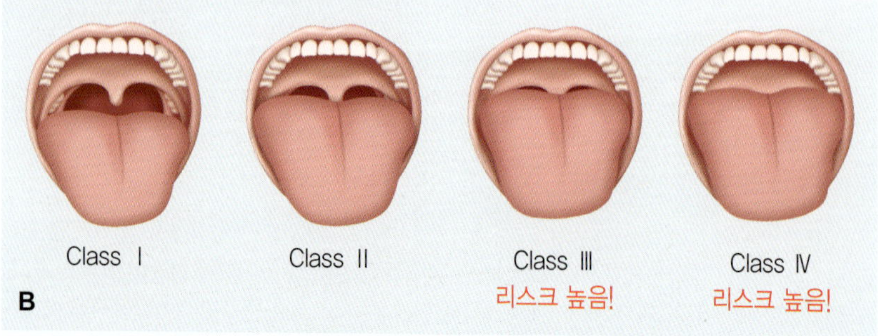

말람파티 분류는 연구개, 구개수, 구개편도가 어떻게 보이는지에 따른 분류. Class Ⅰ: 연구개, 구개수, 인두구개궁, 구개편도가 보임, Class Ⅱ: 구개편도가 보이지 않음, Class Ⅲ: 연구개와 구개수의 기저부만 보임, Class Ⅳ: 연구개도 보이지 않음으로 분류된다. Class Ⅲ, Ⅳ의 경우에는 SRBD의 리스크가 높아진다.

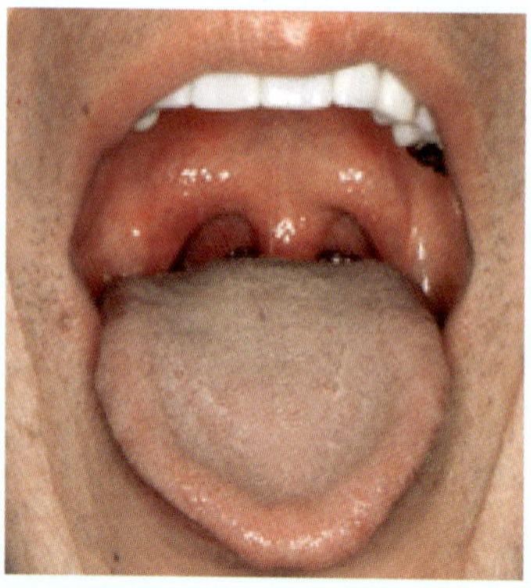

말람파티 분류는 혀를 내밀게 해서 기록한다.

그림 6-7. SRBD 환자의 구강에서 보이는 특징은 혀의 비대, 혀의 압흔, 교모 등이다. 또한 기도의 폐쇄 유무를 예측하기 위해 환자에게 소리를 내지 않고 입을 크게 벌리게 하여 구개수나 구개편도가 어떤 형태인지 확인한다. 이때 말람파티 분류[8]와 프리드맨 분류[9] 중 하나와 브로드스키 분류[10]를 병용하여 지표로 한다. 참고로 말람파티 분류는 혀를 내밀게 하여 기록하지만, 프리드맨 분류는 혀를 내밀지 않고 기록한다.

프리드맨(Friedman) 분류의 Class

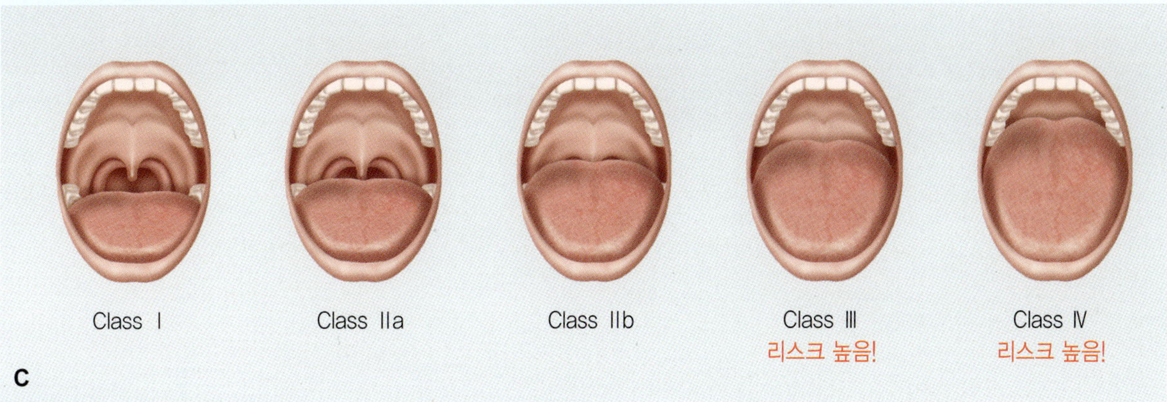

프리드맨 분류는 구개수와 구개편도가 어떻게 보이는지에 따른 분류. Class Ⅰ: 구개수와 구개편도가 보임. Class Ⅱa: 구개수의 대부분이 보이지만 구개편도는 보이지 않음. Class Ⅱb: 연구개 전체와 구개수의 기저부만 보임. Class Ⅲ: 연구개의 일부분만 보임. Class Ⅳ: 경구개만 보임. Class Ⅲ, Ⅳ의 경우에는 SRBD의 리스크가 높아진다.

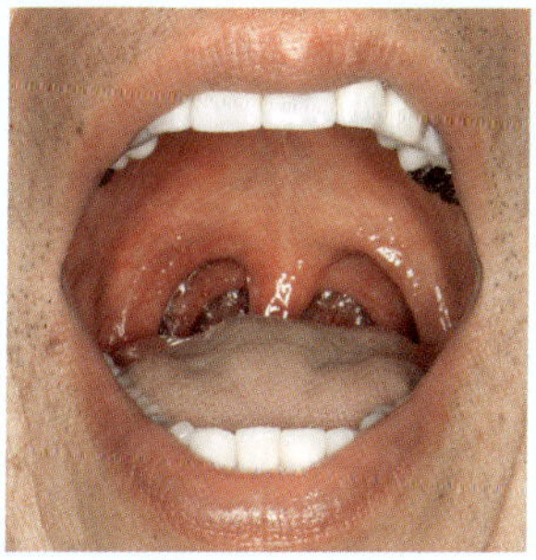

프리드맨 분류는 혀를 내밀지 않고 기록한다.

브로드스키(Brodsky) 분류의 Grade

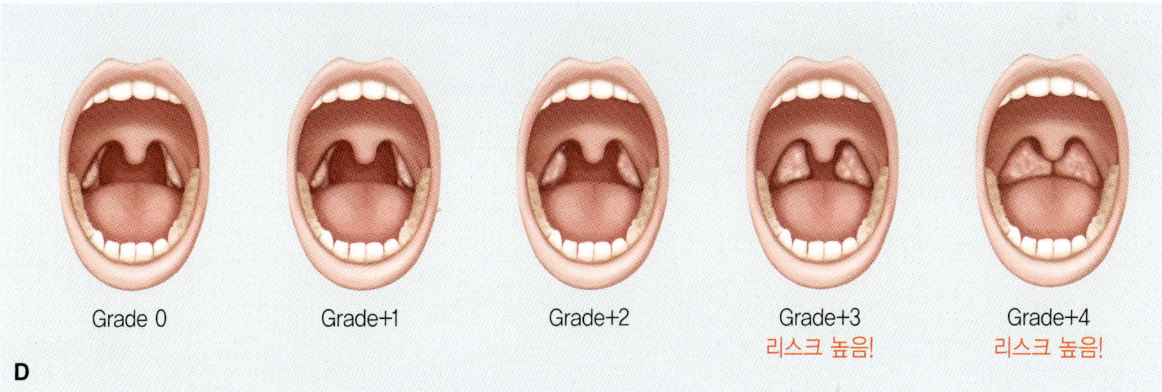

브로드스키의 구개편도의 분류(참고문헌 10에서 인용·변경). 구개편도비대를 분류하는 지침으로 소아의 경우, 이 브로드스키 분류를 이용하는 경우가 많다. Grade 0: 구개편도가 편도와에만 국한되어 있다. Grade+1: 구개편도가 중인두의 25% 미만을 점한다. Grade+2: 구개편도가 중인두의 25% 이상, 50% 미만을 점한다. Grade+3: 구개편도가 중인두의 50% 이상, 75% 미만을 점한다. Grade+4: 구개편도가 중인두의 75% 이상을 점한다. Grade+3과 +4에서는 SRBD의 리스크가 높아진다.

참고문헌

1. Gagnon Y, Mayer P, Morisson F, Rompré PH, Lavigne GJ. Aggravation of respiratory disturbances by the use of an occlusal splint in apneic patients : a pilot study. Int J Prosthodont 2004 ; 17 (4) : 447-453.
2. Epstein LJ, Kristo D, Strollo PJ Jr, Friedman N, Malhotra A, Patil SP, Ramar K, Rogers R, Schwab RJ, Weaver EM, Weinstein MD ; Adult Obstructive Sleep Apnea Task Force of the American Academy of Sleep Medicine. Clinical guideline for the evaluation, management and long-term care of obstructive sleep apnea in adults. J Clin Sleep Med 2009 ; 5 (3) : 263-276.
3. O'Driscoll DM, Landry SA, Pham J, Young A, Sands SA, Hamilton GS, Edwards BA. The physiological phenotype of obstructive sleep apnea differs between Caucasian and Chinese patients. Sleep 2019 ; 42 (11) : zsz186.
4. Chung F, Yegneswaran B, Liao P, Chung SA, Vairavanathan S, Islam S, Khajehdehi A, Shapiro CM. STOP questionnaire : a tool to screen patients for obstructive sleep apnea. Anesthesiology 2008 ; 108 (5) : 812-821.
5. Johns MW. A new method for measuring daytime sleepiness : the Epworth sleepiness scale. Sleep 1991 ; 14 (6) : 540-545.
6. Netzer NC, Stoohs RA, Netzer CM, Clark K, Strohl KP. Using the Berlin Questionnaire to identify patients at risk for the sleep apnea syndrome. Ann Intern Med 1999 ; 131 (7) : 485-491.
7. Buysse DJ, Reynolds CF 3rd, Monk TH, Berman SR, Kupfer DJ. The Pittsburgh Sleep Quality Index : a new instrument for psychiatric practice and research. Psychiatry Res 1989 ; 28 (2) : 193-213.
8. Samsoon GL, Young JR. Difficult tracheal intubation : a retrospective study. Anaesthesia 1987 ; 42 (5) : 487-490.
9. Friedman M, Yalamanchali S, Gorelick G, Joseph NJ, Hwang MS. A standardized lingual tonsil grading system : interexaminer agreement. Otolaryngol Head Neck Surg 2015 ; 152 (4) : 667-672.
10. Brodsky L. Modern assessment of tonsils and adenoids. Pediatr Clin North Am 1989 ; 36 (6) : 1551-1569.

제7장

수면치과치료를 위한 술전 검사

수면무호흡검사로 수면관련호흡장애(sleep related breathing disorders; SRBD) 진단을 받은 환자에 대해 수면치과치료가 가능한지 아닌지를 판별해 내는 것은 매우 중요한 일이다.

수면치과치료를 성공시키는 비결 중 하나는 환자가 하악전방견인장치(mandibular advancement device; MAD)를 주체적으로 장시간 지속해서 사용할 수 있게 하는 것이다. 그러기 위해서는 체어사이드에서 문진과 검사를 통해 환자가 MAD의 적응증이 있는지를 적절하게 판단할 필요가 있다. 또한 술전 검사 결과의 기록은 MAD에 의한 부작용을 미연에 방지하고, MAD 장착 후에도 부작용이 진행되고 있지 않은지, 혹은 부작용이 MAD에 의한 것인지를 파악하기 위해 필요하다.

이 장에서는 문진과 체어사이드에서의 술전 검사 방법과 그 기록 방법에 대해 설명한다.

표 7–1. MAD의 적용을 위한 조건

	MAD 적용이 가능한 경우	MAD 적용이 어려운 경우
잔존치의 수	상하악에 최저 각 10개의 잔존치가 있는 것이 좋음	MAD의 유지력이나 파지력이 충분하지 못함
보철장치나 치관	파절이나 결손 등이 없음	파절이나 결손이 있음
치주병	진행성 치주병이나 중증 치주병이 없음	중증 치주병이 관찰됨
치아의 동요	없거나 경도임	있음
치근에 대한 치조골의 고경	충분함	충분하지 않음
하방전방이동량	적어도 5~8mm(통상 10~12mm)	충분하지 않음(5mm 이하)
개구량	적어도 25~40mm(통상 40~60mm)	충분하지 않음
악관절의 통증	없음	있음

7–1. 술전 검사의 목적

술전 검사의 목적은 첫째, 지금부터 치료를 시행하는 수면관련호흡장애(sleep related breathing disorders; SRBD) 환자가 하악전방견인장치(mandibular advancement device; MAD)의 적응증이 되는지를 판별하는 것이며, 둘째, MAD 장착 후의 경과 관찰 시 술전 검사 기록과 비교함으로써 부작용이 진행되고 있지 않은지를 파악하기 위해서이다.

미국수면치과의학회(American Academy of Dental Sleep Medicine; AADSM)는 MAD에 적응/부적응하는 환자의 구강과 안면의 기준으로 표 7–1의 조건을 제시하고 있다. 술전 검사에서 이 항목을 확인하여, 환자의 구강과 안면이 MAD에 맞는지를 판단한다.

SRBD 환자에 대한 MAD가 일반적인 나이트가드와 다른 것은 하악을 전돌시킨 상태를 밤새 유지하는 점이다. 그리고 이것에 의해 근육이나 악관절이 보통 때와는 다른 위치에 고정되기 때문에, 일과성의 턱은 통증이나 저작근의 압통 등 몇 가지 부작용(제11장 144~146쪽 참조)이 예상된다[1]. 수면치과치료 전단계에서 기록을 남기는 것은 부작용을 미연에 방지하기 위해 그리고 부작용이 생긴 경우, 그것이 MAD 치료에 의한 것인가를 판단하기 위해 중요하다.

술전 검사는 문진과 체어사이드에서의 검사, 두 가지로 크게 나뉜다(그림 7–1).

7–2. 술전 검사를 시행하는 시기

수면치과치료의 술전 검사는 다음 시기에 시행한다.

- 수면무호흡검사에서 폐쇄성수면무호흡(obstructive sleep apnea; OSA)이 진단된 경우
- 의과에서 수면치과치료의 의뢰가 있는 경우
- 치과에서 수면치과치료가 필요하다고 판단한 경우

이외에 수면무호흡검사를 받기 전에 치과에서 술전 검사를 시행하여, MAD의 적응증인가를 우선 판별하는 것도 좋은 방법이다.

7–3. 문진에서 듣고 이해해야 할 것

1) 주소의 확인

SRBD의 자각증상에는 여러 가지가 있다. 그러므로 사전에 수면무호흡과 관련된 주소를 확인하는 것으로 MAD 장착 후의 주관적인 평가 시에 자각증상의 개선이 보이는지 아닌지를 확인할 수 있게 된다. 주소의 확인 시에는 그림 7–2에 있는 항목을 문진하도록 한다.

2) 수면무호흡검사 결과와 의과에서의 진료정보제공서 확인

의과에서 보내온, 혹은 치과에서 시행한 수면무호흡검사의 결과(제3장 35~45쪽 참조)를 확인한다. 구체적으로는

수면치과치료를 위한 술전 검사의 과정

문진

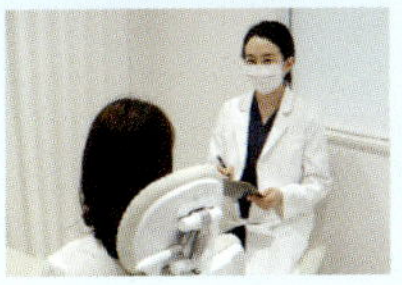

- 주소의 확인
- ↓ 수면무호흡검사 결과와 의과에서의 진료정보제공서 확인
- ↓ 수면습관과 수면체위 확인
- ↓ SRBD 이외의 수면장애 유무 확인
- ↓ 수면에 관련한 약의 복용 유무 확인
- ↓ CPAP 사용력 유무 확인

▶

체어사이드에서의 검사

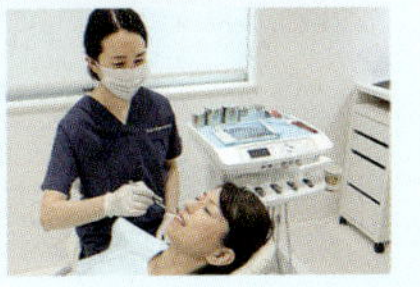

- 구강내검사
- ↓ 악기능검사
- ↓ 코골이음검사
- ↓ 구강안면통검사
- ↓ 혀검사
- ↓ 인두검사
- ↓ 전비경검사

그림 7-1. 술전 검사는 문진과 체어사이드에서의 검사로 크게 나뉜다. 수면무호흡검사로 SRBD의 진단이 내려진 경우, 의과에서 수면치과치료의 의뢰가 있는 경우, 치과에서 수면치과치료가 필요하다고 판단한 경우에 시행한다.

주소의 확인

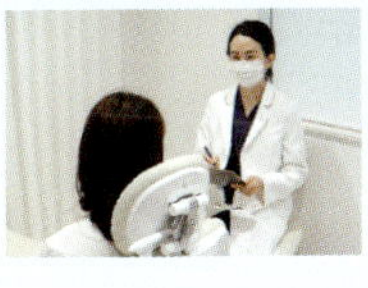

문진

주소의 확인	수면무호흡검사 결과와 의과에서의 진료정보제공서 확인	수면습관과 수면체위 확인	SRBD 이외의 수면장애 유무 확인	수면에 관련한 약의 복용 유무 확인	CPAP 사용력 유무 확인

↓

Check! 수면무호흡에 관련된 주소

- □코골이
- □주간의 졸림
- □기상 시 두통
  (3대 증상!)
- □무호흡을 지적받음
- □기상 시의 피로와 권태감
- □숙면감의 결여
- □산소결핍 상태를 해소하기 위해 무의식적으로 강하게 흡기한 시점의 각성
- □야간의 빈뇨
- □이악물기
- □턱과 안면의 통증
- □운전 중의 졸림
- □집중력과 기억력의 저하
- □정신적인 피로
- □역류성식도염
- □불면

그림 7-2. SRBD의 자각증상은 다양하다. 따라서 사전에 수면무호흡에 관련된 주소를 확인함으로써 MAD 장착 후에 자각증상의 개선이 보이는지 여부를 확인할 수 있다.

수면무호흡검사 결과와 의과에서의 진료정보제공서 확인

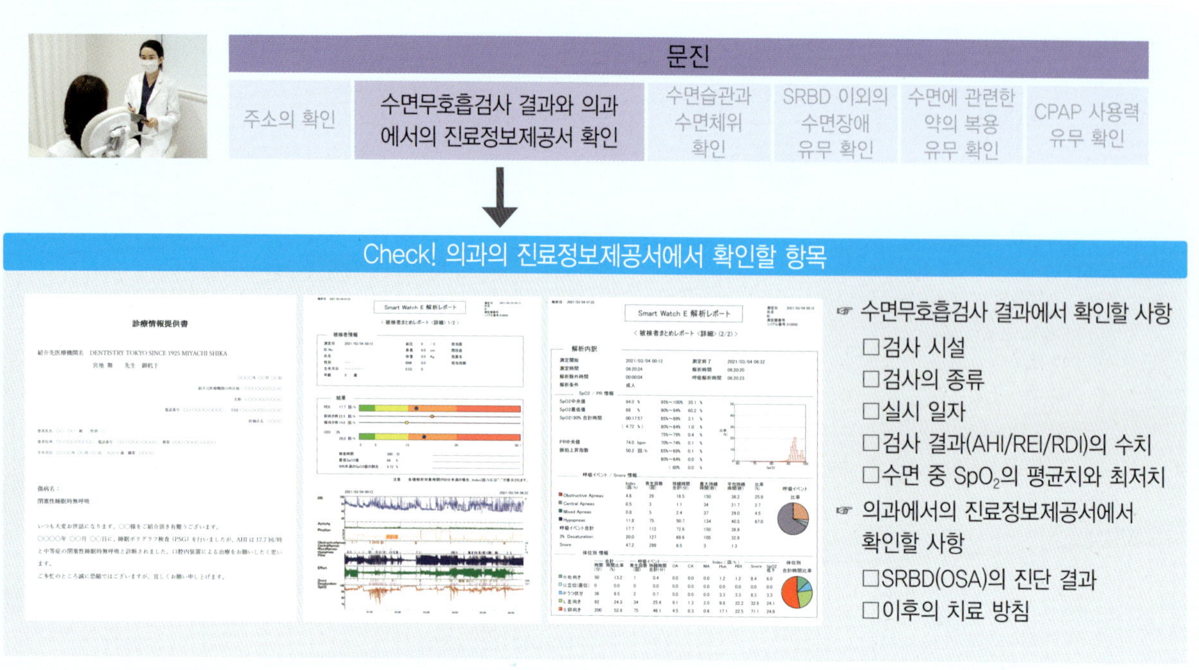

그림 7-3. 검사 결과에서 검사 시설, 검사 종류, 실시 일자, 검사 결과(AHI/REI/RDI)의 수치, 수면 중 SpO_2의 평균치와 최저치를 확인한다. 또한 의과에서 온 진료정보제공서에 OSA 진단이 내려졌는지, 이후의 치료 방침 등을 확인한다.

검사 시설, 수면무호흡검사의 종류, 실시 일자, 검사 결과[무호흡·저호흡지수(apnea hypopnea index; AHI)/호흡이벤트지수(respiratory event index; REI)/호흡장애지수(respiratory disturbance index; RDI)의 수치, 수면 중 경피적동맥혈산소포화도(saturation of percutaneous oxygen; SpO_2)의 평균치와 최저치] 등을 확인한다(그림 7-3).

또한 의과에서 온 진료정보제공서에서 OSA의 진단이 있는지, 이후의 치료 방침(의과에서 수면치과치료가 적응이 되는 것으로 판단했는가) 등을 확인한다.

3) 수면습관과 수면체위 확인

평균 수면시간, 취침 시각과 기상 시각, 그리고 규칙적인 수면습관을 유지하고 있는지를 확인한다(그림 7-4). 또한 평소 어떤 수면체위(앙와위, 우측와위, 좌측와위, 복와위, 입위, 제3장 35쪽 참조)로 취침하는가를 확인한다. 수면시간의 길이와 수면체위의 확인은 수면위생지도(제2장 22, 23쪽 참조)를 시행할 때 참고가 된다.

4) SRBD 이외의 수면장애 유무 확인

SRBD 이외에도 SRBD와 비슷한 증상(주간의 졸림 등)을 야기하는 수면장애는 많다. 그러므로 불면증, 기면증, 특발성 과다수면 등 SRBD 이외의 수면장애에 대해 지금까지 진단된 적이 있는가를 확인한다(그림 7-5).

5) 수면과 관련된 약의 복용 유무 확인

수면과 수면장애에 관련된 약을 복용하고 있는가를 확인한다. 임상에서 자주 보는 수면제의 분류와 상품명은 비벤조다이아제핀(non-benzodiazepine)계의 Myslee®나 Lunesta®, 멜라토닌수용체작동제의 Rozerem®, 벤조다이아제핀(benzodiazepine)계의 Halcion®, 오렉신수용체길항제인 Belsomra® 등이 있다(그림 7-6).

또한 이외에도 여러 가지 상품명이 있기 때문에 환자에게 정확히 물어볼 필요가 있다.

(역주: Myslee는 zolpidem, Lunesta는 eszopiclon, Rozerem은 ramelteon, Halcion은 triazolam, Belsomra는 suvorexant로 만들어진 약물이다.)

수면습관과 수면체위 확인

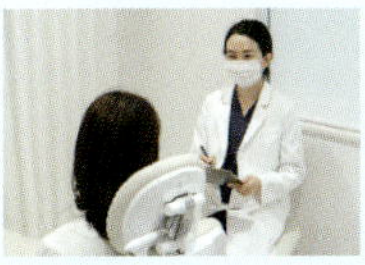

문진

주소의 확인 | 수면무호흡검사 결과와 의과에서의 진료정보제공서 확인 | **수면습관과 수면체위 확인** | SRBD 이외의 수면장애 유무 확인 | 수면에 관련한 약의 복용 유무 확인 | CPAP 사용력 유무 확인

↓

Check! 수면습관과 수면체위

□평균 수면시간
□취침 시각과 기상 시각
□규칙적인 수면습관을 유지하고 있는가
□평소 어떠한 수면체위(앙와위, 우측와위, 좌측와위, 복와위, 입위 등)로 취침하고 있는가

그림 7-4. 평균 수면시간, 취침 시각과 기상 시각, 그리고 규칙적인 수면습관을 유지하고 있는지를 확인한다. 또한 평소 어떤 수면체위(앙와위, 우측와위, 좌측와위, 복와위, 입위, 제3장 35쪽 참조)로 취침하는지를 확인한다.

SRBD 이외의 수면장애 유무 확인

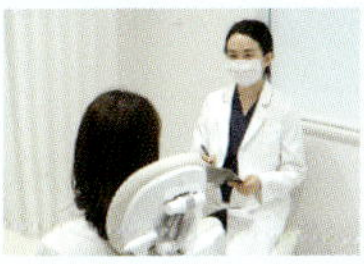

문진

주소의 확인 | 수면무호흡검사 결과와 의과에서의 진료정보제공서 확인 | 수면습관과 수면체위 확인 | **SRBD 이외의 수면장애 유무 확인** | 수면에 관련한 약의 복용 유무 확인 | CPAP 사용력 유무 확인

↓

Check! SRBD 이외의 수면장애에 대해 진단받은 적이 있는가?

□기면증
□특발성 과다수면
□수면부족증후군
□불면증
□하지불안증후군
□비렘수면 관련 수면행동장애 등

그림 7-5. SRBD와 비슷한 증상(주간의 졸림 등)을 야기하는 수면장애는 많다. 그러므로 불면증, 기면증, 특발성 과다수면 등 SRBD 이외의 수면장애에 대해 진단받은 적이 있는지를 확인한다.

수면과 관련된 약의 복용 유무 확인

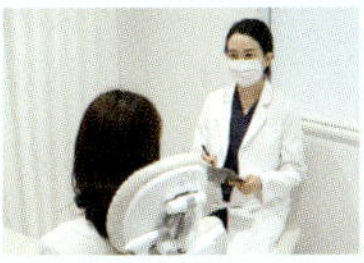

문진

주소의 확인 | 수면무호흡검사 결과와 의과에서의 진료정보제공서 확인 | 수면습관과 수면체위 확인 | SRBD 이외의 수면장애 유무 확인 | **수면에 관련한 약의 복용 유무 확인** | CPAP 사용력 유무 확인

↓

Check! 수면과 수면장애에 관련된 약을 복용하고 있는가?

□비벤조다이아제핀계(Myslee®, Lunesta®)
□멜라토닌수용체작동제(Rozerem®)
□벤조다이아제핀계(Halcion®)
□오렉신수용체길항제(Belsomra®) 등

그림 7-6. 임상에서 자주 보게 되는 수면제의 분류와 상품명. 이외에도 여러 상품명이 있기 때문에 환자에게 정확히 물어볼 필요가 있다.

지속기도양압(CPAP) 사용력 유무 확인

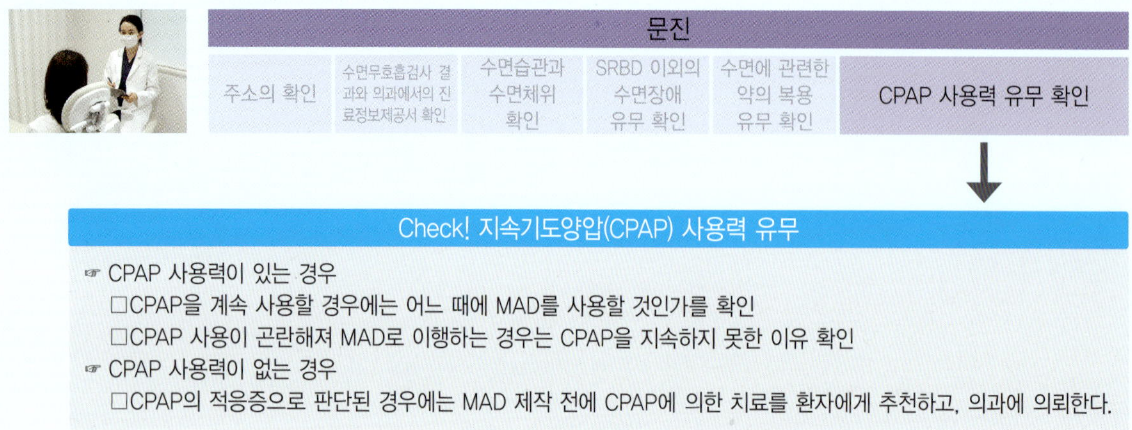

그림 7-7. CPAP 사용력이 있고 환자가 CPAP을 지속해서 사용할 예정의 경우에는 어느 때에 MAD를 사용할 것인가를 확인한다(예를 들면, MAD는 출장 시에만 사용 예정 혹은 CPAP과 MAD를 매일 밤 병용할 예정 등). CPAP 사용력은 있지만 CPAP의 탈락 혹은 사용이 곤란해져 MAD로 이행하는 경우는 CPAP을 지속하지 못한 이유 등을 확인한다(예를 들면, 마스크의 위화감이나 공기의 압력에 대한 저항감 등). CPAP 사용력이 없고, MAD 치료보다 CPAP 치료를 우선해야 한다고 판단한 경우(예를 들면, 중증도가 높은 중증이나 MAD 치료로 개선의 여지가 적은 환자 등), MAD 제작 전에 CPAP에 의한 치료를 환자에게 추천하여 소개해 준 의과에 보고 및 의과 진료를 보게 하여 치료법을 검토하도록 의뢰한다.

MAD 제작 전 체어사이드에서의 검사에서 사용하는 도구

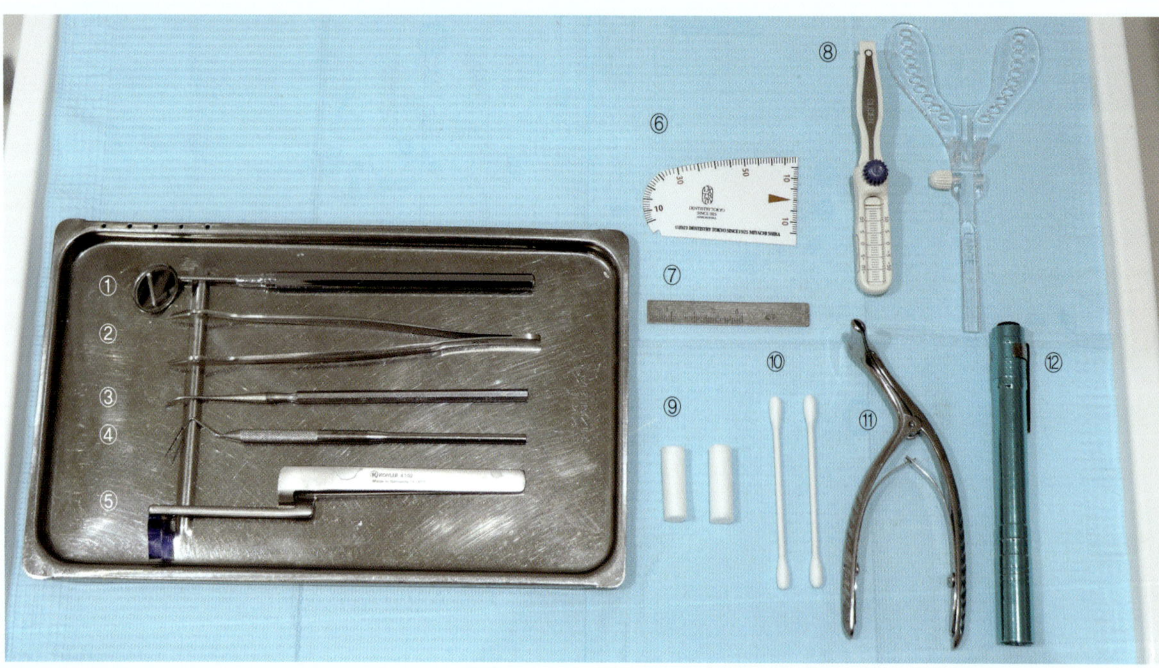

그림 7-8. 왼쪽 위부터 순서대로 ① 미러, ② 핀셋, ③ 탐침, ④ 치주탐침, ⑤ 교합지와 교합지 홀더, ⑥ 악기능검사를 위한 관절가동영역측정기, ⑦ 하악전방이동량을 측정하기 위한 엔도게이지, ⑧ 코골이음검사를 위한 교합채득 장치[이 장에서는 Somnogauge(SomnoMed, SomnoMed JAPAN) 사용], ⑨ 코골이음검사를 위한 코튼롤, ⑩ 구강안면통검사를 위한 면봉, ⑪ 전비경검사를 위한 전비경, ⑫ 전비경검사를 위한 펜라이트.

관절가동영역측정기(Range of Motion Scales)의 사용법

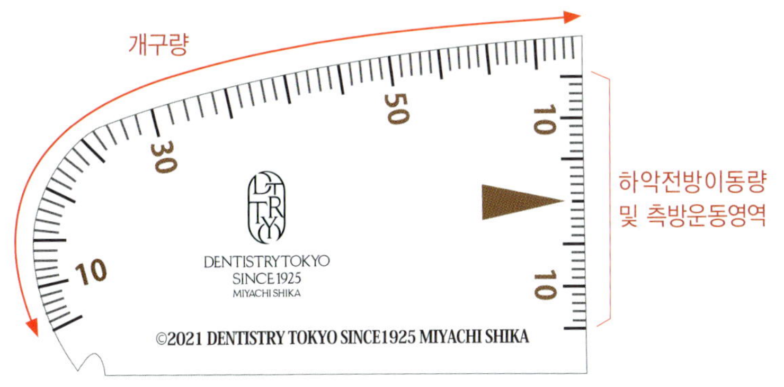

그림 7-9. 관절가동영역측정기는 악기능검사 시에 사용할 수 있는 측정기이다. 구체적으로는 1개의 측정기로 개구량, 하악전방이동량, 측방운동영역을 측정하는 것이 가능하다.

6) CPAP 사용력 유무 확인

CPAP 사용력이 있고, 환자가 CPAP를 지속해서 사용할 예정이라면 어느 때 MAD를 사용할 것인지를 확인한다(예를 들면, MAD는 출장 시에만 사용 예정 혹은 CPAP과 MAD를 매일 밤 병용할 예정 등).

CPAP 사용력은 있지만 CPAP의 탈락 혹은 사용이 곤란해져 MAD로 이행하는 경우는 CPAP를 지속하지 못한 이유 등을 확인한다(예를 들면, 마스크의 위화감이나 공기의 압력에 대한 저항감 등).

CPAP 사용력이 없고, MAD 치료보다도 CPAP 치료를 우선해야 한다고 판단한 경우(예를 들면, 중증도가 높은 중증, MAD 치료로 개선의 여지가 적은 환자 등), MAD 제작 전에 CPAP에 의한 치료를 환자에게 추천하여 소개해준 의과에 보고 및 의과 진료를 보게 하여 치료법을 검토하도록 의뢰한다(그림 7-7).

7-4. 하악전방견인장치(MAD)의 제작 전 체어사이드에서의 검사

체어사이드에서의 검사는 미러나 탐침기 이외에도, 악기능검사를 위한 관절가동영역측정기와 엔도게이지, 코골이음검사에 이용하는 교합채득 장치[이 증례에서는 Somnogauge(SomnoMed, SomnoMed JAPAN) 사용]와 코튼롤, 구강안면통검사를 위한 면봉, 비강검사를 위한 전비경과 펜라이트를 준비한다(그림 7-8). 관절가동영역측정기의 사용 방법은 그림 7-9와 같다. 그림 7-10~7-15에 이런 검사를 포함한 술전 검사의 과정을 설명한다.

7-5. 기도의 확인

앞에서 서술한 술전 검사에 더해 필요에 따라 술전 검사 시에 기도를 분석하여 기도의 폐쇄 정도를 확인하고, 영상을 이용하여 그 내용을 환자에게 설명할 때 이용할 수 있다. 기도의 확인에는 현재 두부 X선 규격사진(Cephalogram, Lat), CT(computed tomography), 비인강내시경 등의 방법이 이용된다(상세한 기도 분석의 설명은 제11장 153~155쪽 참조).

7-6. 술전 검사의 기록

술전 검사 기입표의 구체적인 예를 그림 7-16, 7-17에 제시한다. 기입표에는 문진 시 들었던 내용과 체어사이드의 검사 결과를 기입한다.

술전 검사의 기록을 남기는 것은 MAD 장착 후 경과 관찰 시에 술전 검사와 비교해 부작용이 진행되지 않았는지를 확인할 때 매우 중요하다.

구강내검사

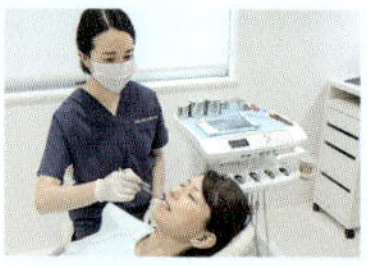

체어사이드에서의 검사

구강내검사	악기능 검사	코골이음 검사	구강안면통 검사	혀검사와 인두검사	전비경검사

↓

Check!

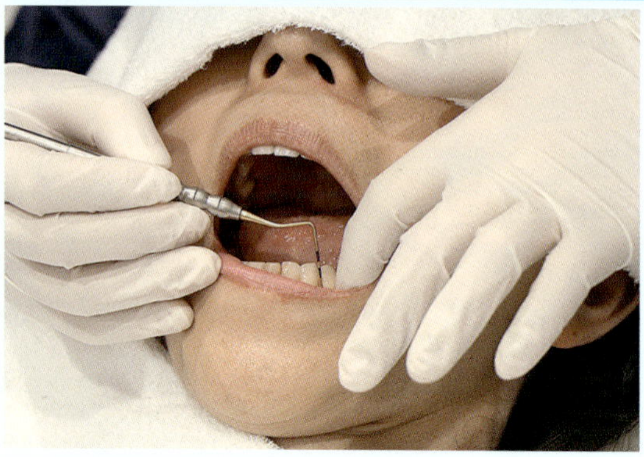

① **치주검사:** 치주낭의 깊이, 동요치아의 유무, 치주염의 유무를 확인한다.

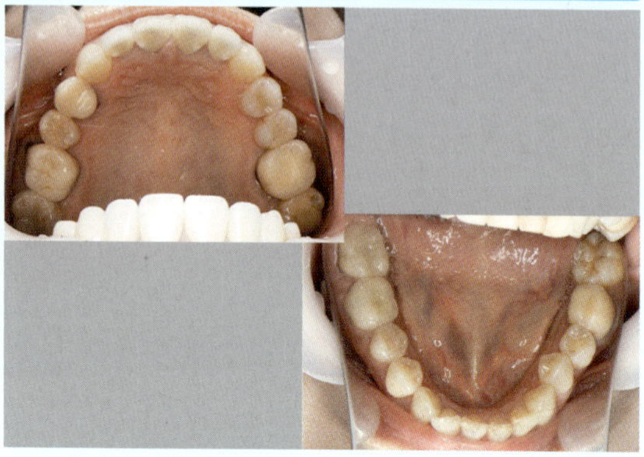

② **잔존치아의 확인:** 잔존치의 개수를 확인한다. 상하악에 최저 각 10개의 잔존치가 있는 것이 이상적이나, 결손치열이라도 MAD 제작이 가능한 경우도 있다.

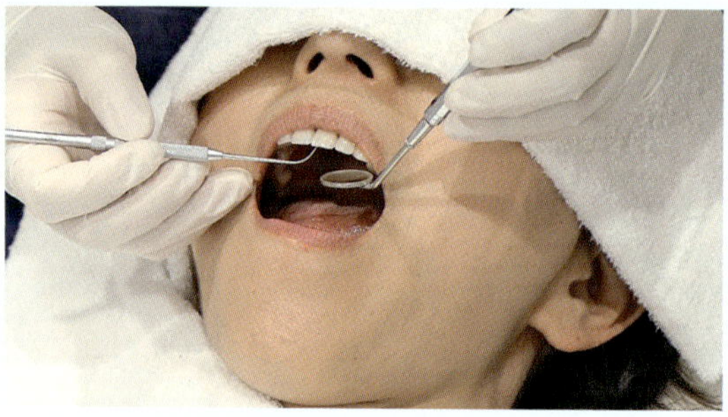

③ **우식 및 치료가 필요한 치아의 유무 확인:** 우식치료나 근관치료 등 치료가 필요한 치아가 있는 경우, MAD 제작 전에 모든 치료를 마무리하는 것이 좋다. 필요에 따라 파노라마 촬영을 시행한다.

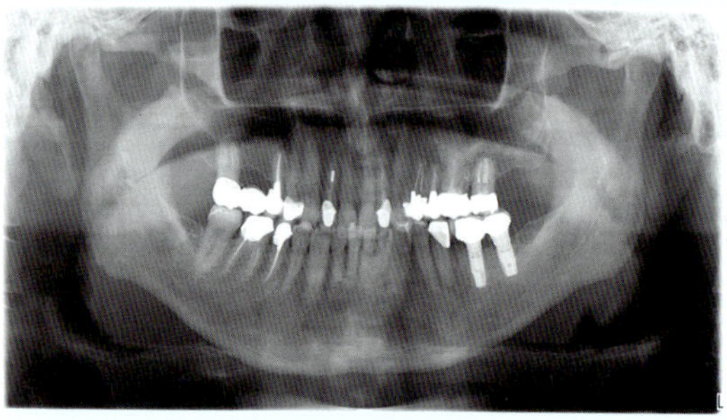

④ **보철장치의 유무와 종류 확인:** 보철장치에 이상이 없는지 확인한다. 필요에 따라 파노라마 촬영을 시행한다.

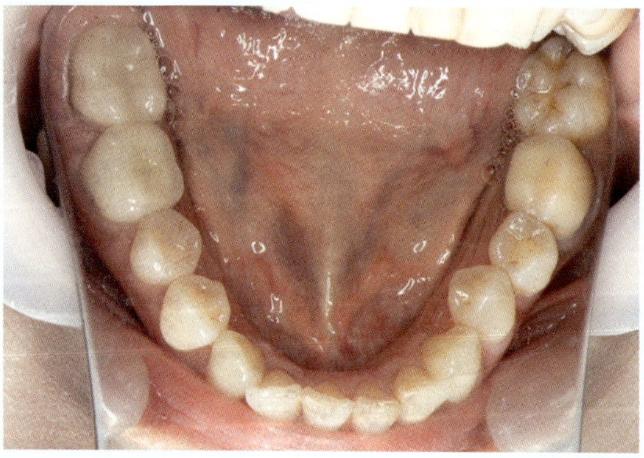

⑤ **교모 및 마모의 유무 확인:** 치아의 교모 및 마모를 확인하고, 이갈이의 유무를 확인한다. 이갈이 습관이 심한 경우 MAD 장착 후 상하악 MAD의 결합부가 파손될 가능성이 있으므로 주의가 필요하다.

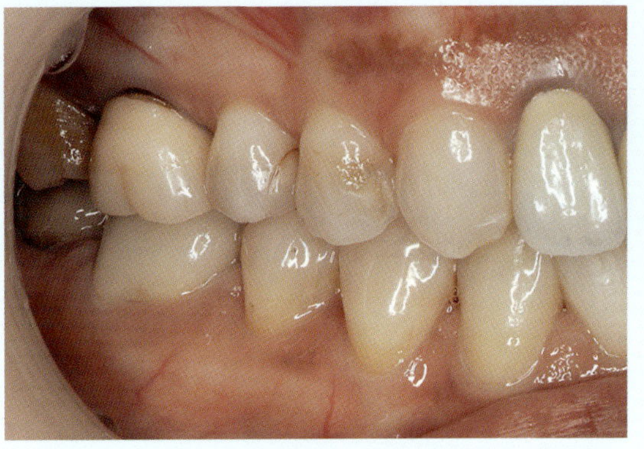

⑥ **상하악 치열의 위치관계 확인:** Angle의 분류를 이용하여, Ⅰ급, Ⅱ급, Ⅲ급 중 어느 것인지 확인한다. Ⅲ급에 있어서는 MAD 제작을 위한 하악전방이동량을 충분히 확보하지 못할 가능성이 있으므로, MAD를 적용하지 못하는 경우도 있다.

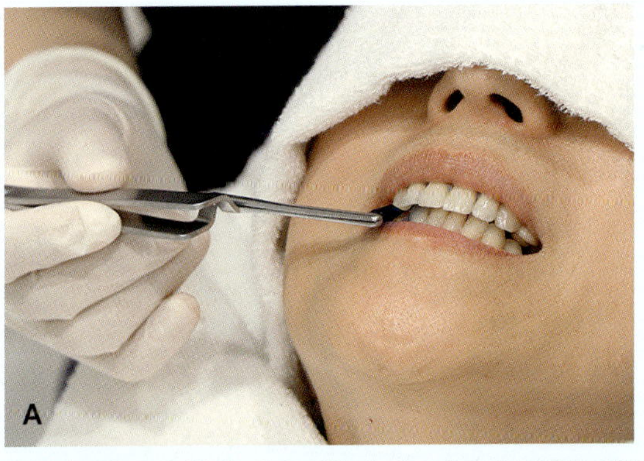

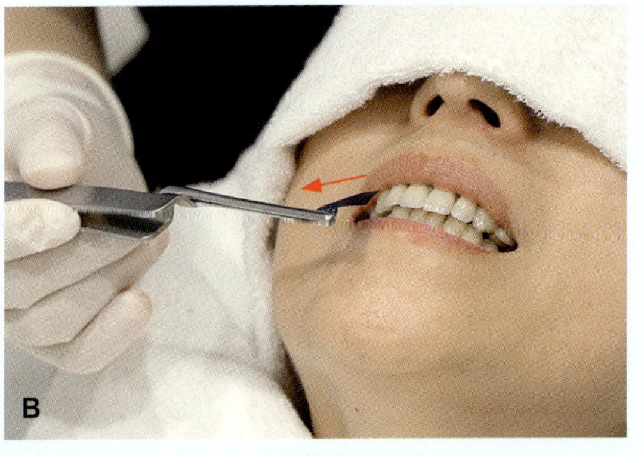

⑦ **교합접촉부의 확인:** 좌우 양측의 대구치부, 소구치부, 견치부, 전치부에 있어서 교합접촉의 유무를 확인한다. MAD 장착 후의 부작용의 하나로, 교합접촉부의 변화가 있으므로 MAD 제작 후의 진료 시에도 이것을 반드시 확인한다. A: 교합지를 상하악 치열 사이에 개재하여, 교두감합위로 다물게 하여 당겨 내면서 확인한다. B: 치아를 하나하나 확인해서 교합접촉부와 접촉의 강도 등을 검사한다[3]. ※그림 안의 빨간 화살표는 치과의사의 움직임을 나타낸다.

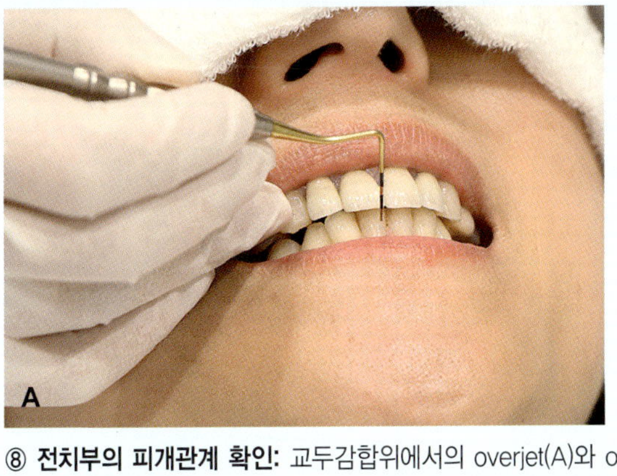

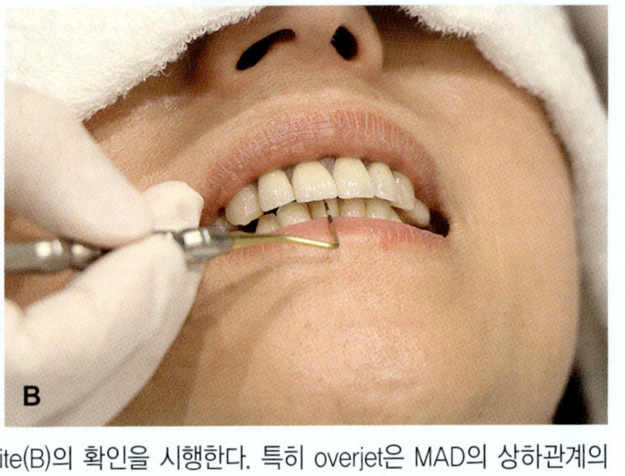

⑧ **전치부의 피개관계 확인:** 교두감합위에서의 overjet(A)와 overbite(B)의 확인을 시행한다. 특히 overjet은 MAD의 상하관계의 위치 설정에도 참고한다.

그림 7-10. 구강내검사.

악기능검사

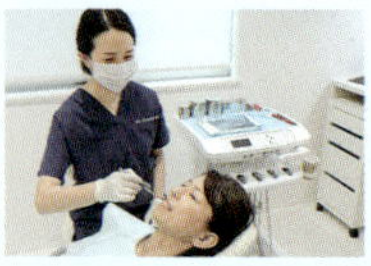

체어사이드에서의 검사

구강내 검사	악기능검사	코골이음 검사	구강안면통 검사	혀검사와 인두검사	전비경 검사

↓

Check!

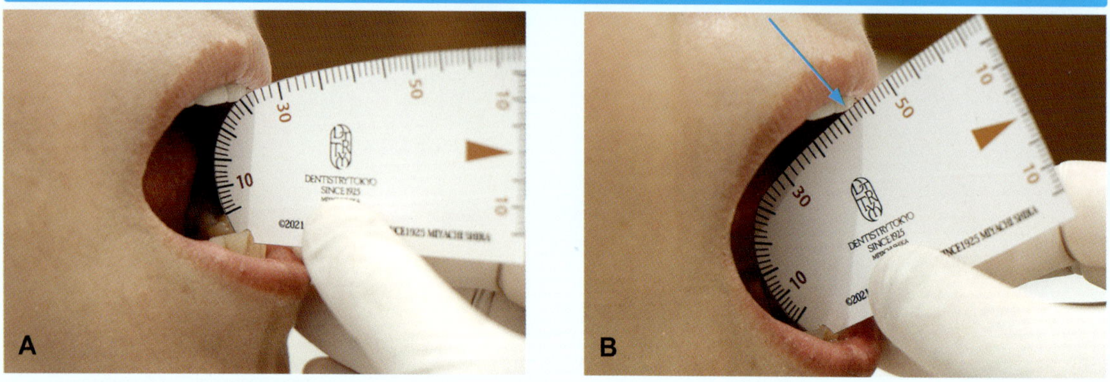

① **최대개구량 확인:** 관절가동영역측정기를 사용하여 최대개구량을 확인한다. 최대개구 시의 좌우 한쪽의 상하악 중절치 사이의 거리를 측정한다. MAD를 적용하려면 적어도 25~40mm 정도 되는 것이 좋다. 개구량이 적은 경우에는 MAD를 적용하기 힘들 수 있다.

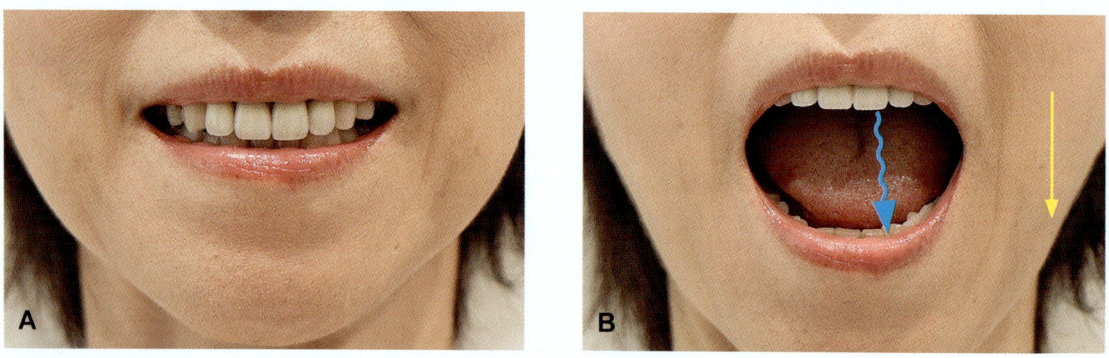

② **개구 시 편위의 확인:** 교두감합위에서의 상하악 중절치의 위치관계를 확인한다(A). 또한 교합채득 시에 필요하기 때문에 개구 시에 하악이 어느 정도 좌우로 편위되는가를 mm 단위로 확인한다(B). [주석] 이후 빨간 화살표는 치과의사의 움직임, 노란 화살표는 환자의 움직임, 파란 화살표는 측정 위치 혹은 편위를 나타낸다.

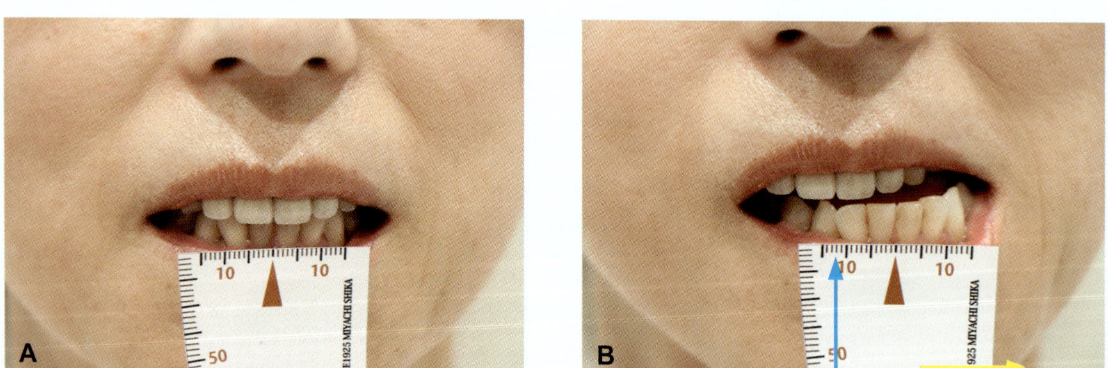

③ **측방운동영역의 계측:** 개구량의 측정과 마찬가지로, 측방운동 시의 운동영역과 통증의 유무도 기록한다(A, B).

그림 7-11-1. 악기능검사.

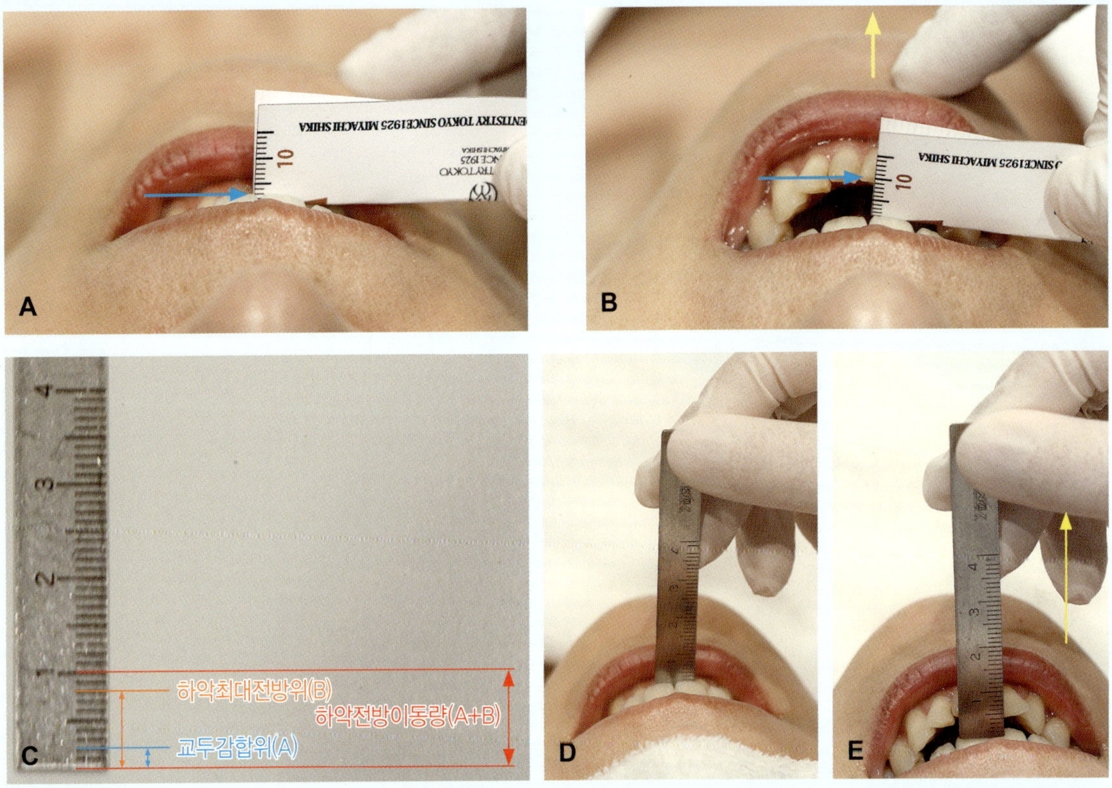

④ **하악전방이동량의 확인:** 교두감합위에서의 하악 중절치부와 상악 중절치부의 거리를 측정하여(A), 하악최대전방위에서의 상악 중절치부에서 하악 중절치부까지의 거리를 측정한다(B). A와 B의 합이 하악전방이동량이 된다. 또한 통상적인 하악전방이동량은 10~12mm이지만, MAD를 적용하려면 적어도 5~8mm 정도는 되는 것이 좋다. 이때 관절가동영역측정기 대신 엔도게이지를 이용해도 된다(C~E).

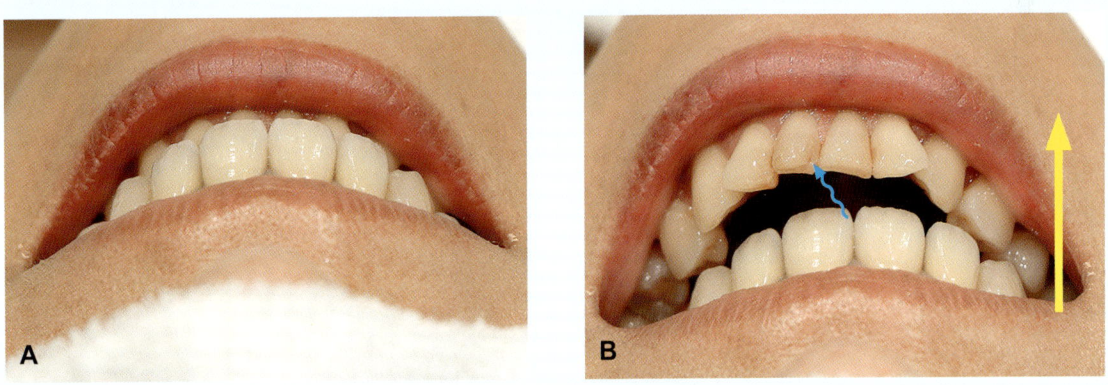

⑤ **하악전방이동 시 편위 확인:** 교두감합위의 상하악 절치점의 위치관계를 확인한다(A). 하악전방이동 시에 하악이 어느 정도 좌우로 편위되는가를 mm 단위로 확인한다(B).

악기능검사 *(계속)*

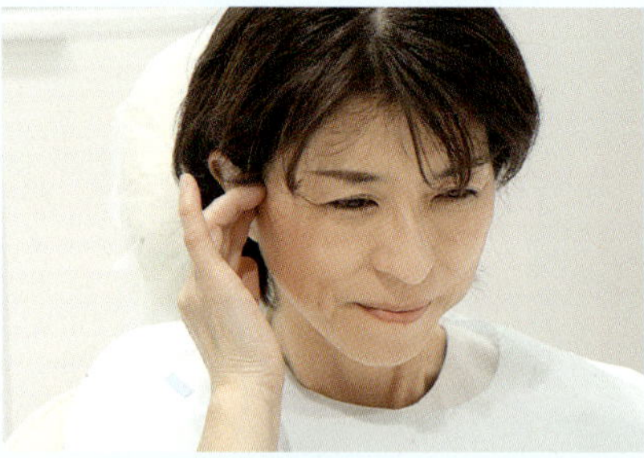

⑥ **악관절증의 기왕력과 현 상태 확인:** 기왕력으로 개구장애, 폐구장애, 악관절의 통증 등 악관절증이 있는가를 환자에게 확인한다. 또한 현재 그 증상이 지속되고 있는지도 확인한다. 통증이 있는 경우, 환자가 이야기하는 부위가 어디인지를 확실히 확인할 필요가 있다. 한 손가락으로 아픈 곳을 하나씩 지시하도록 한다.

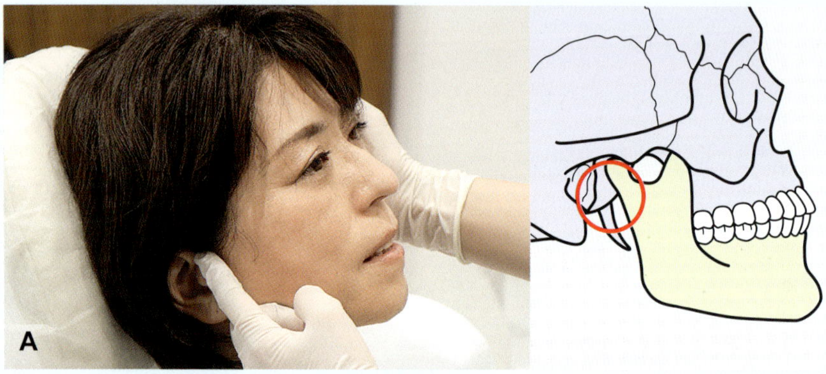

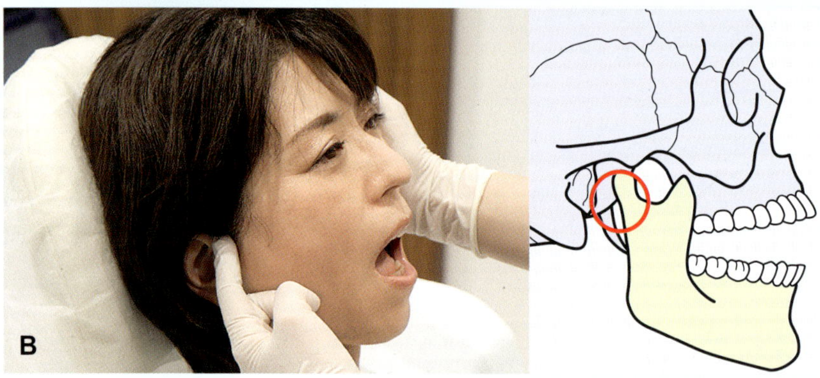

⑦ **촉진에 의한 악관절운동과 악관절압통의 유무 확인:** 외이도 전방 약 1cm에 손가락을 댄 상태에서 폐개구운동 시, 측방운동 시, 전방운동 시의 운동영역과 통증의 유무를 환자에게 확인한다. 그 후 악관절 측방부(A) 및 악관절 후방부(B)를 검지로 0.5kg/cm^{2}의 힘으로 압박하여 통증의 유무를 확인한다. MAD는 하악을 전방이동시키게 되므로, 악관절증의 발생 및 악화로 이어질 가능성이 있다. 따라서 술전 검사의 시점에서 악관절에 통증이 있는 경우에는 악관절치료를 우선 진행하거나 MAD를 적용하지 못할 가능성도 고려해야 한다[3].

그림 7-11-2. 악기능검사*(계속)*.

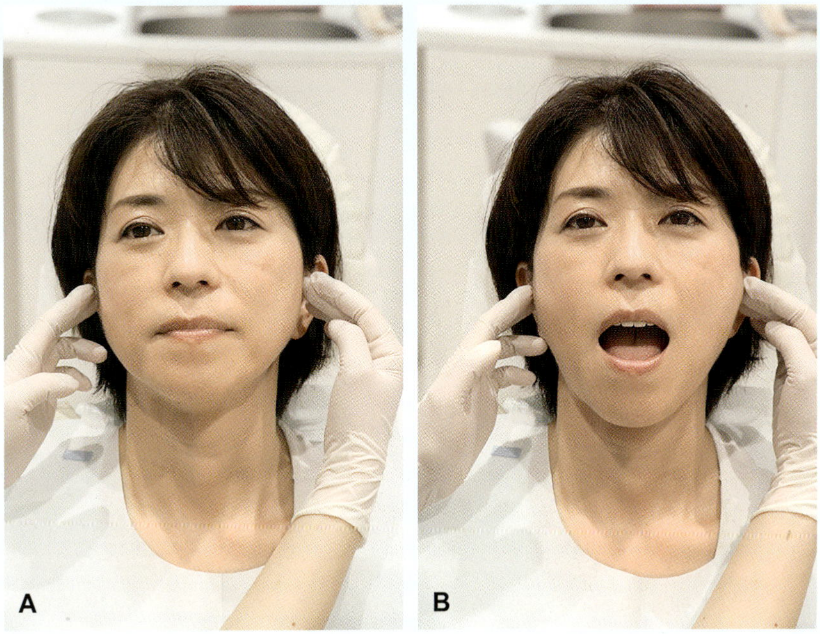

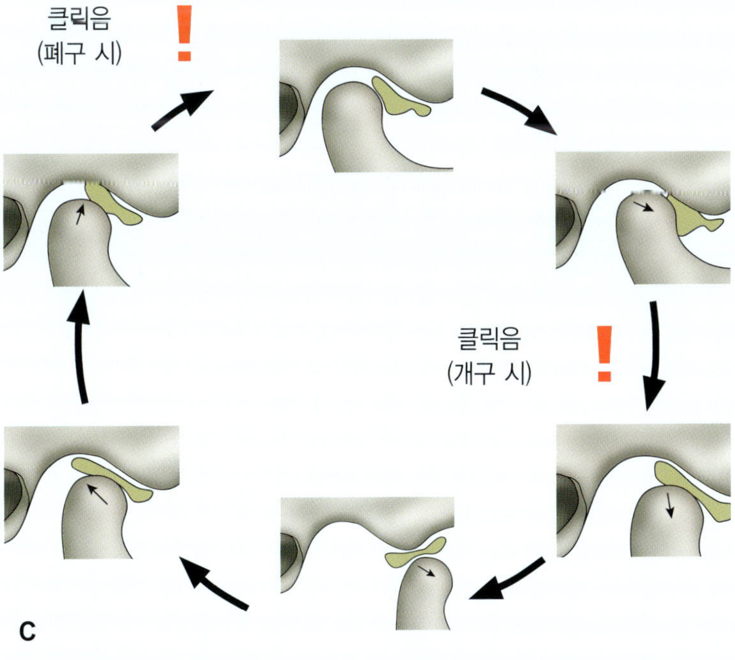

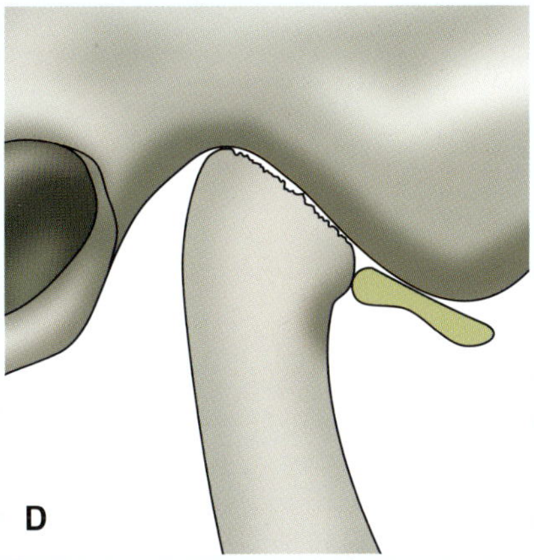

⑧ 악관절잡음 확인: 외이도 전방 1cm 정도의 위치에 손가락을 댄 채, 개폐구운동 시, 측방운동 시, 전방운동 시의 클릭음은 '딸깍', 염발음(crepitus)은 '드륵드륵', '써걱써걱'처럼 들리게 된다. 클릭음은 그림 C처럼 정복성관절원판전위 등이 원인으로 개폐구 시 발생하고, 염발음은 그림 D처럼 악관절의 골이 변형된 변형성악관절증 등이 그 원인으로 관절잡음이 나타난다. 악관절에 통증을 동반하는 경우에는 MAD의 적용이 어려우며, 악관절치료를 우선해야 되는 증례도 있다. 필요에 따라 전문 외래에 의뢰 혹은 CT 촬영, MRI 촬영을 시행한다(그림 C, D는 참고문헌 4에서 인용).

코골이음검사

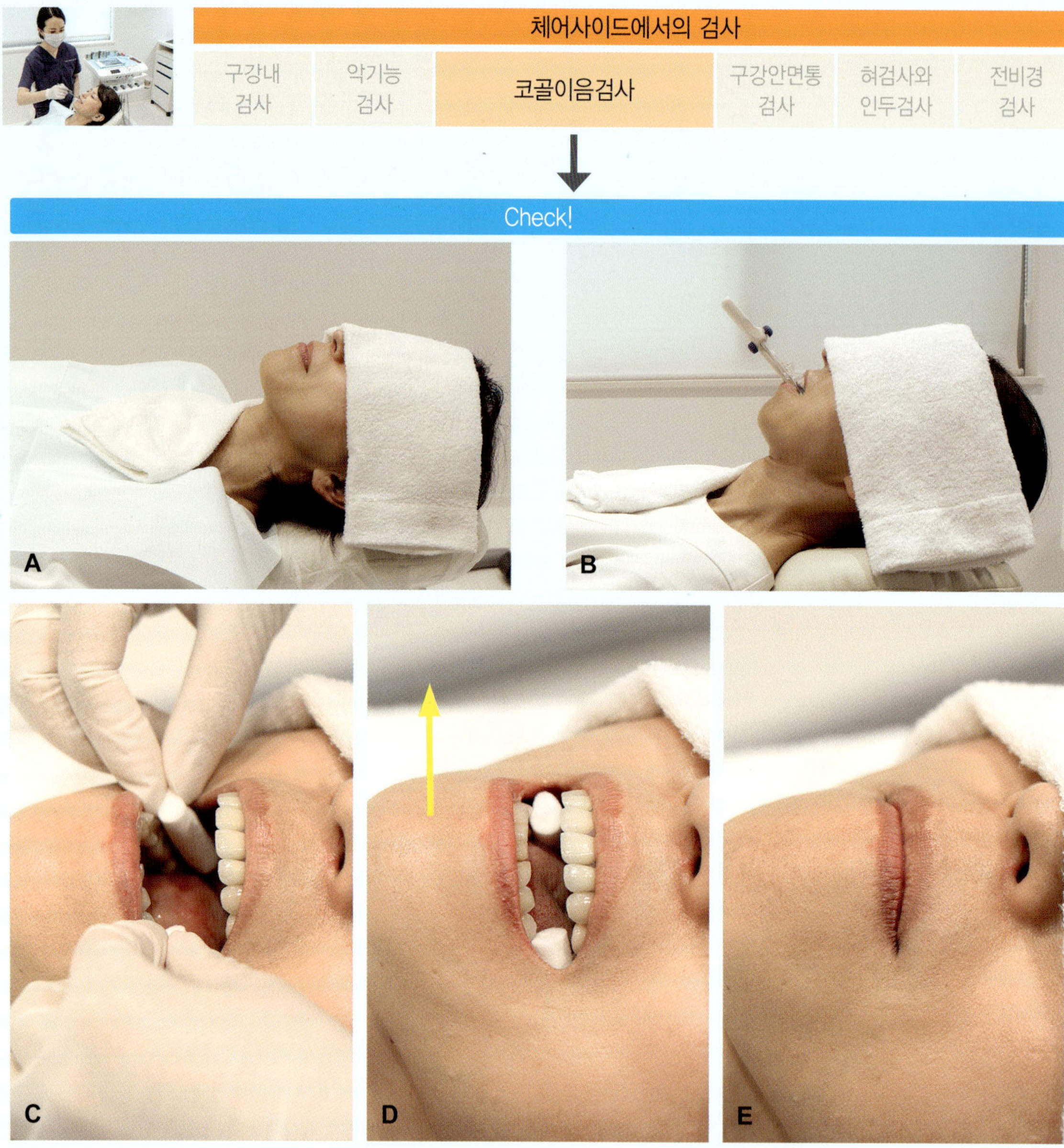

코골이음검사[5]란 하악을 전돌시키는 것에 의해 코골이가 감소 혹은 소실되는가 아닌가를 간단하게 확인하는 테스트이다. 환자가 코골이를 유사하게 재현하지 못하는 경우에는 대체수단으로 흡기 시 호흡의 편안함을 확인하는 것도 유효하다. 하악을 전돌시키더라도 코골이음이 사라지지 않는 경우에는 MAD를 장착하더라도 코골이음이 사라지지 않을 가능성이 있으므로 주의할 필요가 있다. 우선 덴탈 체어를 수평위로 하고, 환자에게 교두감합위 상태에서 코나 입으로 호흡하게 하여, 코골이음을 재현하게 한다(A). 다음으로 치과의사가 교합채득 장치[이 장에서는 Somnogauge(SomnoMed, SomnoMed JAPAN) 사용]를 사용하여 환자의 하악을 전돌시킨 상태를 재현하고, 환자에게 다시 코골이를 재현하도록 하여 코골이음이 감소 혹은 소실되는가를 확인한다(B). 이 단계에서 확보해야 하는 하악 전방위는 하악전방이동량의 약 50~75%로 한다. 하지만 이 수치는 잠정적인 것이며, 정확한 하악 전방위는 MAD 제작 시의 교합채득에서 결정한다. 이때 교합채득 장치 대신에 코튼롤을 이용해도 된다. 그 경우 치과의사는 우선, 코튼롤을 양측 구치부에 올린다(C). 다음으로 환자에게 코튼롤을 가볍게 물게 하고, 그 상태에서 하악을 전돌시키게 한다(D). 그리고 입술을 닫은 채로, 코골이를 재현시킨다(E). 치과의사는 코골이음이 감소 혹은 소실되었는가를 확인한다.

그림 7–12. 코골이음검사.

구강안면통검사

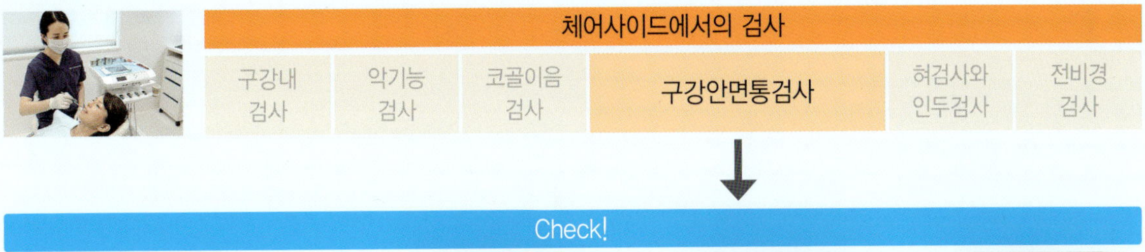

① **구강안면에서의 신경마비의 유무 확인:** 좌우의 이마, 뺨, 턱의 순으로 검지 혹은 면봉을 좌우 동시에 닿게 하여 좌측과 우측에 차이가 없는가, 혹은 구강안면영역의 신경에 마비가 없는가를 확인한다. 신경마비가 있는 경우에는 MAD를 적용하지 못할 수도 있다(A~C).

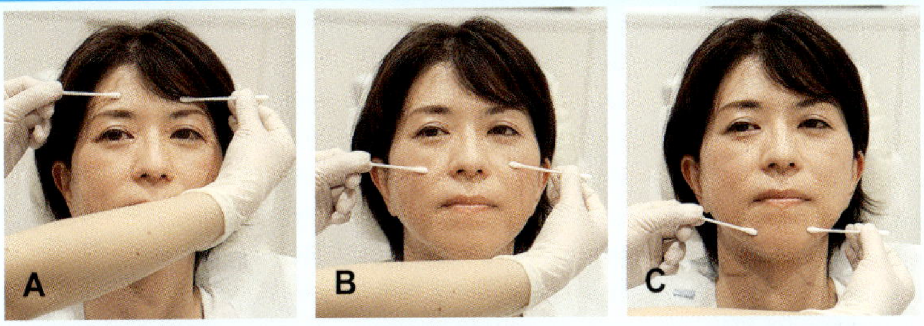

② **삼차신경통의 유무 확인:** 문진에서 삼차신경통의 기왕력이 있는지를 확인한다. 그리고 단침의 끝을 이마, 뺨, 턱의 세 군데에 닿게 하여 삼차신경의 제1지, 제2지, 제3지에 신경통이 없는지를 확인한다 이것을 술전에 시행해 두면 MAD 장착 후의 신경통이 MAD에 의한 것인지 아닌지를 판단할 수 있다(A~C).

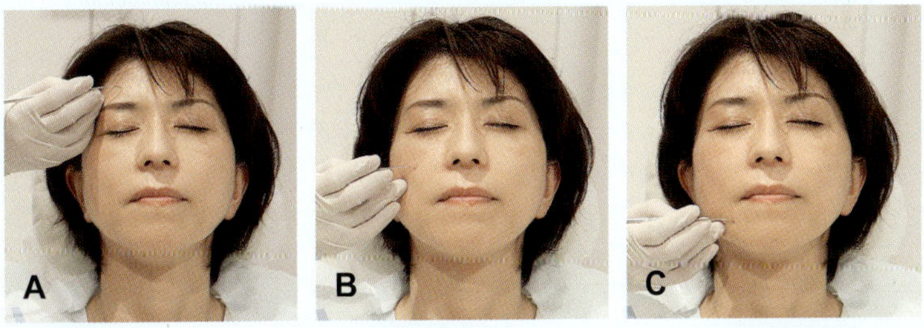

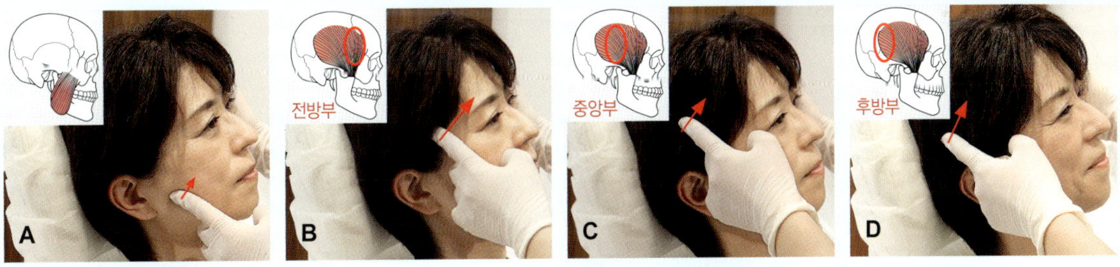

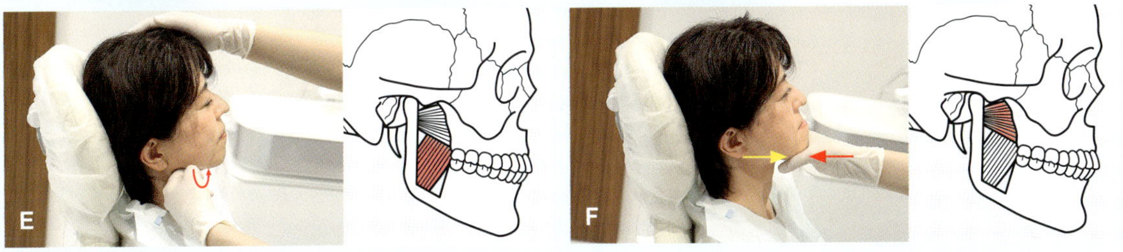

③ **악안면근막동통 유무의 확인:** 교근, 내측익돌근, 측두근, 외측익돌근을 포함하는 저작근에 근막동통이 없는지를 확인한다. 필요에 따라 흉쇄유돌근, 승모근 등도 촉진한다. 근막동통이 있는 경우에는 MAD 제작 시에 주의한다. A: 교근의 위치를 그림 내 왼쪽 위에 표시한다. 중앙부와 협골궁하연의 하방의 기시부를 검지 혹은 엄지를 이용해 2~4kg/cm^{2}의 힘으로 10초 이상 압박하는 것[6]으로 통증의 유무를 확인한다. B~D: 측두근의 위치를 그림 내 왼쪽 위에 표시한다. 그 전방부(B), 중앙부(C), 후방부(D)를, 검지 혹은 엄지를 이용해 2~4kg/cm^{2}의 힘으로 압박하는 것으로 통증의 유무를 확인한다. E: 내측익돌근의 위치를 그림 내 우측에 빨간색으로 표시한다. 구외법의 경우, 하악각의 약간 내측을 검지로 2~4kg/cm^{2}의 힘으로 압박하는 것으로 통증의 유무를 확인한다. F: 외측익돌근의 위치를 그림 내 우측에 빨간색으로 표시한다. 외측익돌근에 대해서는 기능검사를 시행한다. 환자에게 하악을 전돌하게 하여 치과의사는 한손으로 하악을 후방으로 밀어 넣으면서 악관절 주위의 통증과 위화감의 유무를 질문한다.

그림 7-13. 구강안면통검사.

혀검사와 인두검사

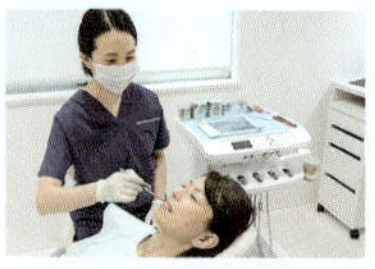

체어사이드에서의 검사

구강내 검사 | 악기능 검사 | 코골이음 검사 | 구강안면통 검사 | **혀검사와 인두검사** | 전비경 검사

Check!

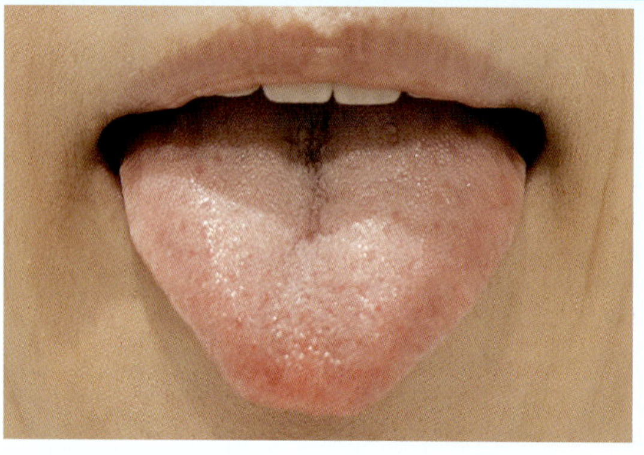

① **혀검사:** 환자에게 혀를 전방으로 내밀게 하여 혀의 크기와 두께, 압흔의 유무를 확인한다.

② **인두검사:** 환자에게 크게 개구하도록 하여 구개수와 구개편도의 비대의 유무를 확인한다. 이때 혀를 내밀게 하여 기록하는 말람파티 분류[7](제6장 78쪽 참조)나 혀를 내밀지 않고 기록하는 프리드맨 분류[8](제6장 79쪽 참조) 중 하나와 브로드스키 분류[9](제6장 79쪽 참조)를 병용하여 확인한다.

그림 7–14. 혀검사와 인두검사.

전비경검사

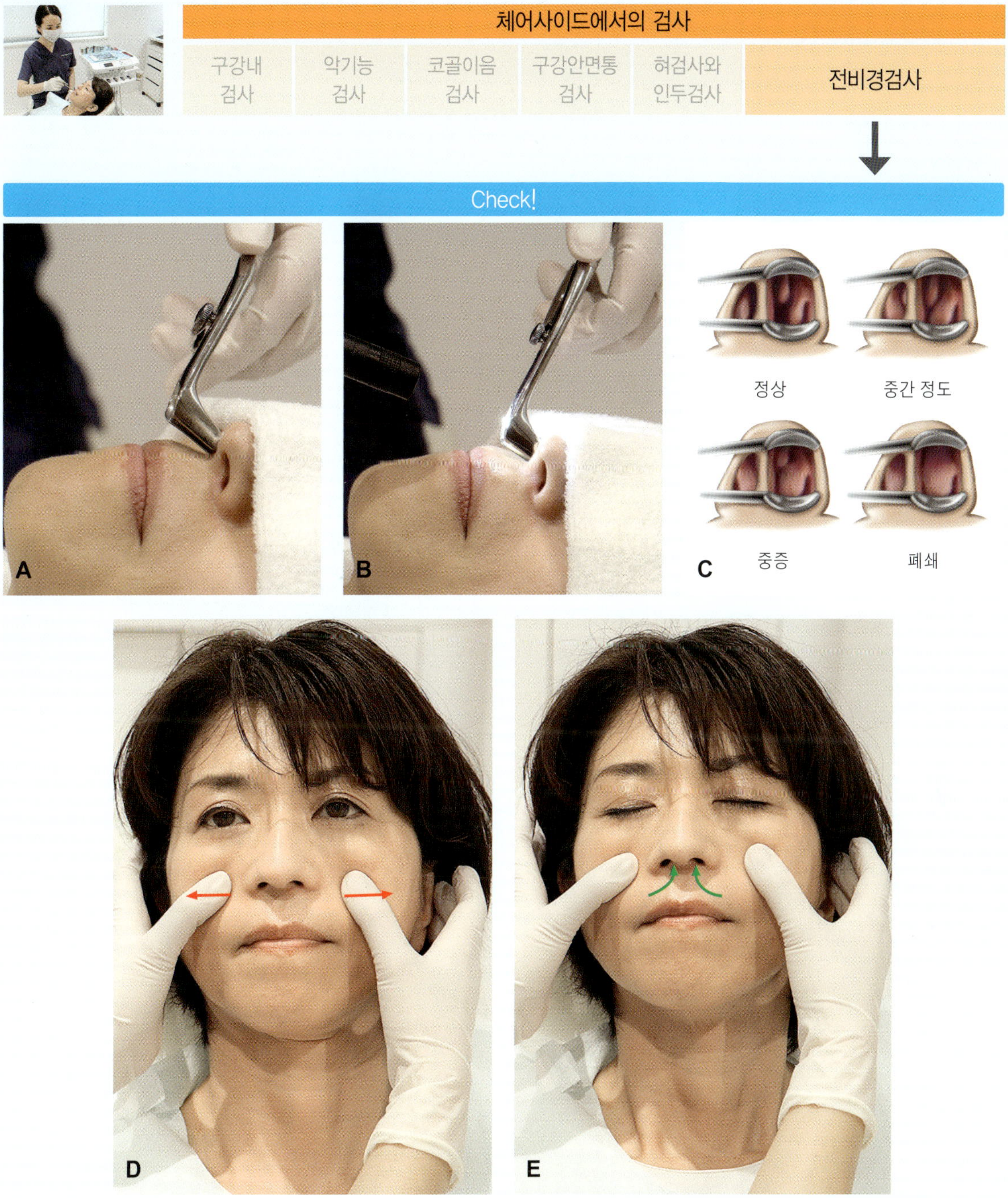

코막힘의 유무 확인: 문진에 의해 코막힘이 확인된 경우, 필요에 따라 그림과 같이 전비경검사를 시행한다. 비경의 끝을 전비강에 삽입하고, 비익을 상방으로 전개하듯이 비경을 벌린다(A). 그렇게 하면 비내가 개방되지만 이 상태로는 안쪽이 어두워서 보이지 않는다. 이때 안으로 펜라이트를 조사하게 되면, 선명하게 관찰할 수 있다(B). 비강 폐쇄의 중증도 구분은 그림과 같다(C). 또한 치과의사가 엄지로 환자의 코 옆을 외측으로 밀면서 넓혀(D) 비강을 넓힘으로 인해 호흡이 편해지는지를 확인한다(E, 초록색 화살표는 공기의 흐름을 표시한 것). 중증의 코막힘이 보이는 경우에는 MAD를 적용하기 힘들 가능성이 있다. 따라서 이런 경우에는 필요에 따라 이비인후과에 의뢰하는 것이 적절하다.

그림 7-15. 전비경검사.

술전 검사 기입표의 구체적인 예 ①

DENTISTRY TOKYO SINCE 1925 MIYACHI SHIKA

수면치과 술전 검사 기입표 20 / /

차트 번호: 환자 이름:

의뢰한 의료기관명: 의뢰한 의사명:

[주소]

코골이·주간의 졸림·기상 시 두통·무호흡지수·기상 시의 피로/권태감·숙면감의 결여·숨을 급히 들이쉬면서 기상·야간의 빈뇨·이갈이/이악물기/안면의 통증·운전 중의 졸림·집중력/기억력 저하·정신적인 우울감·역류성식도염·불면증

기타( )

[수면무호흡검사] 검사시설:

술전 (PSG·OCST) 검사일 / / AHI/REI /h BaselineSpO_2 % LowestSpO_2 %

술후 (PSG·OCST) 검사일 / / AHI/REI /h BaselineSpO_2 % LowestSpO_2 %

[수면 관련 질문]

평균 수면시간: 합계 h 취침시간: 기상시간: 카페인 섭취:

STOP–Bang 점수 ____/8 ESS 점수 ____/24 앙와위·우측위·좌측위·복와위·입위 베개 수 ______

SRBD 이외의 수면장애 없음·있음 ( )

수면 관련 약의 복용 없음·있음 ( )

CPAP 사용력 없음·있음 ( )

[구강내 검사]

8	7	6	5	4	3	2	1	1	2	3	4	5	6	7	8
8	7	6	5	4	3	2	1	1	2	3	4	5	6	7	8

수면 시 이갈이의 기왕력 없음·있음 (과거·현재) / 교모 없음·있음

Angle 분류: 교합접촉부위: 우 / 좌 OB: mm OJ: mm

[악기능검사]

개구량: mm 편위: 없음·있음 (우측·좌측으로 mm 편위)

측방운동역: 우 mm 좌 mm

하악전방이동거리: mm → mm (합계 mm) 편위: 없음·있음(우측·좌측으로 mm 편위)

악관절증상 없음·과거에 있음(우·좌)·현재 있음(우·좌) 음

[코골이음검사]

mm에서 코골이음 소실·감소·변화 없음

[구강안면통검사]

신경마비: 없음·있음( ) 삼차신경통: 없음·있음( )

교근(우·좌)·측두근·내측익돌근·외측익돌근·기타( )

[혀·인두]

설압흔: 없음·있음 혀의 크기: 하악치열궁에 대해 (큼·보통·작음)

말람파티 분류: 프리드맨 분류: 브로드스키 분류:

[전비경검사]

코막힘: 없음·있음( )

[기타]

그림 7-16. 기입표는 문진의 내용과 체어사이드에서의 검사 결과를 기입한다. 수면치과치료의 전 단계에서 기록을 남기는 것은 부작용을 미연에 방지하기 위해, 그리고 부작용이 발생했을 때 그것이 MAD 치료에 의한 것인가를 판단하기 위해 중요하다.

술전 검사 기입표의 구체적인 예 ②

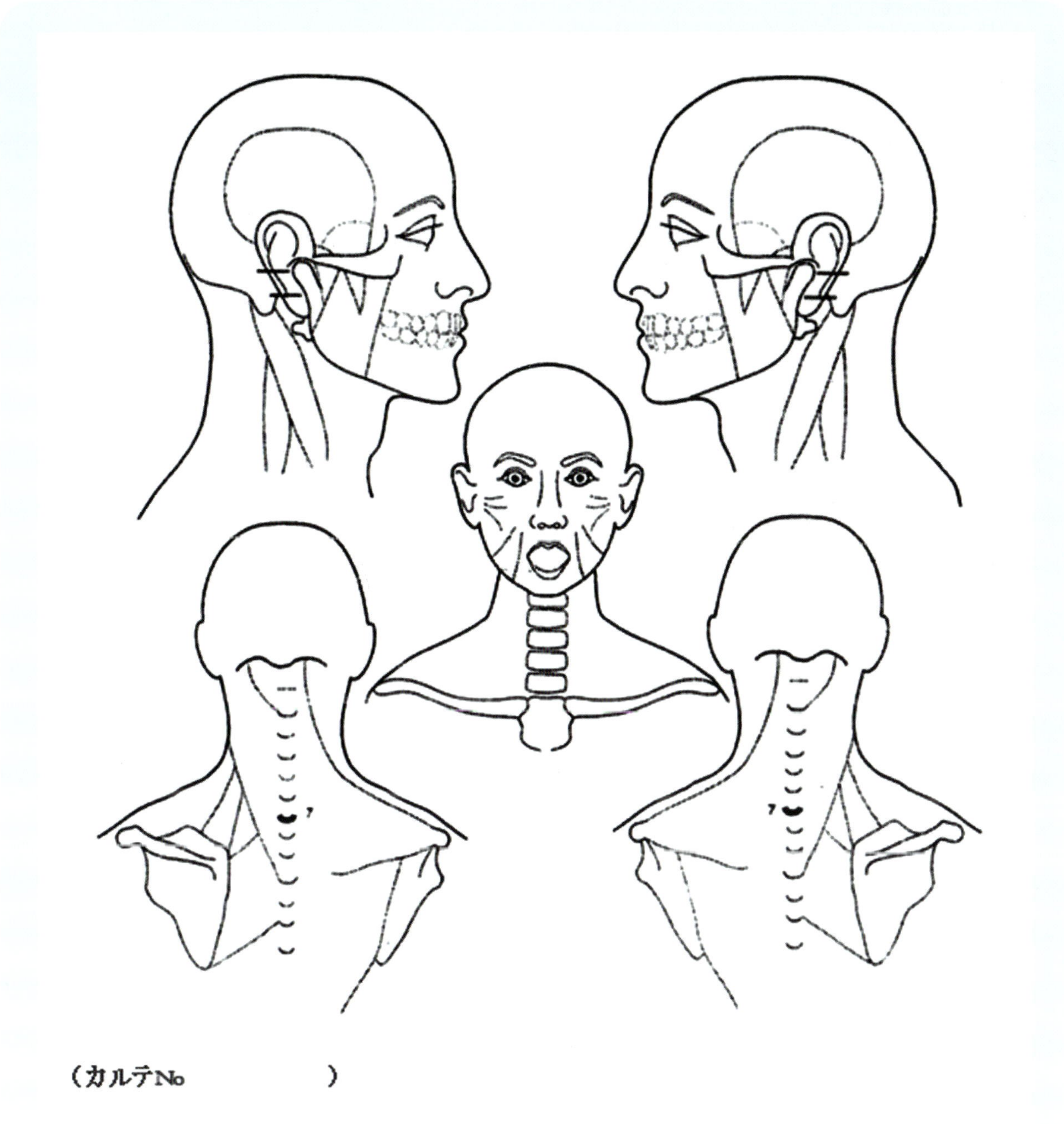

그림 7-17. 기입표에는 구강안면영역의 근육 및 악관절 촉진에 의한 통증이 없는가를 기입한다. 구체적으로는 환자의 주관적 평가에 따라, 아프지 않다 = 0, 조금 아프다 = 1, 아프다 = 2, 많이 아프다 = 3으로 하여, 좌우 각 근육 및 악관절에 기입하도록 한다.

참고문헌

1. Sheats RD. Management of side effects of oral appliance therapy for sleep-disordered breathing : summary of American Academy of Dental Sleep Medicine recommendations. J Clin Sleep Med 2020 ; 16 (5) : 835.
2. 睡眠薬の適正な使用と休薬のための診療ガイドライン―出口を見据えた不眠医療マニュアル―. http://jssr.jp/files/guideline/suiminyaku-guideline.pdf (2021年4月アクセス)
3. Merrill RL. Temporomandibular disorder pain and dental treatment of obstructive sleep apnea. Dent Clin North Am 2012 ; 56 (2) : 415-431.
4. 古谷野潔, 小見山道, 馬場一美, 矢谷博文, 和嶋浩一 (編・著). 飯田崇, 西山暁 (著). 別冊ザ・クインテッセンス TMD YEARBOOK 2019/2020 顎関節症の三大症状, その検査・診断・治療をやさしく教えます. 東京 : クインテッセンス出版, 2019.
5. Esaki K, Kanegae H, Uchida T, Mizuma H, Sakamoto T, Kameyama T. Treatment of sleep apnea with a new separated type of dental appliance (mandibular advancing positioner) . Kurume Med J 1997 ; 44 (4) : 315-319.
6. Reny de L, Gary K (edts) . Orofacial Pain : Guidelines for Assessment, Diagnosis, and Management (Sixth ed) . Chicago : Quintessence Publishing, 2018.
7. Samsoon GL, Young JR. Difficult tracheal intubation : a retrospective study. Anaesthesia 1987 ; 42 (5) : 487-490.
8. Friedman M, Salapatas AM, Bonzelaar LB. Updated Friedman Staging System for Obstructive Sleep Apnea. Adv Otorhinolaryngol 2017 ; 80 : 41-48.
9. Brodsky L. Modern assessment of tonsils and adenoids. Pediatr Clin North Am 1989 ; 36 (6) : 1551-1569.

제8장

수면치과치료 계획의 수립과 결정

잠재성 수면관련호흡장애(sleep related breathing disorders; SRBD) 환자의 스크리닝, 수면치과 카운슬링, 수면무호흡검사, 술전 검사의 결과를 토대로 수면치과치료의 적응증인지 진단하고, 그 환자에게 하악전방견인장치(mandibular advancement device; MAD) 치료가 필요하다고 판단되면, 치과의사는 수면치과치료 계획을 수립한다.

치료 계획의 수립에서는 'SRBD를 개선하기' 위해 필요한 사항과 구강내장치의 선택 등 MAD 치료를 시행함에 있어 결정해야 할 사항을 심노한다. 또한 수면치과치료의 효과를 얻기 위해서는 환자가 주체적으로 치료에 참가하며, MAD를 적절하게 장기간 계속해서 장착할 필요가 있다. 그러기 위해 치료 계획을 수립하고 나면 수면치과 컨설트를 통해 그 내용을 설명하고, 환자와 함께 치료 계획을 결정해 나가는 것이 중요하다.

이 장에서는 수면치과치료 계획에서 정해야 할 사항을 그 구체적인 예와 함께 설명한다.

치료 계획에서 결정해야 할 사항

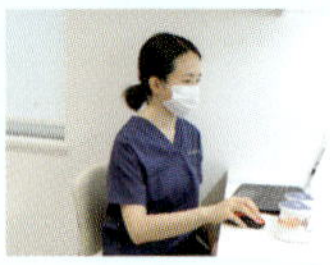

수면치과치료 계획에서 결정해야 할 사항				
MAD 이외의 치료법을 치료 계획에 포함할 것인가	일반적인 치과치료의 필요성	구강내장치의 선택	재평가	유지관리

그림 8-1. 치료 계획에서 결정해야 할 사항. 잠재성 SRBD 환자의 스크리닝, 수면치과 카운슬링, 수면무호흡검사, 술전 검사의 결과를 토대로 수면치과치료 계획을 결정한다. 고려사항으로는 ① MAD 이외의 치료법을 치료 계획에 포함할 것인가, ② 일반적인 치과치료의 필요성, ③ 구강내장치의 선택, ④ 재평가, ⑤ 유지관리가 있고, 이것들을 결정하도록 한다.

치료 계획의 고려사항 ①: MAD 이외의 치료법을 치료 계획에 포함할 것인가

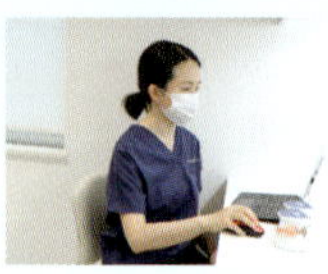

수면치과치료 계획에서 결정해야 할 사항				
MAD 이외의 치료법을 치료 계획에 포함할 것인가	일반적인 치과치료의 필요성	구강내 장치의 선택	재평가	유지관리

↓

Check! MAD 이외의 치료법의 병용이 필요한지 판단

[다음 항목 확인]
- □CPAP 사용력의 유무
- □OSA의 중증도
- □기도협착과 관련된 편도비대나 비중격만곡 등의 해부학적 요인
- □수면습관이나 생활습관
- □SRBD 이외의 수면장애나 SRBD에 관련된다고 생각되는 전신질환의 유무와 가능성 확인

[다음 항목을 치료 계획에 추가]
- □CPAP와 MAD의 동반 치료
- □외과수술
- □수면위생지도
- □생활습관의 시정
- □각 증상에 맞는 진료과에 의뢰

그림 8-2. 치료 계획에는 우선 MAD 이외의 치료법을 치료 계획에 포함할 것인지를 검토한다.

8-1. 치료 계획의 수립

치료 계획에서 결정해야 할 사항은 아래와 같다(그림 8-1).

1) MAD 이외의 치료법을 치료 계획에 포함할 것인가 (그림 8-2)

환자에게 하악전방견인장치(mandibular advancement device; MAD) 치료가 필요하다고 판단한 경우, 수면관련 호흡장애(sleep related breathing disorders; SRBD)를 개선하기 위한 MAD 치료에 더해 그 외의 치료법[지속기도양압(continuous positive airway pressure; CPAP)나 수면위생지도 등]의 병용이 필요한지를 판단한다(SRBD에 대한 MAD 이외의 치료법은 제2장 18~24쪽 참조).

치료법을 선택하기 위해 CPAP 사용력의 유무, 폐쇄성수면무호흡(obstructive sleep apnea; OSA)의 중증도, 편도비대나 비중격만곡 등의 해부학적 요인, 수면습관이나 생활습관, SRBD 이외의 수면장애나 SRBD에 관련된다고 생각되는 전신질환의 유무와 그 가능성을 확인한다.

예를 들면, 중증 SRBD 환자에서 CPAP 미경험 혹은 계

치료 계획의 고려사항 ②: 일반적인 치과치료의 필요성

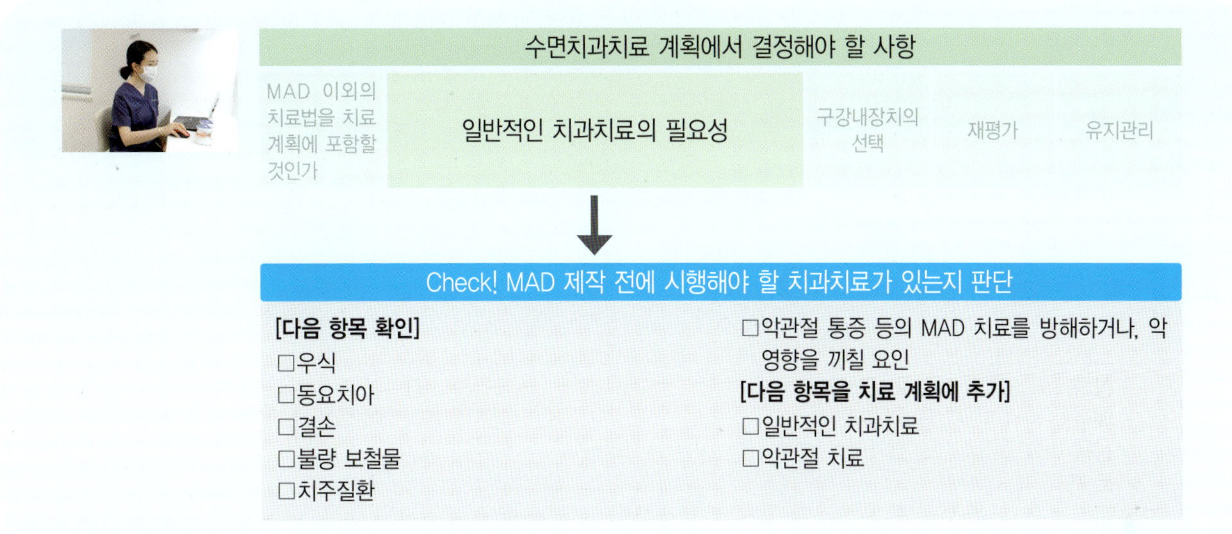

그림 8-3. 다음으로 일반적인 치과치료의 필요성 유무를 검토한다.

치료 계획의 고려사항 ③: 구강내장치의 선택

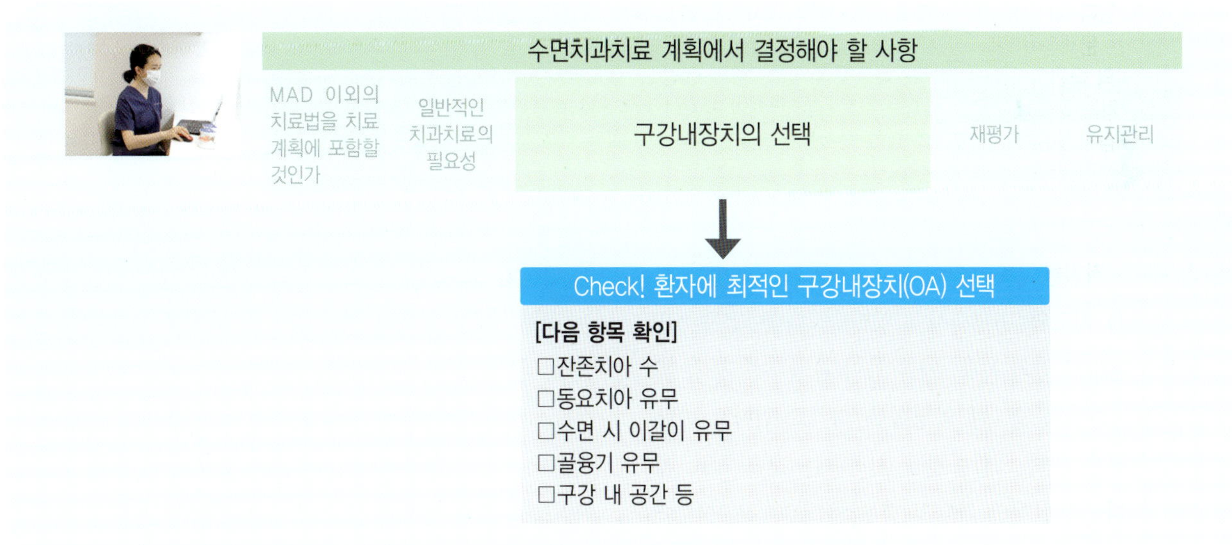

그림 8-4. 다음으로 구강내장치의 선택을 시행한다[구강내장치(OA) 선택의 포인트는 그림 8-5 참조].

속 사용이 곤란해졌지만, MAD보다 CPAP 사용에 개선의 여지가 있는 환자에 대해서는 치료 계획에서 CPAP와 MAD의 동반 치료(제2장 21쪽 참조)를 계획한다. 또한 구강인두에 있어서 기질적인 기도협착의 요인으로 편도비대나 비중격만곡, 소악증 등이 관찰된 경우에는 이비인후과, 교정치과, 구강외과 등과 연계하여, 외과수술(제2장 33, 22쪽 참조)과의 병용을 검토한다.

다음으로 수면습관의 개선이 필요하다고 판단한 경우에는 수면위생지도(제2장 22, 23쪽 참조)를 시행한다. 구체적으로는 앙와위에서 취침하는 것에 의해 무호흡·저호흡의 정도가 심각해지는 체위의존성 SRBD 환자에 대해서는 수면체위요법을 병용한다. 또한 필요에 따라 규칙적인 수면

구강내장치(OA)의 종류, 특징과 문제점

종류	하악전방견인장치(MAD)	
분류	상하일체형	
타입	모노블록 하드 타입	모노블록 소프트 타입
제품명	–	–
사진	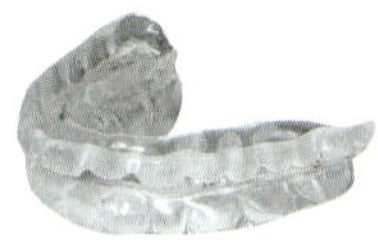	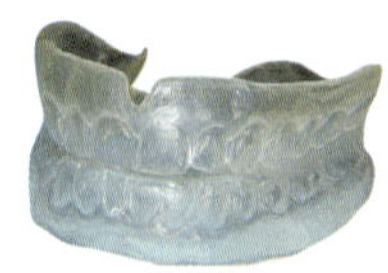
특징	• 상하악의 장치가 강하게 고정된다. • 폐구를 시켜 비호흡을 촉진시킨다. • 상용 아크릴릭 수지와 열가역성 수지 시트, 상온 중합레진으로 제작되는 경우가 많다.	• 상하악의 장치가 강하게 고정된다. • 폐구를 시켜 비호흡을 촉진시킨다. • 상하악의 장치가 소프트 타입이라 치아의 위화감이 적다.
문제점	• 측방으로의 강한 힘에 의해 상하 결합부가 파손될 가능성이 있다. • 고정 후에는 MAD의 상하악 위치관계의 조정에 시간이 걸린다.	• 장치 내면에 플라크 등이 침착되기 쉽다. • 내면의 조정이 곤란하다. • 고정 후에는 MAD 상하악 위치관계의 조정이 곤란하다.

그림 8-5. 구강내장치(OA)의 종류, 특징과 문제점. 일반적으로 SRBD 치료를 위한 OA에는 하악을 전돌시킨 상태를 밤새 유지하는 것으로 기도의 협착을 막는 MAD와 혀를 전방으로 내민 상태에서 밤새 유지하는 것으로 혀의 침하를 막는 설견인장치(tongue stabilizing device)가 있다. 또한 MAD는 상하일체형과 상하분리형으로 크게 분류된다. 상하일체형은 상하 MAD가 강하게 고정되어 있어 폐구를 시켜 비호흡을 촉진시킬 수 있다는 특징이 있다. 하지만 상하 MAD를 접합시키는 즉시중합레진 부위는 파손 및 변색이 되기 쉽고, MAD의 상하 위치관계의 돌출량의 미세한 조정이 어렵다는 문제점이 있다. 상하분리형은 상하악이 분리되어 있기 때문에 개구 및 어느 정도의 측방운동이 가능하다. 그러므로 타입에 따라 수면 시 이갈이의 습관이 있는 환자에도 사용할 수 있다. 또한 MAD의 상하 위치관계의 조정이 용이하여 mm 단위로 위치조정이 가능한 타입도 있다. 설견인장치는 혀를 전방으로 유지하는 장치로, 무치악 환자나 치열교정 중인 환자, MAD를 사용할 수 없는 환자에 이용 가능하다. 하지만 장착 시의 불쾌감과 낮은 심미성으로 치료가 지속되기 힘들고, SRBD에 대한 치료 효과가 아직 불명확하다.

습관의 유지, 적절한 수면시간의 확보, 수면환경 정비 등의 지도도 MAD 치료와 병행해서 시행한다. 비만, 음주, 흡연, 수면에 연관된 약의 복용, 예를 들어 운동부족 등의 생활습관이 그 환자의 병태에 악영향을 끼치고 있다고 판단한 경우, 개선을 위한 생활습관을 시정하는 것을 치료 계획에 추가한다. 특히 체중 과다의 경우 SRBD에 있어서 중대한 위험요소이기 때문에 체중 감량이나 러닝, 사이클링 등의 유산소운동을 장려하도록 한다.

한편 SRBD는 연령, 성별에 상관없이 합병증으로 고혈압과 제2형 당뇨병을 포함하는 다양한 병을 야기할 가능성이 있다. 또한 불면증과 하지불안증후군(restless legs syndrome; RLS) 등의 수면장애도 같이 앓고 있는 경우도 많다. 환자가 그 증상에 대해 인지하지 못하거나, 자각증상은 있지만 의료기관에서 정밀검사를 받지 않고, 치과의사가 수면치과치료를 시작하기 위해 검사, 진단이 필요하다고 판단한 경우에는 MAD 치료와 병행하여 각 증상에 맞는 진료과에 의뢰하여 정밀검사 및 치료를 의뢰한다. 예를 들면, 환자가 주간의 졸림을 강하게 호소하는 경우, 그 환자가 SRBD 이외의 수면장애를 가지고 있으면, 수면치과치료를 아무리 시행하더라도 환자의 주소는 개선되지 않는다. 그러므로 치료 계획을 수립할 때 수면외래 등의 의료기관에서 SRBD 이외의 수면장애의 정밀검사 및 치료를 포함할 필요가 있다.

2) 일반적인 치과치료의 필요성 (그림 8-3)

MAD 치료와 그 외 병행해야 할 치료가 결정되면, MAD 치료를 하기 위해 결정해야 할 사항들을 검토한다. 우선 술전 검사(제7장 참조)의 체어사이드에서의 검사를 토대로, 우식, 동요치아, 결손, 불량 보철물, 치주질환, 악관절 통증 등의 MAD 치료를 방해하거나, 악영향을 끼칠

종류						설견인장치
분류	–	상하분리형				–
타입	–	EMA 타입	Herbst 타입	Dorsal 타입	TAP 타입	–
제품명	AVANT	사일렌서	Herbst	FLEX	TAP	–
사진	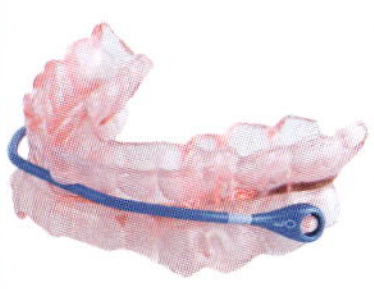	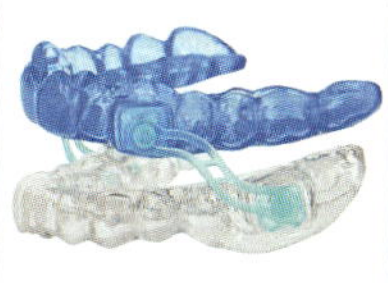	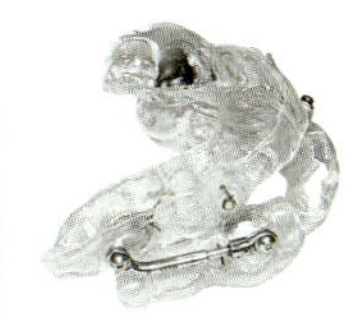	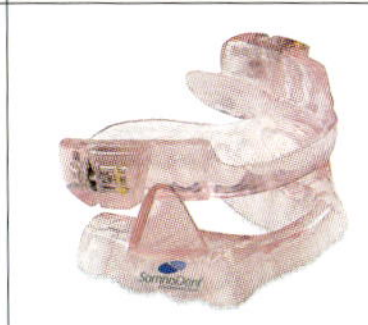	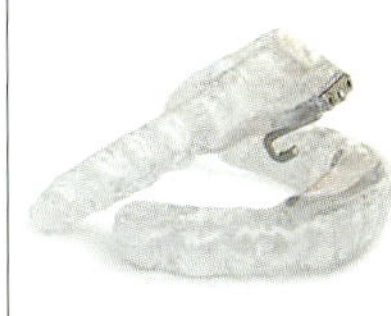	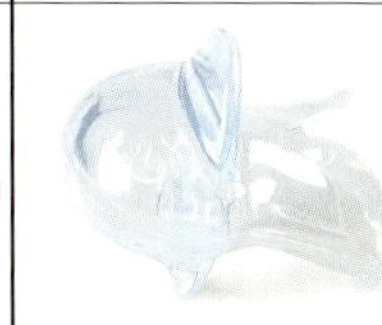
특징	• 체어사이드에서의 MAD의 싱하악 위치관계 조정이 용이하다. • MAD의 상하 위치관계는 스트랩을 변경하는 것으로 1mm 단위로 조정 가능하다. • 측방으로의 움직임이 부드럽다. • 수면 시 이갈이 환자에게 적용될 경우가 있다. • 내면이 소프트 타입이라 치아의 위화감이 적다.	• 체어사이드에서의 MAD의 상하악 위치관계 조정이 용이하다. • MAD의 상하 위치관계는 스트랩을 변경하는 것으로 1mm 단위로 조정 가능하다. • 얇기 때문에 구강 내 공간이 작은 환자에게도 적용할 수 있다. • 상하가 색이 달라 구분이 쉽다.	• 체어사이드에서의 MAD의 상하악 위치관계 조정이 용이하다. • MAD의 상하 위치관계는 금속바의 길이를 변경하여 조정 가능하나. • 2중구조의 금속바에 의해 하악을 안정되게 전방위로 유지할 수 있다. • 2중구조 내에 적당한 여유가 있어 어느 정도 측방운동도 가능하다.	• 체어사이드에서의 MAD의 상하악 위치관계 조정이 용이하다. • 0.1mm 단위로 MAD의 상하 위치관계를 조정할 수 있어, 정중부와 하악 위치의 미세한 조정이 가능하다. • 협측의 위화감이 적다. • 내면이 소프트 타입이라 치아의 위화감이 적다.	• 체어사이드에서의 MAD의 상하악 위치관계 조정이 용이하다. • MAD의 상하 위치관계는 전치부 hinge의 길이를 변경해 조정 가능하다. • 전치부에 커넥터가 있어 협측에 바나 스트랩이 없어 좁은 구강 내에서도 적용 가능하다.	• 혀를 전방위치루 유지한다. • 무치악 환자, 치열 교정치료 중인 환자, MAD를 사용할 수 없는 환자 등에 대해 이용 가능한 경우가 있다.
문제점	• 측방으로의 움직임에 의해 스트랩이 늘어날 가능성이 있다. • 하악 구치부가 결손된 경우 유지력이 부족할 수 있다.	• 얇은 부분이 있어 파손되기 쉽다. • 측방으로의 강한 힘에 의해 스트랩이 늘어나거나 파손될 가능성이 있다. • 하악 구치부가 결손된 경우 유지력이 부족할 수 있다.	• 협측 금속바에 의한 위화감이 생길 수 있다. • 측방으로의 강한 힘에 의해 장치 본체와 커넥터의 결합부가 파손될 가능성이 있다. • 금속바에 의해 협측 점막이 손상될 가능성이 있다.	• 측방으로의 강한 힘에 의해 fin이 파손될 가능성이 있다. • 다른 MAD에 비해 협측 두께가 두꺼워 위화감을 느낄 수 있다.	• 전치부로의 부담이 크다. • 설측의 hook에 의해 혀의 느낌이 좋지 않다. • 측방으로 강한 힘이 나와 무리하게 입을 벌리려 하면 hook이 파손될 가능성이 있다.	• 불쾌감과 심미성이 떨어져 장치를 꾸준히 장착하기 힘들다. • 수면무호흡에 대한 치료 효과가 아직 불명확하다.

요인이 있다고 판단한 경우는 MAD 제작 전에 그 치료를 시행한다.

3) 구강내장치의 선택 (그림 8-4, 8-5)

다음으로 환자의 잔존치아 수, 동요치아의 유무, 수면 시 이갈이의 유무, 골융기의 유무, 구강 내 공간 등을 확

MAD 장착에 의해 치아에 부담이 가해지는 부위와 토크 방향의 구체적인 예

MAD 타입/제품명	모노블록 하드 타입 모노블록 소프트 타입	AVANT	EMA 타입/ 사일렌서	Herbst 타입/ Herbst	Dorsal 타입/ FLEX	TAP
사진	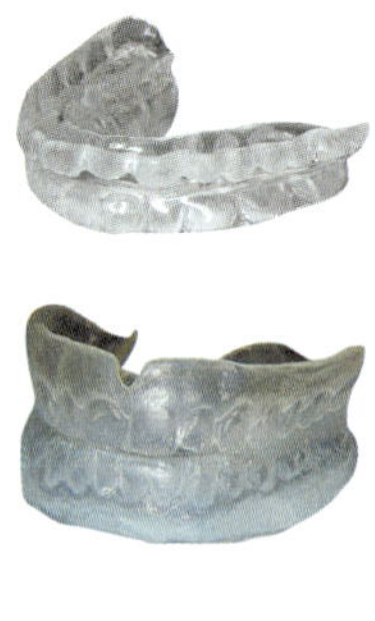	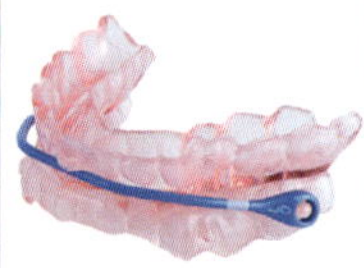	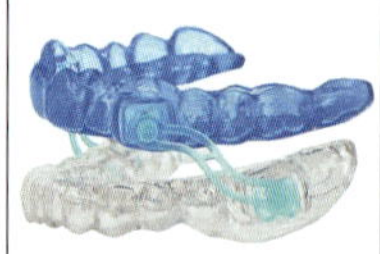	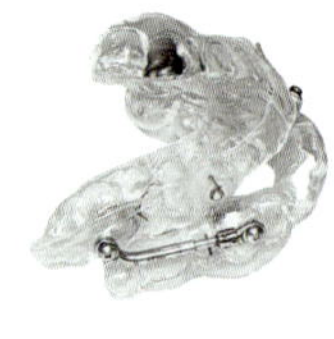	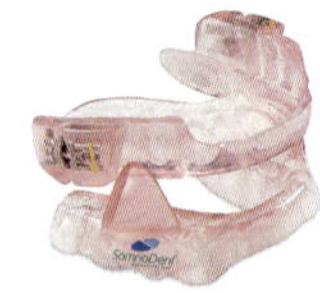	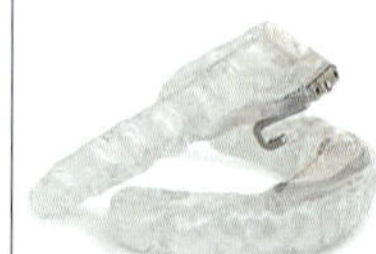
토크가 가해지는 방향과 부위	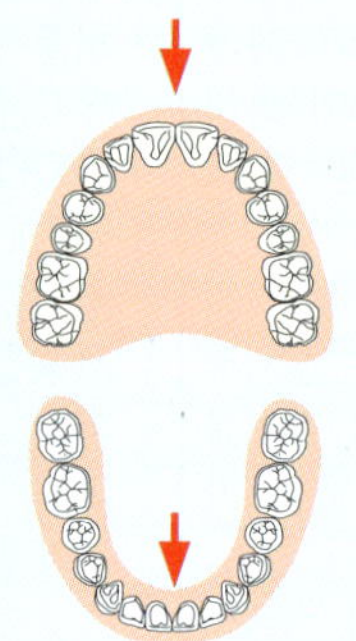 장착 시의 부담은 상악 전치의 순측, 하악 전치의 설측에 가해진다.	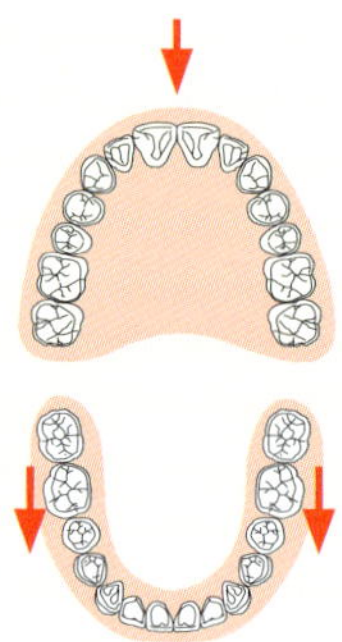 장착 시의 부담은 상악 전치의 순측, 하악 구치부에 가해진다.	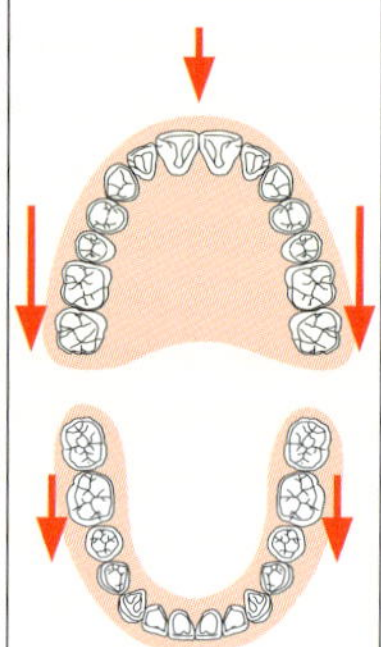 장착 시의 부담은 상악 전치부와 상하악 구치부에 가해진다.	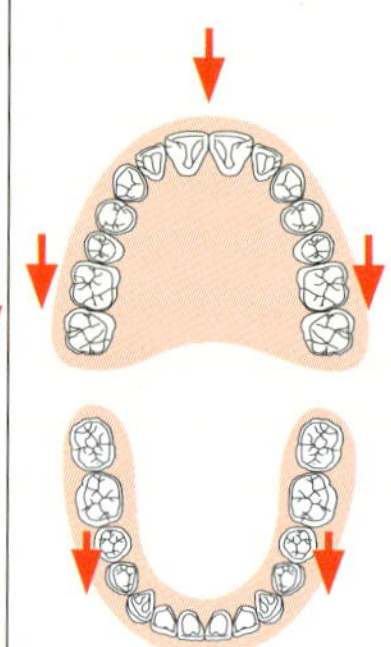 장착 시의 부담은 상악 전치부와 대구치부, 하악 소구치부에 가해진다.	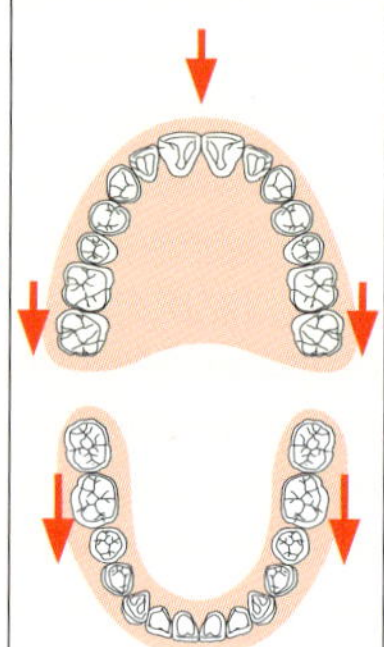 장착 시의 부담은 상악 전치부와 대구치부, 하악 구치부에 가해진다.	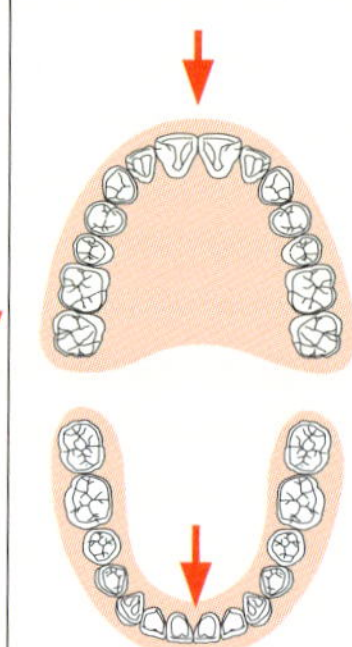 장착 시의 부담은 상악 전치의 순측, 하악 전치의 설측에 가해진다.

그림 8–6. MAD 장착에 의해 치아로의 부담이 가해지는 부위와 토크 방향의 구체적인 예. MAD는 기본적으로 치아부담의 설계이며, MAD 장착에 의해 치아에 직접 가해지는 토크는 하악을 전방으로 1.0mm 이동시킬 때마다 평균 1.18N이라는 보고가 있다[2]. 그러므로 MAD 선택 시 MAD 장착에 의해 치아로 힘이 가해지는 부위와 방향을 고려할 필요가 있다. 또한 토크가 가해지는 치아는 MAD 설계 시에 릴리프하는 등의 배려가 필요하다.

인하여 최적의 구강내장치(oral appliance; OA)를 선택한다. 일반적으로 SRBD 치료를 위한 OA에는 하악을 전돌시킨 상태를 밤새 유지해서 기도의 협착을 막는 MAD와 혀를 전방위치로 밤새 유지해서 혀의 침하를 막는 설견인장치(tongue stabilizing device)가 있다.

MAD를 OA로 부르는 경우도 많지만, 여기서는 OA를 MAD와 설견인장치로 나누어 설명한다. OA를 선택할 때에는 그림 8–5를 참고한다[1].

OA 중에서도 MAD의 적응증으로 판단한 경우, MAD의 종류를 선택한다. 아래에서 환자에게 최적의 MAD를 선택하기 위한 몇 가지 포인트를 해설한다.

① MAD 장착에 의해 치아에 부담이 가해지는 부위와 토크의 방향

MAD는 기본적으로 치아부담의 설계이며, MAD 장착에 의해 치아에 직접 가해지는 토크는 하악을 전방으로

상악에 비대한 골융기가 관찰되는 증례에서의 MAD 선택 시 포인트

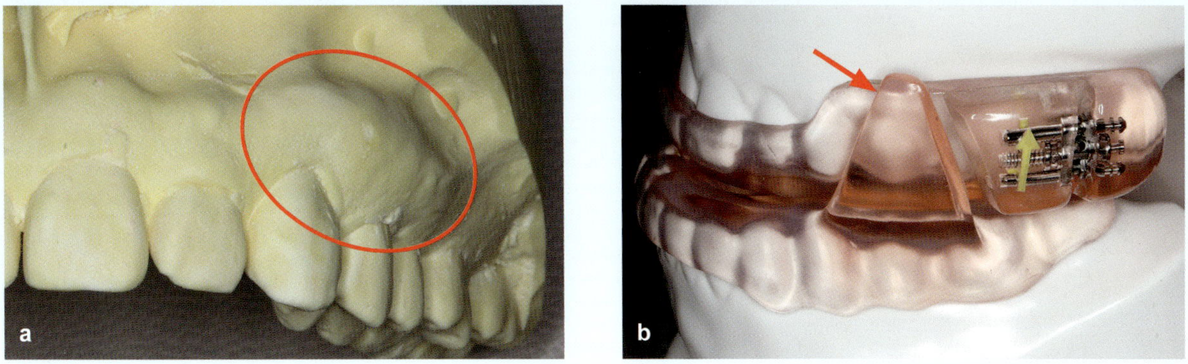

그림 8-7a, b. 구강 내에 비대한 골융기가 관찰되는 증례(a의 빨간 원)에서는 마진 설정이 치은이행부를 넘지 않는 MAD를 선택할 필요가 있다. 예를 들면, dorsal 타입의 MAD는 fin 부위(b)가 상악의 골융기에 간섭될 가능성이 있기 때문에 선택할 때 주의해야 한다.

1.0mm 이동시킬 때마다 평균 1.18N이라는 보고가 있다[2]. 그러므로 MAD 선택 시에 MAD 장착에 의해 치아에 힘이 가해지는 부위와 방향을 고려할 필요가 있다.

MAD 장착에 의해 힘이 가해지는 부위와 토크의 방향은 그림 8-6과 같다. MAD의 종류나 설계에 따라 이것들은 변화하기 때문에 구강 내 상황에 맞춰서 치아의 부담을 되도록 억제하는 MAD를 선택한다. 또한 토크가 가해지는 치아는 MAD 설계 시에 릴리프하는 등의 배려가 필요하다.

② 비대한 골융기의 유무

상하악에 비대한 골융기가 관찰되는 증례(그림 8-7a)에서는 마진 설정이 치은이행부를 넘지 않는 MAD를 선택할 필요가 있다. 예를 들면, dorsal 타입의 MAD는 fin 부위가 상악의 골융기에 간섭될 가능성이 있기 때문에 선택할 때 주의해야 한다(그림 8-7b).

③ 치아 교모의 유무

치아의 교모가 관찰되는 증례(그림 8-8a)에서는 수면 시 이갈이 습관이 의심되기 때문에, 하악 측방운동 시에 상하 장치에 부담이 가해지지 않는 MAD를 선택할 필요가 있다. 예를 들면, Herbst 타입이나 EMA 타입은 측방으로의 힘에 의해 MAD 본체와 커넥터의 결합부가 파손될 가능성이 있기 때문에 주의가 필요하다(그림 8-8b).

4) 재평가 (그림 8-9)

MAD 장착 후 객관적 평가에 있어 이용할 수면무호흡 검사의 종류[수면다원검사(polysomnography; PSG) 혹은 검사시설외수면검사(out of center sleep testing; OCST)]와 검사를 시행할 의료기관, 검사 시기를 결정한다.

MAD 장착 전후를 정확하게 비교하기 위해서는 검사의 종류와 의료기관은 기본적으로 MAD 장착 전의 검사 시와 통일시킨다. 또한 검사 시기는 MAD 조정을 시행한 결과, 예를 들면 주간의 졸림이 개선되었다. MAD를 매일 밤 문제없이 장착하는 등 주관적인 평가에 있어서 경과가 양호해진 다음에 검사를 받도록 설정한다.

필자는 MAD 장착 개시 후 적어도 2개월 이상 경과한 다음 검사를 시행하는 치료 계획을 세우고 있다(제3장 42~48쪽 참조).

참고로 의과에서 공적 의료보험 제도를 이용해 수면무호흡검사를 받은 경우, 검사와 검사 간의 간격을 일률적으로 6개월 이상으로 해야 할 필요가 있기 때문에, 이전의 검사 일시를 반드시 환자에게 확인한 다음, 재평가를 위한 검사 일시를 결정한다.

치아의 교모가 관찰되는 증례에서의 MAD 선택 시 포인트

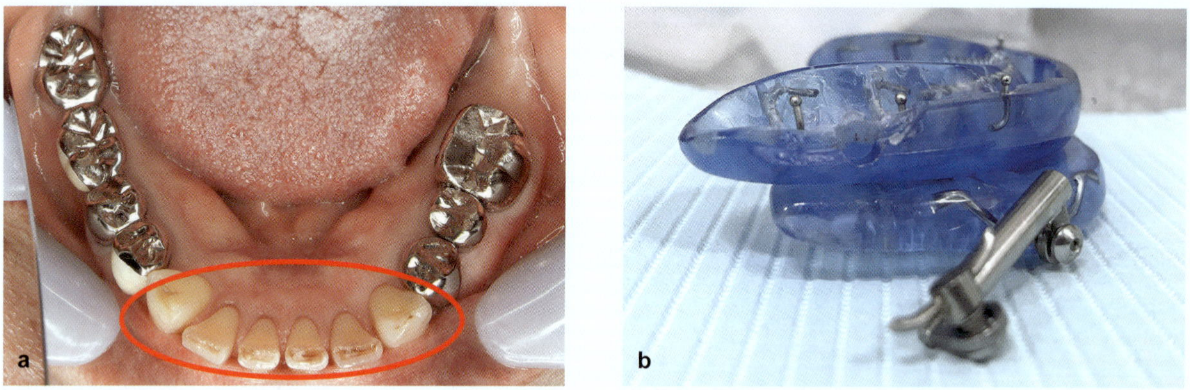

그림 8-8a, b. 치아의 교모가 관찰되는 증례(a의 빨간 원)에서는 수면 시 이갈이 습관이 의심되기 때문에, 하악 측방운동 시에 상하 장치에 부담이 가해지지 않는 MAD를 선택할 필요가 있다. 예를 들면, Herbst 타입이나 EMA 타입은 측방으로의 힘에 의해 MAD 본체와 커넥터의 결합부가 파손될 가능성이 있기 때문에 주의가 필요하다.

치료 계획의 고려사항 ④: 재평가

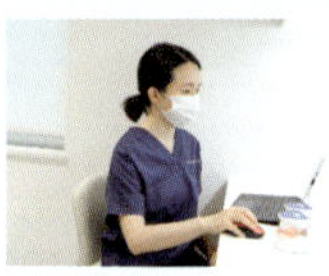

수면치과치료 계획에서 결정해야 할 사항

MAD 이외의 치료법을 치료 계획에 포함할 것인가	일반적인 치과치료의 필요성	구강내장치의 선택	재평가	유지관리

↓

Check! 수면무호흡검사의 종류, 검사를 시행할 의료기관, 검사 시기 결정

[다음 항목 확인]
- □MAD 장착 전 검사의 종류와 의료기관
- □이전 검사 일시

[치료 계획을 세울 때의 포인트]
- □검사의 종류와 의료기관은 MAD 장착 전의 검사 시와 같은가
- □검사와 검사의 간격을 6개월 이상으로 설정했는가(의과에서 공적 의료보험 제도를 이용해 수면무호흡검사를 받는 경우)

그림 8-9. 다음으로 재평가 시에 시행할 사항을 검토한다.

5) 유지관리 (그림 8-10)

어느 정도 간격으로 유지관리를 시행할 것인가를 결정한다. 통상적으로 수면치과치료에서는 6개월에 1회, 혹은 1년에 1회 유지관리를 추천하고 있다.

8-2. 치료 계획의 결정

치료 계획 수립 후, 수면치과 컨설트(제12장 160~165쪽 참조)를 통해 환자에게 수립한 치료 계획에 대해 설명하고 최종적으로 치료 계획을 결정한다.

치료 계획의 고려사항 ⑤: 유지관리

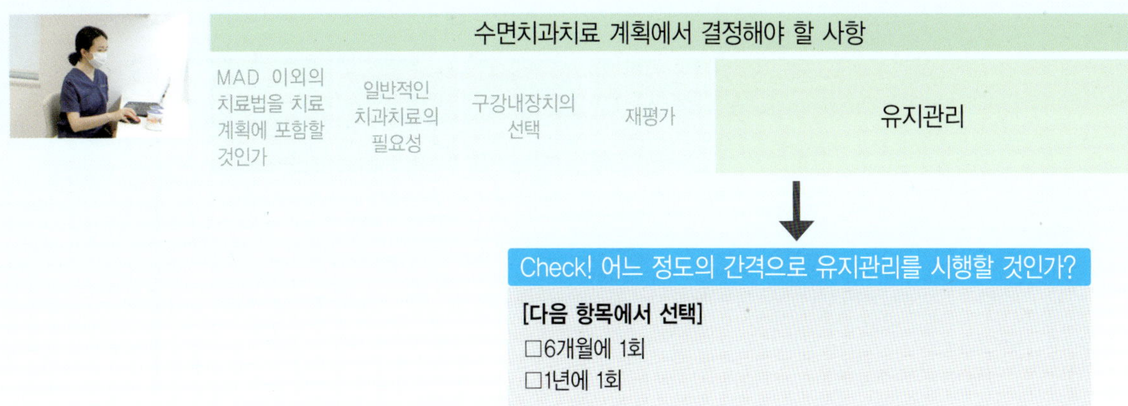

그림 8-10. 마지막으로 유지관리 간격을 결정한다. 유지관리는 기본적으로 6개월에 1회 혹은 1년에 1회가 추천되나, 환자의 요구나 증상에 따라 적절히 결정한다.

참고문헌

1. Essick GK, Blank AR, Spencer JR, Parker JA. Part III: Oral Appliance Therapy for Sleep-Disordered Breathing. Inside Dental Technology 2016 ; 7 (9) : 28-35.
2. Cohen-Levy J, Pételle B, Pinguet J, Limerat E, Fleury B. Forces created by mandibular advancement devices in OSAS patients: a pilot study during sleep. Sleep Breath 2013 ; 17 (2) : 781-789.
3. Levine M, Bennett K, Cantwell M, Postol K, Schwartz D. Dental sleep medicine standards for screening, treating, and managing adults with sleep-related breathing disorders. J. Dent Sleep Med 2018 ; 5 (3) : 61-68.

제9장

구강내장치의 인상채득과 교합채득

수면치과치료에 있어 그 환자에게 맞는 하악전방견인장치(mandibular advancement device; MAD)를 제작하는 것은 매우 중요한 일이다. 그것을 위해서는 MAD 제작 시에 적절한 인상채득과 교합채득이 필요하다. 특히 하악전방위에서의 교합채득은 MAD에서 가장 특징적인 단계라고 할 수 있다. 적절한 인상채득과 교합채득을 시행하는 것은 체어사이드에서의 조정 시간을 줄이고, 환자의 부담을 줄일 수 있다는 점에서 매우 유익하다.

최근 기술의 혁신에 동반하여 디지털 기술을 응용한 수면치과치료의 과정이 주목받고 있다. 상하분리형 중에서는 CAD/CAM(computer-aided design/computer-aided manufacturing)과 3D 프린터로 제작되는 것도 있어 수면치과치료는 디지털 워크플로와 잘 맞는 분야라고 할 수 있다.

이 장에서는 MAD 제작을 위해서 인상채득에 필요한 영역과 그 방법, 교합채득 시의 하악위 결정과 그 방법, 실리콘 인상재를 이용한 아날로그 인상법과 구강스캐너를 이용한 디지털 인상 양쪽을 설명한다.

아날로그 인상으로 채득해야 할 영역

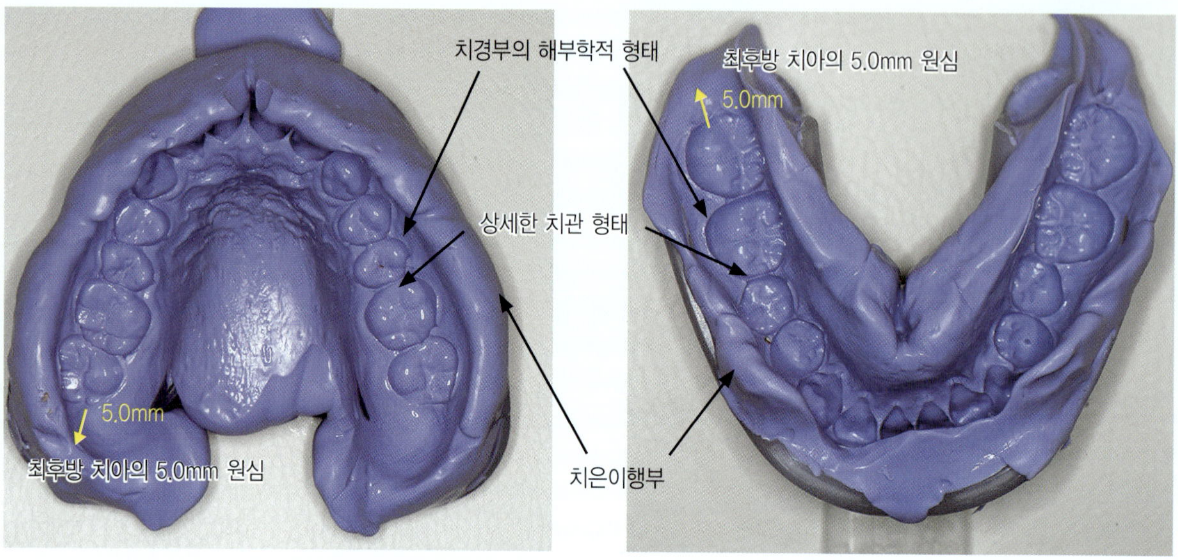

그림 9-1. MAD는 장착 시에는 상하악의 전치열을 덮고 하악을 전방으로 낸 상태에서 유지하므로, 아날로그 인상 시에는 이하의 영역을 채득해야 할 필요가 있다. ① 상세한 치관 형태, ② 치경부의 해부학적 형태, ③ 최후방 치아 5.0mm 원심까지의 연조직 형태, ④ 치은이행부까지의 연조직 형태, ⑤ 골융기가 현저한 부분은 그 부분까지 포함하여 인상채득을 시행할 필요가 있다.

9-1. 구강내장치의 인상채득

1) 인상채득의 종류

구강내장치(oral appliance; OA) 중에서도 하악전방견인장치(mandibular advancement device; MAD) 제작을 위한 인상채득에는 아날로그 인상과 디지털 인상이 있다.

아날로그 인상의 경우, 현재의 임상기술을 응용하여 MAD 제작이 가능하고 모형이 수중에 남는 등의 장점이 있다. 다만 최후방 구치부까지 정확하게 채득하려고 하면, 구토반사가 강한 환자에서는 채득이 곤란한 점 등이 해결과제이다.

디지털 인상의 경우, 모든 것을 데이터화할 수 있고, 치과의사, 치과위생사를 포함한 치과 스태프, 환자와 데이터를 공유할 수 있다. 또한 그 데이터를 치과기공소에 쉽게 송신할 수 있기 때문에 좀 더 효율적으로 MAD를 제작할 수 있으며, 구토반사가 강한 환자에 대해서도 사용 가능하다는 장점이 있다.

한편 모형이 필요한 경우에 데이터에서 작업 모형을 제작해야 하며, 기기류 도입에 추가 비용이 드는 점 등이 해결과제이다.

2) 아날로그 인상채득

MAD는 장착 시에 상하악의 전치열을 덮고 하악을 전방으로 낸 상태에서 유지하므로, 아날로그 인상 시에는 이하의 영역을 채득해야 할 필요가 있다.

① 전체 치관의 형태
② 전체 치경부의 형태
③ 최후방 치아 5.0mm 원심까지의 연조직 형태
④ 치은이행부까지의 연조직 형태
⑤ 골융기가 현저한 부위

채득해야 할 부위는 MAD 종류에 따라 다르기 때문에 MAD를 제작하는 치과기공소에 확인한다. 알지네이트 인상재 혹은 실리콘 인상재를 이용한 아날로그 인상에서 채

아날로그 인상채득의 과정

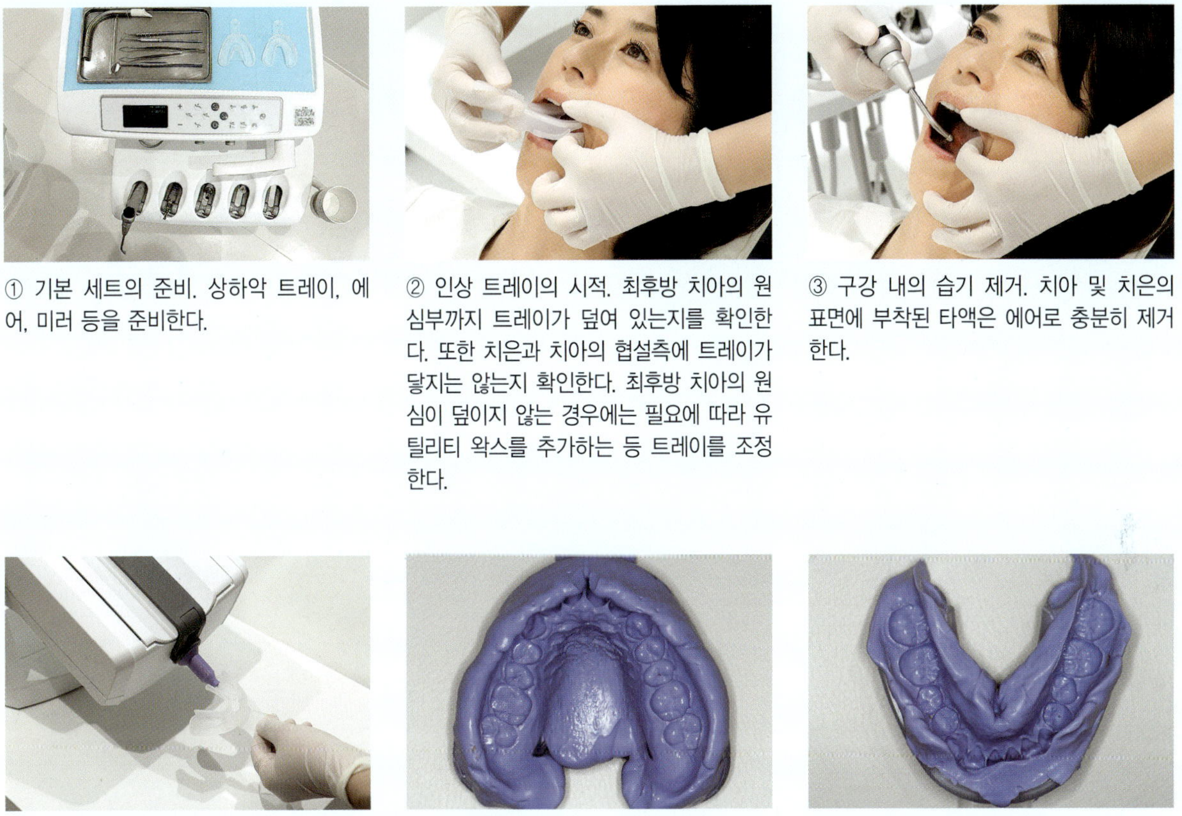

① 기본 세트의 준비. 상하악 트레이, 에어, 미러 등을 준비한다.

② 인상 트레이의 시적. 최후방 치아의 원심부까지 트레이가 덮여 있는지를 확인한다. 또한 치은과 치아의 협설측에 트레이가 닿지는 않는지 확인한다. 최후방 치아의 원심이 덮이지 않는 경우에는 필요에 따라 유틸리티 왁스를 추가하는 등 트레이를 조정한다.

③ 구강 내의 습기 제거. 치아 및 치은의 표면에 부착된 타액은 에어로 충분히 제거한다.

④ 트레이로 인상재[이 증례에서는 imprint4(3M, 3M Japan) 사용]를 담을 때, 기포가 들어가지 않도록 주의해서 담도록 한다.

⑤ 상악의 인상채득. 최후방 치아의 원심부, 치은이행부, 구개를 포함한 부위를 채득한다.

⑥ 하악의 인상채득. 최후방 치아의 원심부까지 채득한다. 상하악 모두 치은이행부까지 두껍게 인상채득함으로써 모형 제작 시 변연의 트리밍과 MAD 설계가 쉬워진다.

그림 9-2. 아날로그 인상에서는 적절한 트레이 선택과 알맞은 수기에 의한 치열과 주위조직의 확실한 인상채득이 필요하다. 트레이의 시적에서는 최후방 치아의 원심부까지 트레이가 덮여 있는지를 확인한다. 또한 치은과 치아의 협설 측면에 트레이가 닿지 않는지를 확인한다. 최후방 치아의 원심이 덮이지 않는 경우에는 필요에 따라 유틸리티 왁스를 추가한다. 상하악 모두 치은이행부까지 두껍게 인상채득함으로써 모형 제작 시 변연의 트리밍과 MAD 설계가 쉬워진다.

득해야 할 영역은 그림 9-1과 같다. 또한 아날로그 인상채득의 과정은 그림 9-2와 같다.

3) 디지털 인상채득

구강스캐너를 이용한 디지털 인상에서 채득해야 할 영역은 그림 9-3과 같다. 아날로그 인상에 필요한 영역에 더해 이하의 영역을 정확히 채득할 필요가 있다.

① 대구치 협설측의 치경부 마진에서 5.0mm까지의 치아 및 연조직

② 전치부에서의 소구치 협설측 비가동 점막

디지털 인상채득의 과정을 그림 9-4에, MAD 제작 시 디지털 인상채득에서 일어나기 쉬운 실수를 그림 9-5에 제시한다.

디지털 인상으로 채득해야 할 영역

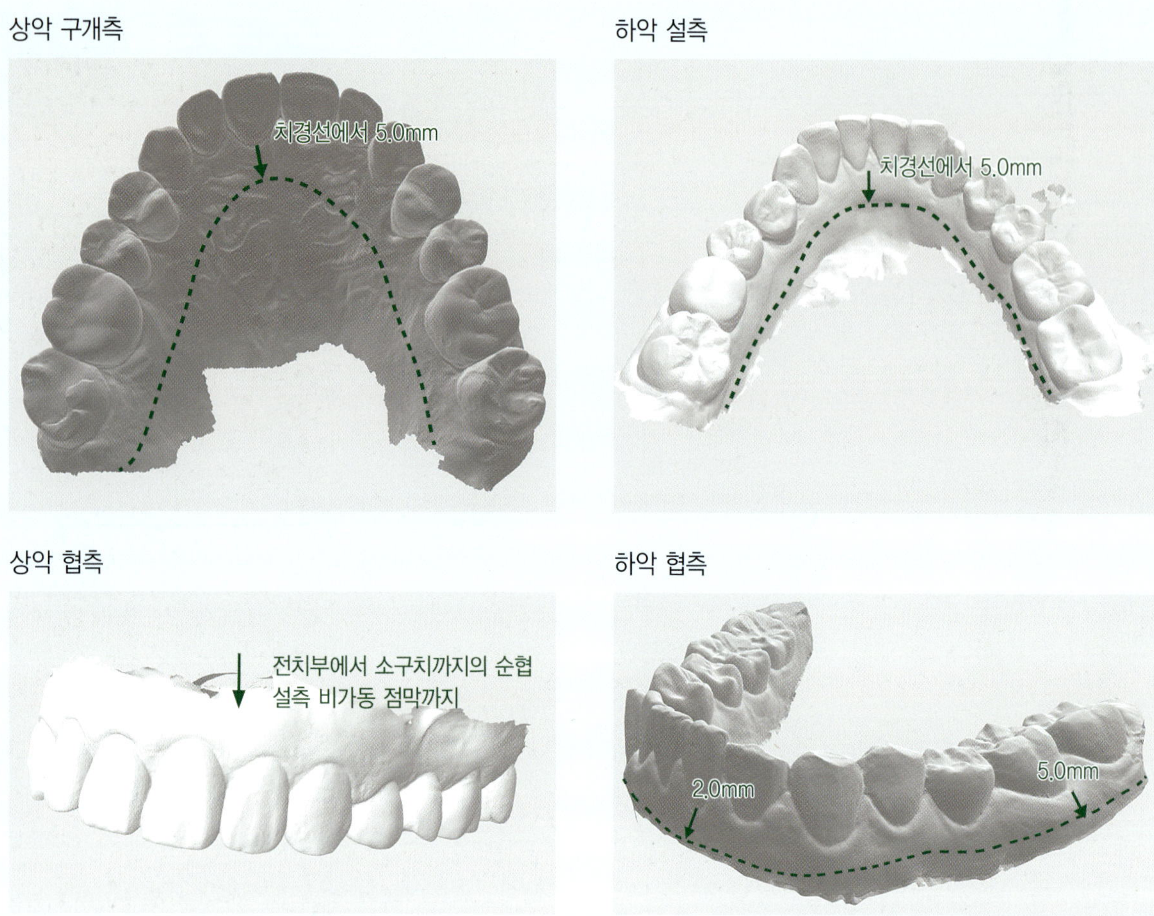

그림 9-3. 아날로그 인상 및 디지털 인상에 공통적으로 필요한 영역에 더해 ① 대구치 협설측의 치경부 마진에서 5.0mm까지의 치아 및 연조직, ② 전치부에서 소구치의 순협설측 비가동 점막을 정확히 채득할 필요가 있다.

9-2. 구강내장치의 교합채득

1) 교합채득의 중요성

상기도의 개존 및 기도저항의 감소는 하악의 전방이동량에 의존한다는 보고가 있어[1], 하악의 위치를 결정하는 교합채득은 MAD 제작에 있어서 중요한 단계이다. 부적절한 교합채득이 시행되면, MAD 장착에 의한 불쾌감, 부작용 및 MAD 장착을 제대로 하지 않을 가능성으로 이어지기 때문에 위치결정은 신중하게 시행할 필요가 있다.

또한 교합채득 시의 상하악의 위치관계는 초기 설정치에 지나지 않고, MAD 중에는 그 장착 후라도 MAD의 상하악 위치관계를 연속적, 단계적으로 조절할 수 있는 것이 있다[2]. 하지만 교합채득 시에 적절한 위치를 결정하는 것은 체어사이드에서의 조정 시간을 줄여 주고, 환자의 부담을 줄일 수 있다는 점에서 매우 유익하다.

2) 교합채득 장치의 명칭과 종류

MAD 제작 시의 교합채득에서는 교합채득 장치를 이용하는 경우가 많다. 교합채득 장치는 일반적으로 바이트포크와 그 바이트포크를 부착하여 하악위를 결정하는 계측기계 본체(게이지부)로 구성된다. 바이트포크는 실리콘바이트를 부착시키는 '바이트부', 상악 전치를 올리는 'V자부',

디지털 인상채득의 과정

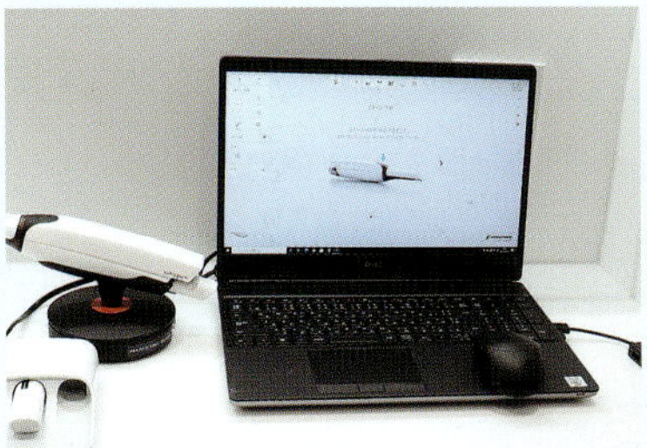

① 구강스캐너의 셋업. 구강스캐너[이 증례에서는 TRIOS4(3Shape Japan) 사용], 에어, 미러 등을 준비한다.

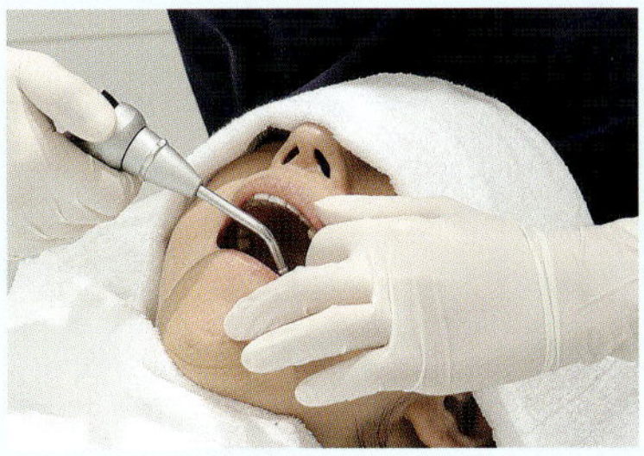

② 구강 내의 습기 제거. 타액은 스캔의 정밀도에 크게 영향을 주기 때문에, 방습을 확실히 시행할 필요가 있다. 또한 간이적인 방법으로 에어를 사용하여 치아 및 치은의 표면을 건조시킨다. 필요에 따라 스캔 중에도 방습을 시행한다.

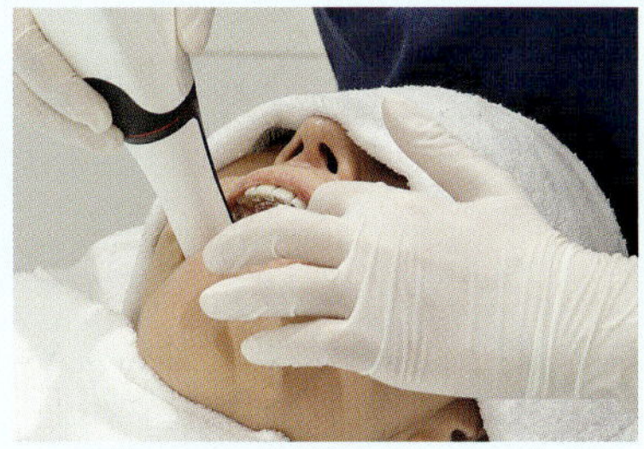

③ 구강스캐너를 이용한 상악의 인상채득. 각 메이커의 설명서대로 인상채득을 시행한다. 또한 상악의 최후방 치아의 원심부는 채득하기 어려운 부위이기 때문에 특히 신경 쓰도록 한다.

④ 구강스캐너를 이용한 하악의 인상채득. 상악과 마찬가지로 각 메이커의 설명서대로 인상채득을 시행한다. 입술, 뺨, 혀가 구강스캐너의 화면에 들어가지 않도록 밀어 낸다.

⑤ 스캔 데이터 확인. 스캔한 데이터에 문제가 없는지를 확인한다. 특히 교합면, 인접면, 치은연 부근의 연조직 등이 채득되어 있는지를 확인한다.

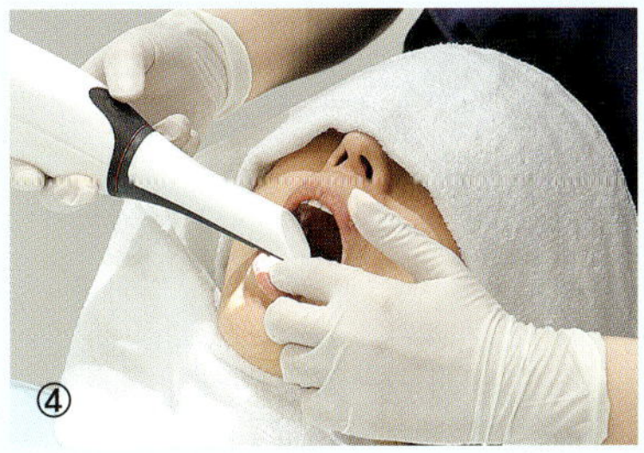

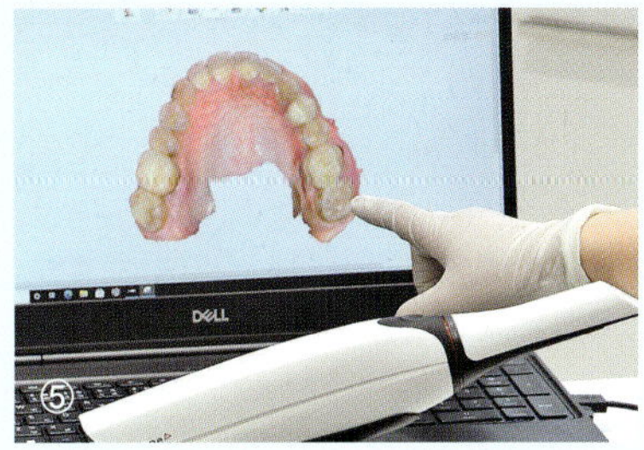

그림 9-4. 디지털 인상에서는 적절한 습기 제거와 알맞은 수기에 의한 치열과 주위조직의 확실한 인상채득이 필요하다. 타액은 스캔의 정밀도에 크게 영향을 주기 때문에, 방습을 확실히 시행할 필요가 있다. 디지털 데이터에 관해서는 어떤 종류의 스캐너를 사용하는 경우라도, STL 데이터를 작성하게 된다. STL 데이터란 3D CAD 소프트용 파일 포맷 중 하나이다. MAD를 제작하는 경우, 일정 기준을 만족하는 구강스캐너라면 스캐너에 의한 디지털 데이터의 차이는 크게 신경 쓸 필요가 없다.

디지털 인상채득에서 발생하기 쉬운 실수

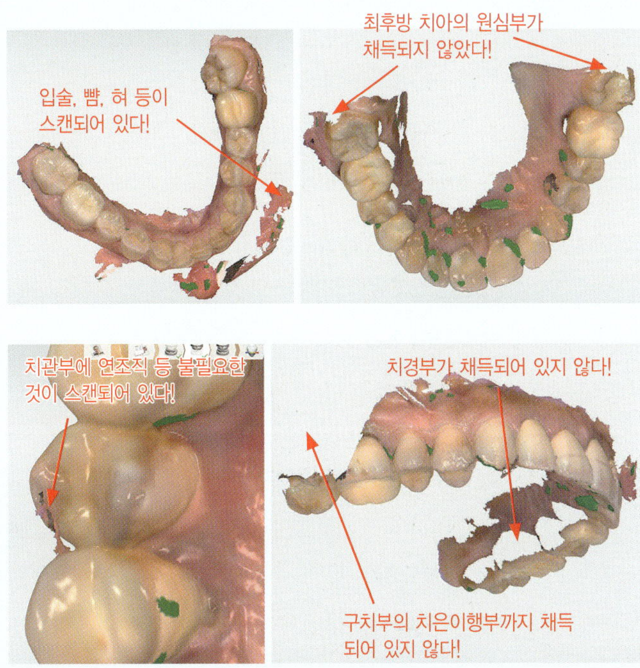

그림 9-5. 디지털 인상에서는 필요한 부위가 채득되어 있는지, 불필요한 부위까지 채득되어 있지 않은지를 데이터상에서 확인한다. 특히 교합면, 인접면, 치은연 부근의 연조직 등이 채득되어 있는지를 확인한다.

교합채득 장치 부위의 일반적인 명칭

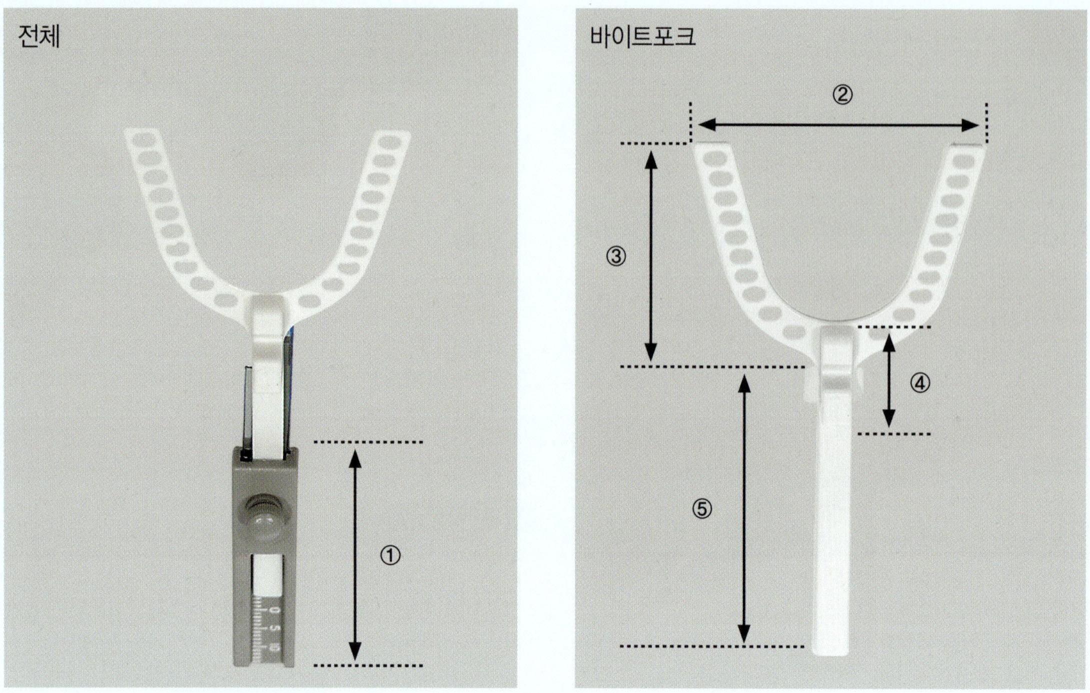

번호	명칭	기능 혹은 동작
①	게이지부(gauge부)	바이트포크를 장착해서 악위를 결정한다.
②, ③	바이트부(bite부)	환자의 구강 내에 삽입한다. 또는 왁스나 실리콘 인상재 등을 부착시킨다.
④	V자부	환자의 상악 전치를 올린다.
⑤	핸드부(hand부)	구강 내에 삽입할 때 잡는다. 또는 게이지부와 연결한다.

그림 9-6. 교합채득 장치를 사용함에 있어 하악을 전방에서 유지할 수 있기 때문에, 하악 전방위에서 교합채득을 시행하기 쉽다. 교합채득 장치는 일반적으로 바이트포크와 그 바이트포크를 부착하여 하악위를 결정하는 계측기계 본체(게이지부)로 구성된다. 바이트포크는 실리콘바이트를 부착시키는 '바이트부', 상악 전치를 올리는 'V자부', 구강 내에 삽입할 때 파지하고, 게이지부에 끼워 넣는 '핸드부'로 이루어져 있다.

구강 내에 삽입할 때 파지하고 게이지부에 끼워 넣는 '핸드부'로 이루어져 있다(그림 9-6).

현재 교합채득 장치에는 여러 제품이 있다. 그림 9-7에서 교합채득 장치의 주된 종류와 그 특징을 소개한다.

3) 교합채득 전 준비

교합채득 전에 필요한 여러 가지 준비는 그림 9-8과 같다. 하악 전방위에서의 교합채득은 환자의 최대전방위까지의 이동량, MAD 제작에 필요한 재료의 최소한의 두께, 스피만곡과 윌슨커브, 환자의 쾌적함 등을 기준으로 하악위를 결정한다.

또한 교합채득 시에 사용하는 교합채득 장치에서는 상하악 전치를 장치에 고정하여 하악위가 결정되나, 장치의 조정 부족이 원인이 되어 교합채득에 실패하는 경우가 있다. 따라서 술전 단계에서 MAD의 종류를 결정하여 교합채득에 필요한 두께를 확인하고, 채득 시에 구강 내를 잘 관찰하여 교합채득 장치를 확실히 구강 내에 적합시키는 것이 중요하다.

주요 교합채득 장치의 종류와 특징

명칭	조지게이지 (JM Ortho)	솜게이지 (SomnoMed)	앤드라게이지 (자이코어·인터내셔널·잉크)
사진	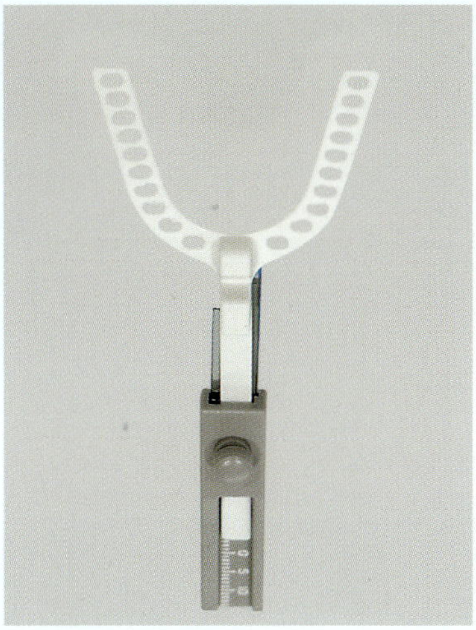	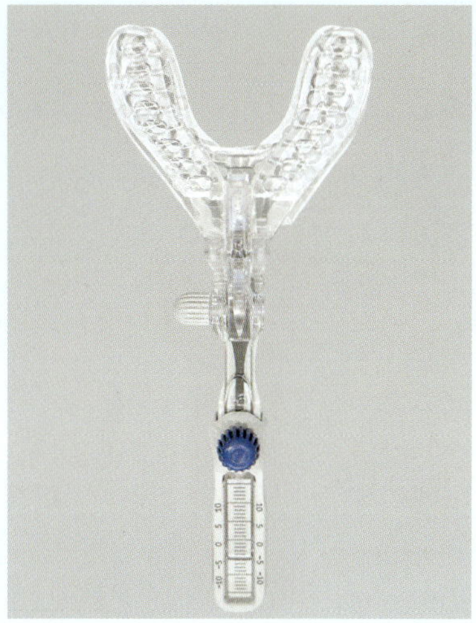	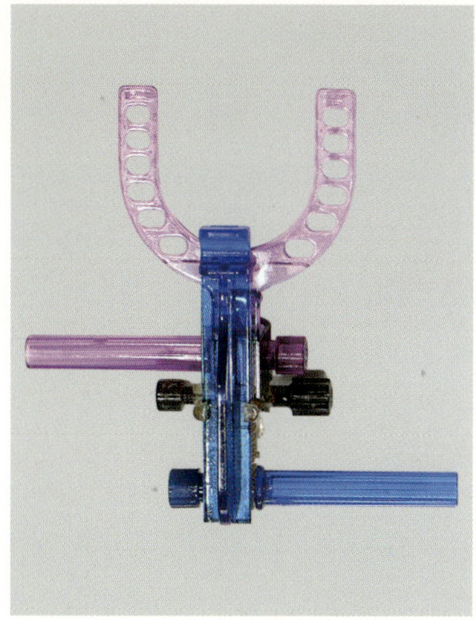
특징	• 전후로 조정 가능 • 전후는 후방-15mm~전방+15mm의 합계 30mm까지 조정 가능 • 상하는 바이트포크를 변경하면, 상하악 절치간 거리 2mm와 5mm로 조정 가능 • 전치부 총생의 경우, V를 깎아서 적합시킬 수 있음 • 계측기 본체(게이지부)는 멸균 가능, 재사용 가능	• 전후, 상하로 조정 가능 • 전후는 후방-15mm~전방+15mm의 합계 30mm까지 조정 가능 • 상하는 상하악 절치간 거리 3~9mm까지 조정 가능 • 계측기 본체는 오토클레이브 가능, 재사용 가능	• 전후, 상하, 좌우로 조정 가능 • 전후는 후방-5mm~전방+7mm의 합계 12mm까지 조정 가능 • 상하는 상하악 절치간 거리 2~7mm까지 조정 가능 • 좌우는 각각 3mm까지 조정 가능 • 일회용이라 재사용 불가

그림 9-7. 교합채득 장치에는 이외에도 여러 가지 종류가 있고, 상하일체형과 상하분리형 어느 쪽을 선택하더라도 이용 가능하다.

4) 교합채득 시 악간 위치의 결정 방법의 기본

하악 전방위는 ① 상하악 간의 수직 방향 거리, ② 하악의 전방이동량, ③ 수평적인 위치의 순서로 결정해 간다.

① 상하악 간의 수직 방향 거리의 결정

상하악 간의 수직 방향으로 필요한 거리는 MAD에 사용되는 재료 및 제작에 필요한 두께, 스피만곡과 윌슨커브의 정도, 교합거상한 상태에서 입술을 다무는 것이 가능한가, 위화감과 통증의 유무 등을 고려한다.

통상적으로 상하일체형은 전치부에서 2.0mm, 상하분리형은 5.0mm의 공간이 필요하다고 되어 있으나, 이 거리는 환자마다, MAD의 종류에 따라 다르기 때문에 주의가 필요하다. 예를 들어 스피만곡이 강한 경우, MAD가 최후방구치부 원심까지 덮게 하기 위해서는 상하악 간의 수직거리를 크게 해야 할 필요가 있다. 따라서 교합채득 시에는 바이트포크를 물었을 때의 구치부 공간을 반드시 확인할 필요가 있다(그림 9-9-1①).

또한 수직 방향의 거리가 증가하면 하악이 후방으로 회전하여 하악전방이동량이 감소되는 경우가 있다[3]. 그리고 수직 방향의 거리를 증가시킨 경우, MAD의 효과에 있어서 유의한 차이가 없는 반면, MAD에 대한 adherence를 저하시키는 경우가 있다[4]는 보고가 있다. 따라서 불필요한 수직 방향 거리의 증가는 피하는 것이 좋을 것이다.

교합채득 전 준비

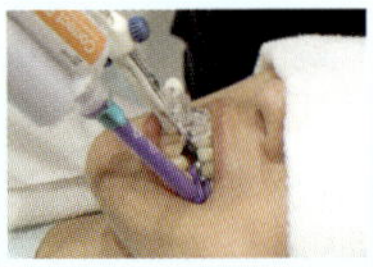

교합채득

교합채득 전 준비 | 하악위 결정 | 아날로그 인상/디지털 인상에 의한 교합채득

① 교합채득에 필요한 기구 준비

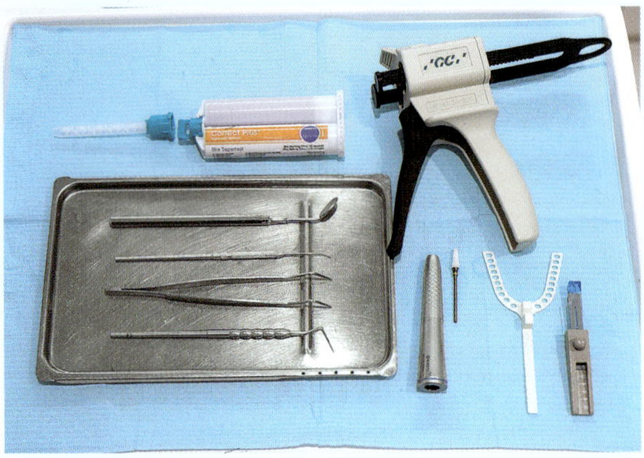

A: 교합채득에 사용하는 기구. 기본 세트, 교합채득 장치[이 증례에서는 조지게이지(JM Ortho) 사용], 교합채득 장치를 조정하기 위한 스트레이트 핸드피스와 버, 실리콘 인상재[이 증례에서는 CorrectPlus(Pentron Japan) 사용].

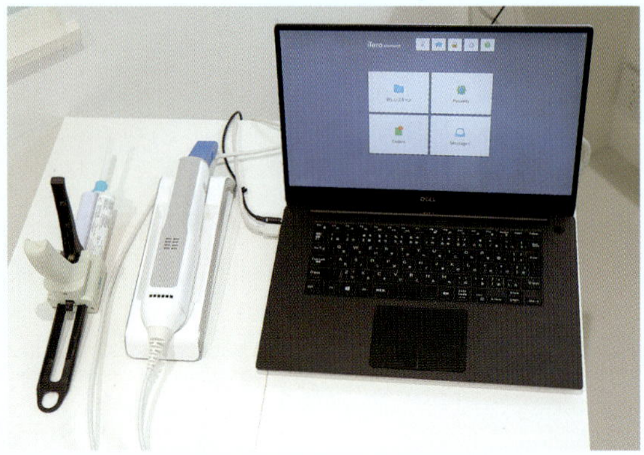

B: 디지털 교합채득을 시행하는 경우에는 구강스캐너 등을 준비한다[이 증례에서는 iTero Element 5D Laptop(Align Technology, Invisalign Japan) 사용].

② MAD 종류의 결정과 교합채득 시에 필요한 clearance(두께) 확인

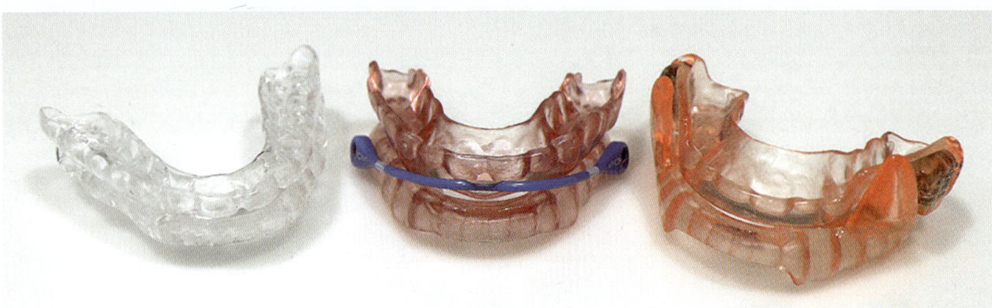

수면치과 카운슬링, 수면무호흡검사, 술전 검사 결과를 토대로, 제8장(104~106쪽)을 참고하여 환자에게 최적의 MAD를 결정한다. 또한 MAD 제작을 위한 교합채득 시에 필요한 clearance를 확인한다.

③ 바이트포크의 선택

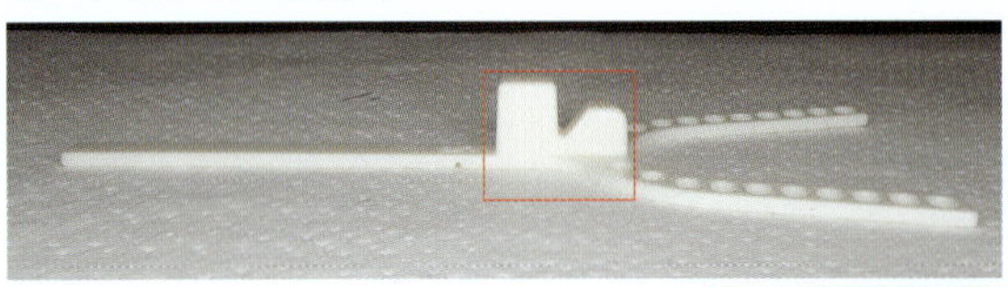

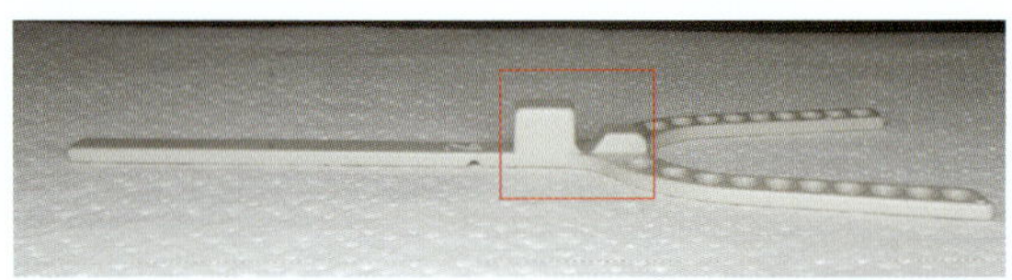

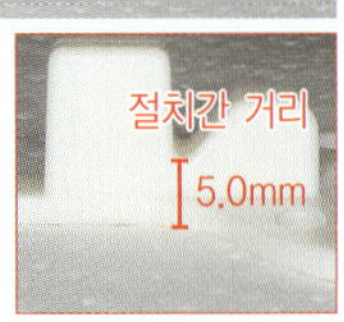

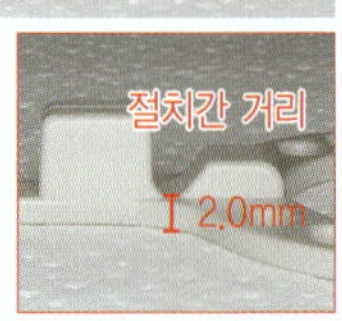

교합채득 시의 clearance는 상하악 절치간 거리에 의해 조정 가능하다. 조지게이지의 경우에는 그림과 같이 바이트포크를 구분해서 사용하고, 솜게이지의 경우에는 교합채득 장치 본체를 조정하여 절치간 거리를 조정한다. 예를 들면, 전치부에서 5.0mm의 clearance가 필요한 경우는 흰색 바이트포크를, 전치부에서 2.0mm의 clearance가 필요한 경우에는 회색 바이트포크를 선택한다.

그림 9-8-1. 교합채득 전의 준비에서는 교합위를 정확하게 결정하기 위해 필요한 기구의 준비, MAD 종류의 결정과 교합채득 시에 필요한 clearance 확인, 교합채득 장치의 조정을 시행한다.

④ 교합채득 장치의 조정(게이지부의 조정)

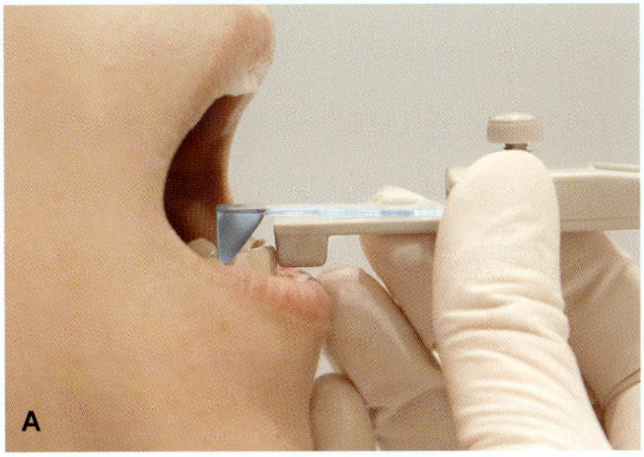

A: 게이지부의 하악 전치부 조정을 시행한다. 하악 전치부의 절연까지 게이지가 들어가지 않는 경우에는 부속의 나사를 돌려 게이지부를 조정한다. 하악의 총생이 관찰되는 경우에는 어느 치아를 기준으로 할 것인지 미리 결정한다.

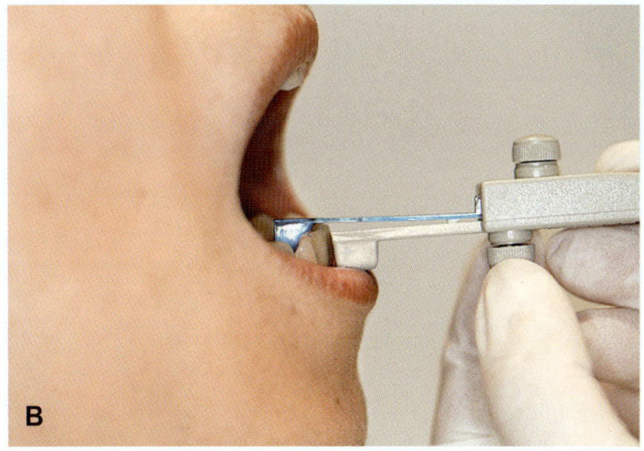

B: 게이지부가 하악 전치부의 절연까지 들어가 있는 것을 확인하고, 나사를 돌려 고정한다.

⑤ 교합채득 장치의 조정(바이트포크의 조정)

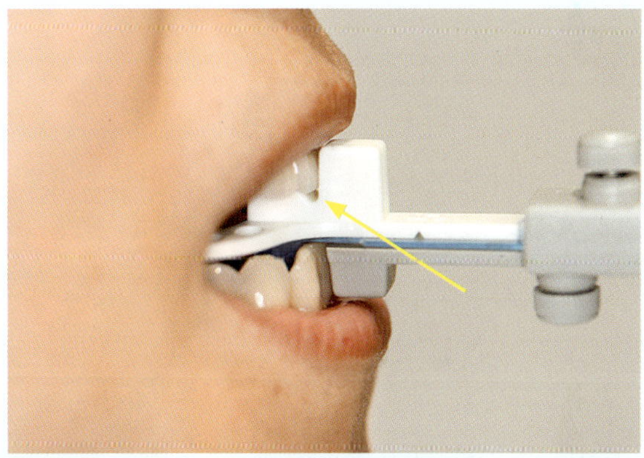

A: 바이트포크의 상악 전치부 조정을 시행한다. 상악 전치부의 절연까지 바이트포크의 V자부가 들어가지 않는 경우에는 수직 방향의 두께에 오차가 생기므로, V자부의 조정을 시행한다.

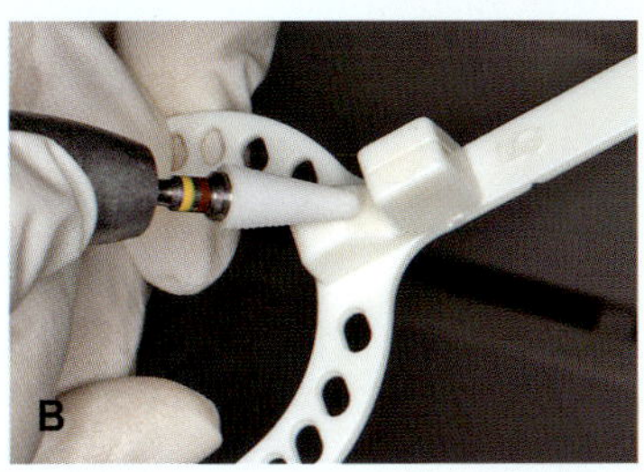

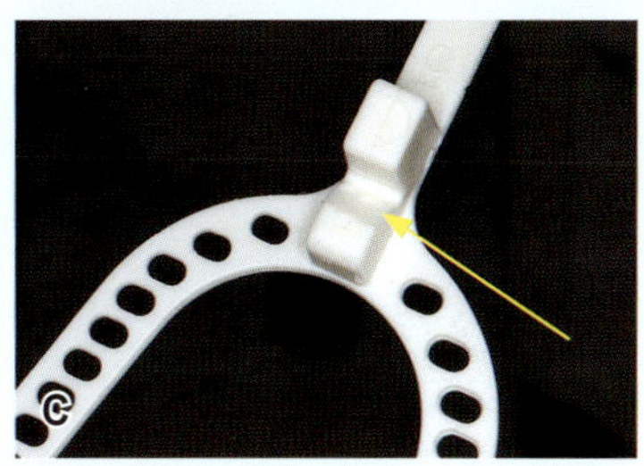

B, C: 조지게이지의 경우에는 V자부의 경사면(전치부 설측)을 삭제한다.

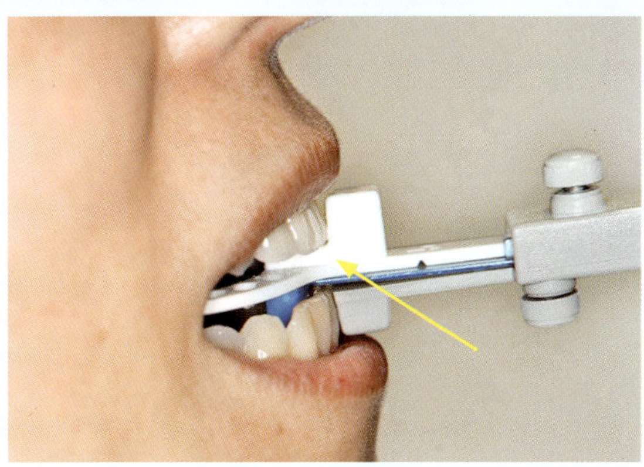

D: V자부가 상악 전치부의 절연까지 들어가 있는 것을 확인한다.

교합채득 전 준비 *(계속)*

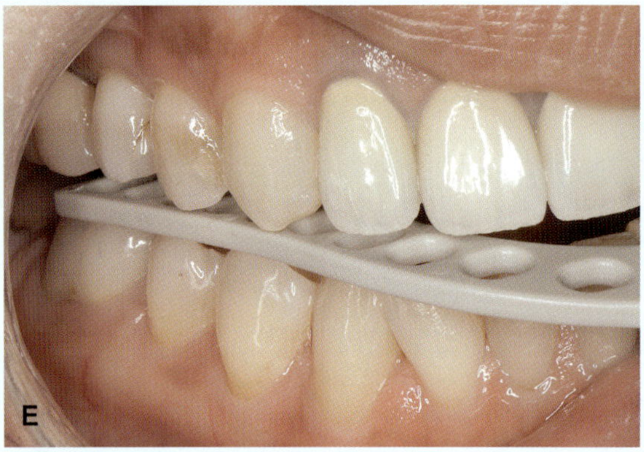

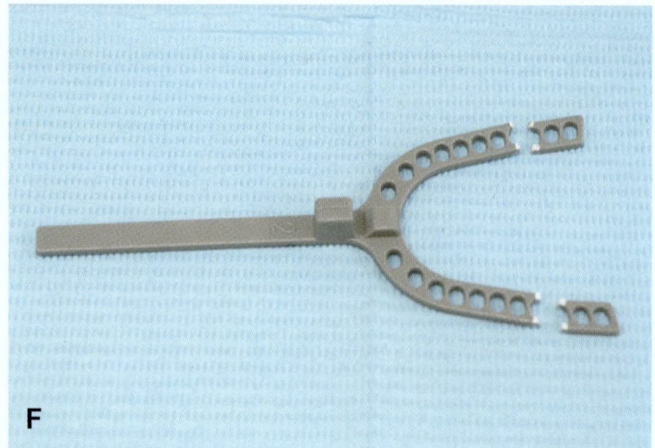

E, F: 구치부에서 바이트포크가 간섭을 일으키는 경우에는 바이트포크의 바이트부를 트리밍하여 간섭을 제거한다.

그림 9-8-2. 교합채득 전 준비 *(계속)*.

② 하악전방이동량의 결정

하악전방이동량은 환자의 최대전방위까지의 이동량, OSA 중증도, 환자의 쾌적함 등에 따라 결정한다. 교합채득 장치를 이용한 하악 이동량의 측정 방법을 그림 9-9-1 ②에 제시한다. 통상 교합채득 시의 하악위는 그 최대전방이동량의 50~75%로 설정한다.

일본수면치과학회의 진료 가이드라인에서는 '최대전방이동량에 대한 75% 정도부터 조정을 개시하는 것을 약하게 추천한다. 단, OSA의 중증도가 경증에서 중등도의 환자에 대해서는 50% 정도에서 시작해도 괜찮다'라고 되어 있다[5]. 따라서 OSA 중증도도 하악위를 결정할 때 중요하다고 할 수 있다.

③ 수평적인 위치의 결정

수평적인 위치의 설정에는 여러 가지 방법이 있으나, 미국수면치과의학회(American Academy of Dental Sleep Medicine; AADSM)는 '수평적인 위치의 결정에는 여러 가지 요인이 있으며, 악관절, 근육의 움직임, 상하악의 교합관계, 환자의 쾌적함에 맞춰서 결정해야 한다'고 하였다[6]. 부적절한 수평적인 위치 설정은 근근막통, 악관절 통증 등의 부작용을 야기할 수 있다. 따라서 교합채득 시에는 불쾌감이 생기지 않는가를 환자에게 확인하고, MAD 제작 후라고 하더라도 필요에 따라 조정을 시행한다.

필자는 통상적으로 환자가 하악전방운동을 하고 있을 때 자연적인 위치에 맞춰서 수평적인 위치를 결정하는 경우가 많다(그림 9-9-2③).

5) 교합채득 과정

악위가 결정되면 교합채득을 시행한다. 아날로그/디지털 인상에 따른 교합채득의 과정은 그림 9-10과 같다.

교합채득 시 악간 위치 결정 방법의 기본

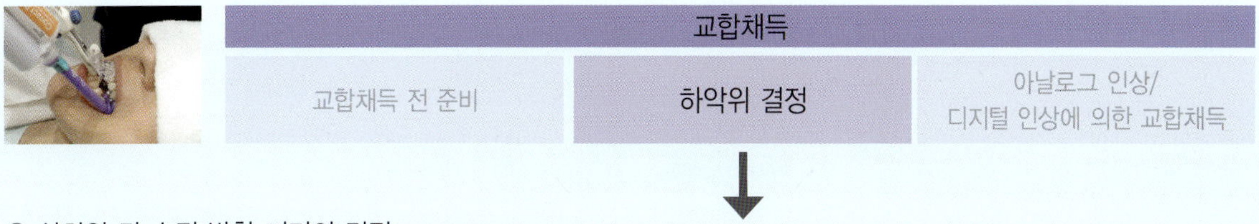

① 상하악 간 수직 방향 거리의 결정

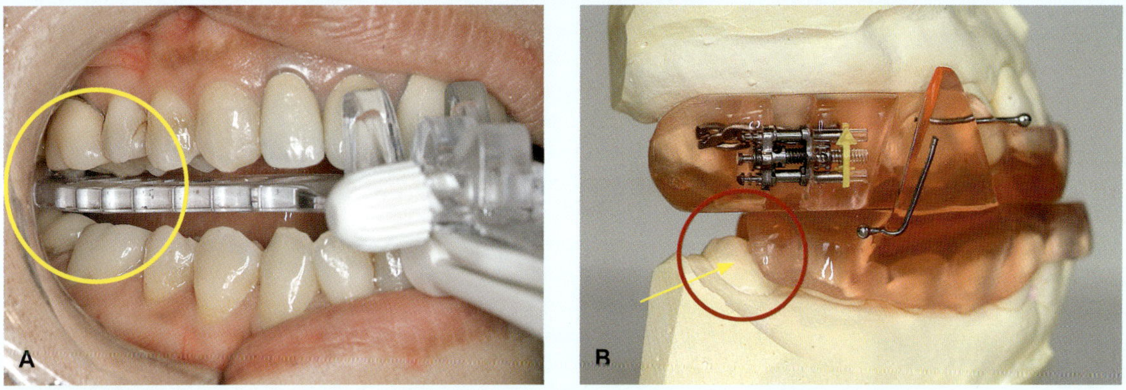

① 수직 방향으로 필요한 거리는 MAD에 사용되는 재료 및 제작에 필요한 두께, 스피만곡과 윌슨커브의 정도, 교합거상한 상태에서 입술을 다무는 것이 가능한가, 위화감과 통증의 유무 등을 고려한다. A: 교합채득 장치를 넣었을 때 구치부에 충분한 clearance가 있는지 확인한다. B: 구치부의 clearance가 부족한 경우, MAD가 최후방 구치부 원심까지 덮이지 않아 유지력이 부족할 가능성이 있다.

② 하악전방이동량의 결정

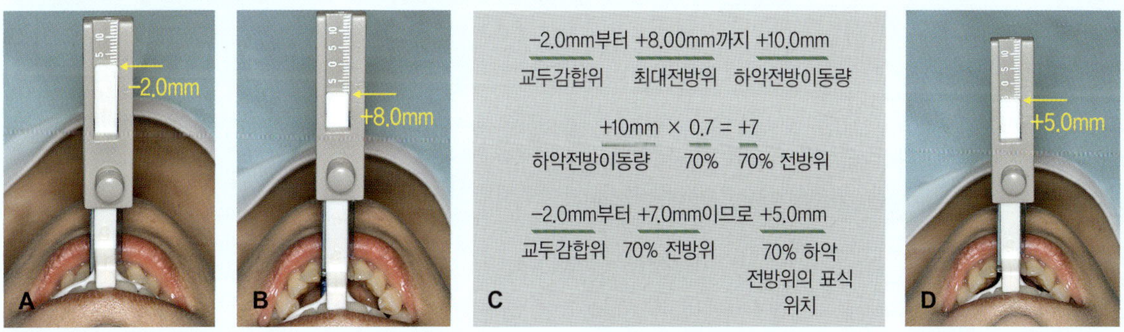

② 교합채득 장치를 이용해서 하악의 전방이동량을 결정한다[이 증례에서는 조지게이지(JM Ortho) 사용]. 통상적으로 교합채득 시의 하악위는 그 최대전방이동량의 50~75%로 설정한다. A: 교두감합위의 수치를 기록한다. B: 최대전방위까지의 이동량을 기록한다. 하악을 앞으로 내미는 것이 익숙하지 않은 환자도 있으므로, 여러 번 하악을 앞으로 내밀게 하여 연습시킨다. C: 최대전방위에서 교두감합위까지의 거리를 뺀 거리를 하악전방이동량으로 하고, 그 50~75% 정도의 위치를 계산한다. 이 경우 최대전방위는 +8.0mm, 교두감합위는 -2.0mm이므로, 하악전방이동량은 10.0mm가 된다. 그중 70%의 위치에 맞추는 경우, 교두감합위에서 7.0mm를 상정한다. D: 따라서 +5.0mm에 맞추면 그곳이 70% 하악 전방위가 된다.

그림 9-9-1. 교합채득 시 악간위치의 결정 방법의 기본. 악위는 ① 상하악 간의 수직 방향의 거리, ② 하악의 전방이동량, ③ 수평적인 위치 순으로 결정해 간다. 상하악 간 수직 방향에 필요한 거리는 MAD에 사용되는 재료 및 제작에 필요한 clearance(두께), 스피만곡 및 윌슨커브의 정도, 교합거상한 상태에서 입술을 다무는 것이 가능한가, 위화감과 통증의 유무 등을 고려해서 결정한다. 하악의 전방이동량은 환자의 최대전방위까지의 이동량, OSA의 중증도, 환자의 쾌적함 등에 의해 결정한다. 통상적으로 교합채득 시의 하악위는 그 최대전방이동량의 50~75%로 설정한다. 수평적인 위치는 악관절, 근육의 움직임, 상하악의 교합위, 환자의 쾌적함 등에 맞춰서 결정한다(그림은 다음 페이지로 이어짐).

교합채득 시 악간 위치 결정 방법의 기본 *(계속)*

③ 수평적인 하악의 위치 결정

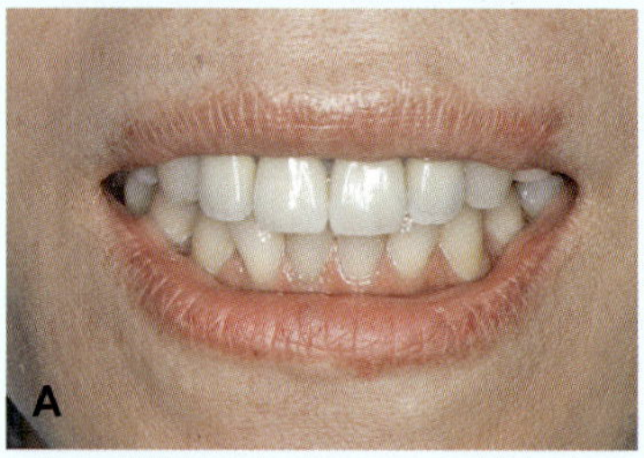

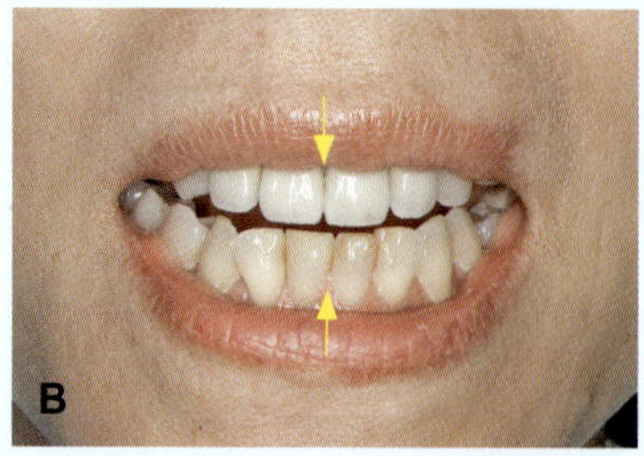

③ 미국수면치과의학회(AADSM)는 '수평적인 위치의 결정은 여러 가지 요소를 고려해야 하며, 악관절, 근육의 움직임, 상하악의 교합위, 환자의 쾌적함 등에 맞춰서 결정해야 한다'고 하고 있다. 수평적인 위치의 결정이 부적절한 경우, 근근막통, 악관절의 통증 등 부작용을 야기할 수 있으므로 주의한다. A: 교두감합위에 있어서 정중선의 확인. 교두감합위에 있어서 상하악 전치부의 수평적인 위치관계를 확인한다. B: 하악 전방위에 있어서 정중선의 확인. 하악 전방위에 있어서 상하악 전치부의 수평적인 위치관계를 확인한다. 필자는 통상 환자가 하악 전방운동을 하고 있을 때 자연스러운 위치에 맞춰서 결정하는 경우가 많다.

④ 통증의 유무 등 확인

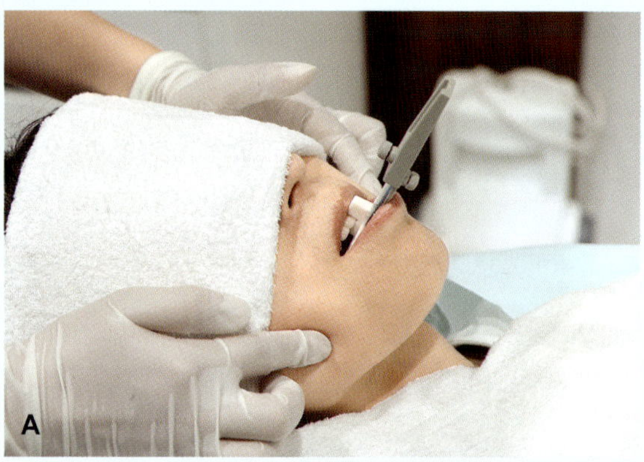

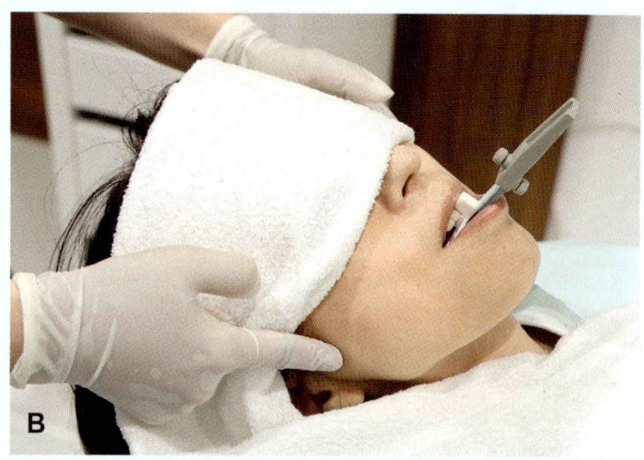

하악 전방위에 맞춘 상태의 교합채득 장치를 구강 내에 넣고, 이 시점에서 근근막통(A) 및 악관절의 통증(B) 유무를 확인한다. 통증이 있는 경우에는 하악 전방위를 후방으로 되돌린다.

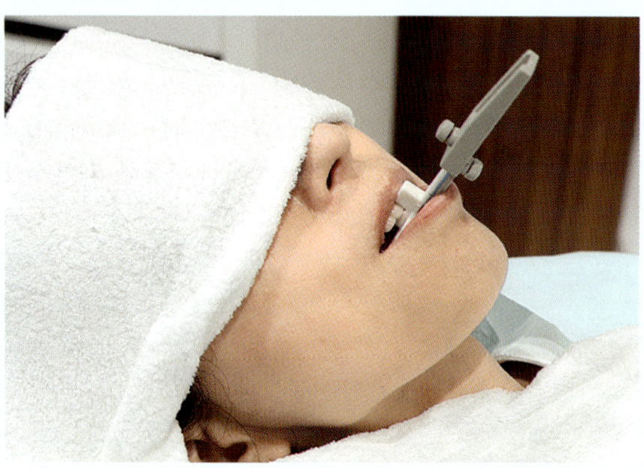

C: 코골이가 주소인 경우, 하악 전방위에 맞춘 교합채득 장치를 구강 내에 넣고 환자에게 코골이를 재현하도록 하여 코골이음이 감소 혹은 소실되었는지 확인한다.

그림 9-9-2. 교합채득 시 악간 위치 결정 방법의 기본(계속).

아날로그/디지털 인상에 따른 교합채득의 과정

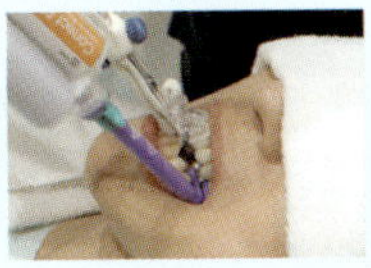

교합채득		
교합채득 전 준비	하악위 결정	아날로그 인상/ 디지털 인상에 의한 교합채득

① 구강 내 습기 제거

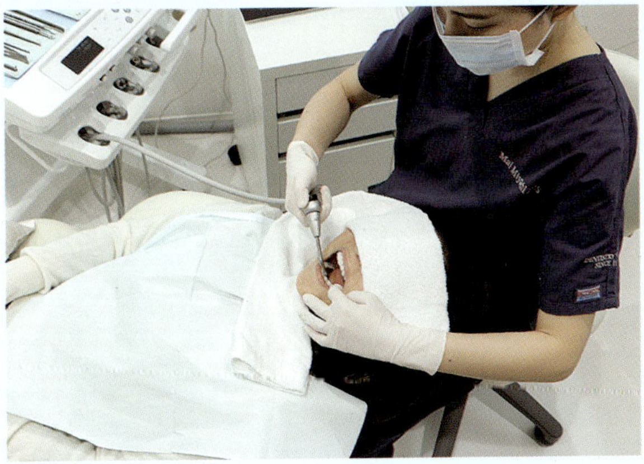

치아의 표면에 부착된 타액은 에어로 충분히 제거한다.

② 교합채득 장치의 시적

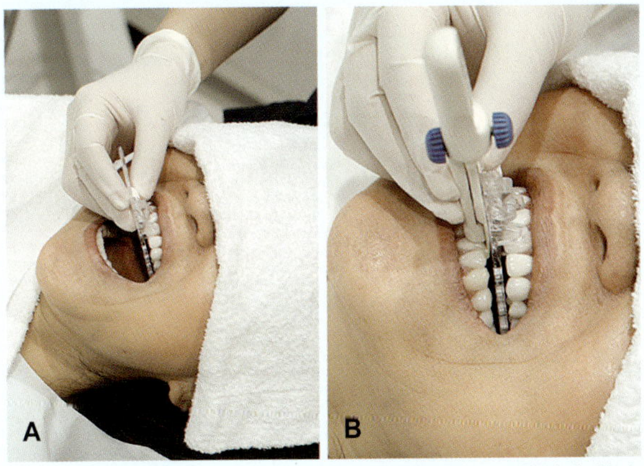

A, B: 상악 전치부에 장착하고 나서 장치상에서 교합하게 한다. 결정된 악위로 하악을 확실히 유도하기 위해 장치상에서 그 위치에서 다무는 동작을 환자에게 여러 번 반복하게 한다[이 증례에서는 Somnogauge(SomnoMed, SomnoMed JAPAN) 사용].

③ 실리콘 인상재 담기

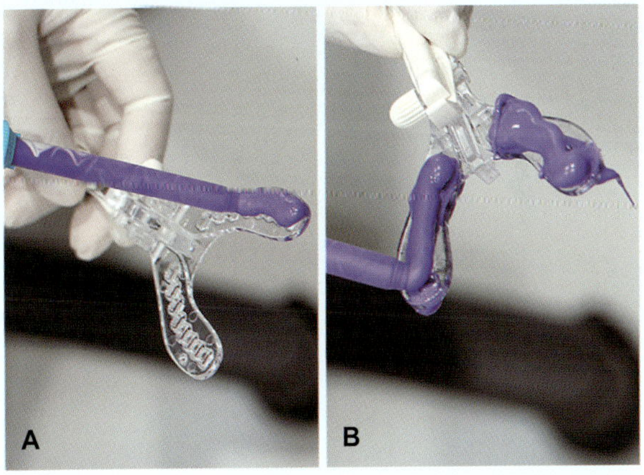

A, B: 기포가 들어가지 않도록 주의하여 바이트부의 양면에 인상재를 담는다.

그림 9-10-1. 아날로그/디지털 인상에 따른 교합채득의 과정. 교합채득 시에는 사전에 결정한 악위로 환자의 하악을 확실히 유도할 필요가 있다. 그러므로 환자에게 교합채득 장치상에서 그 위치로 다무는 동작을 여러 번 반복하게 하여, 적절한 위치에서 교합채득이 시행될 수 있도록 한다(그림은 다음 페이지로 이어짐).

아날로그/디지털 인상에 따른 교합채득의 과정 *(계속)*

④ 실리콘 인상재를 이용한 아날로그 교합채득

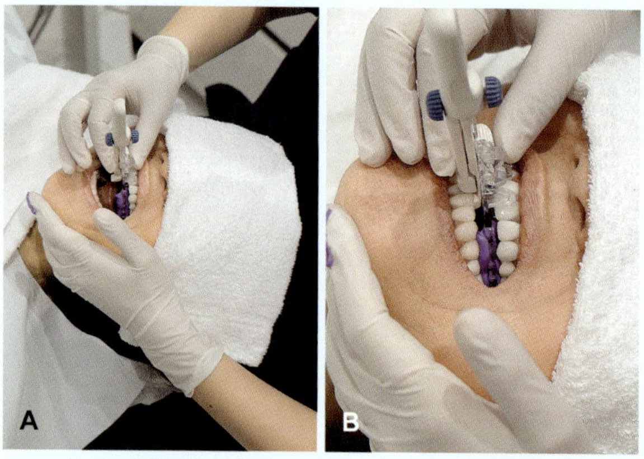

A, B: 상악 전치부에 장착하고 나서 장치상에서 교합하게 한다.

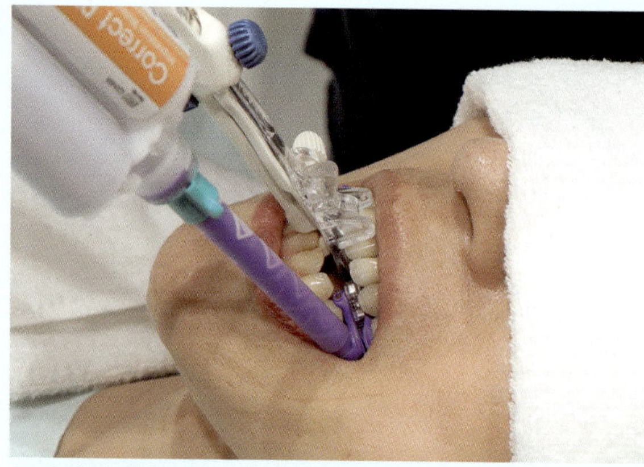

C: ③에서 담은 인상재의 양이 부족한 경우, 교합한 상태에서 협측에서 추가한다. 또한 ③과 같이 교합면에 쌓지 않고, 교합채득 장치를 다문 상태에서 협측에서부터 인상재를 주입해도 된다.

④′ 구강스캐너를 이용한 교합채득

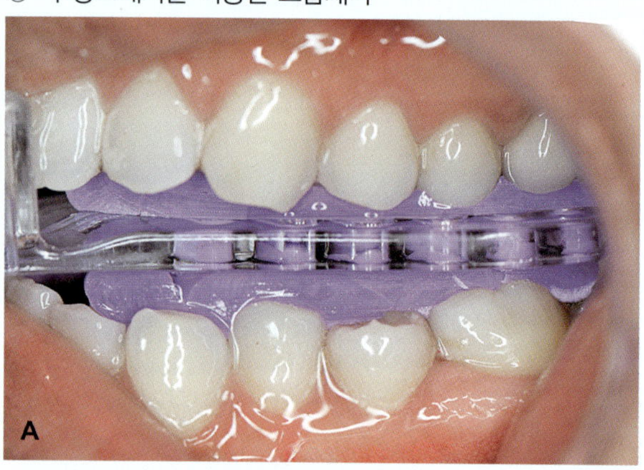

A: 구강스캐너를 이용해 디지털 인상에 의한 교합채득을 시행하는 경우, 협측에서 상하악의 교두정이 보이는 위치까지 인상재를 트리밍한다.

B, C: 각 메이커가 지시하는 순서대로 소구치에서 대구치까지 좌우 협측 스캔을 실시한다. 이때 화면상에서 교합채득이 적절히 시행되고 있는지를 확인한다[이 증례에서는 iTero Element 5D Laptop(Align Technology, Invisalign Japan)를 사용].

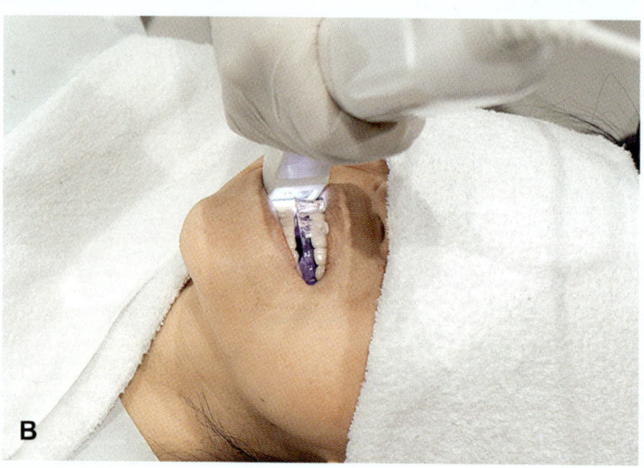

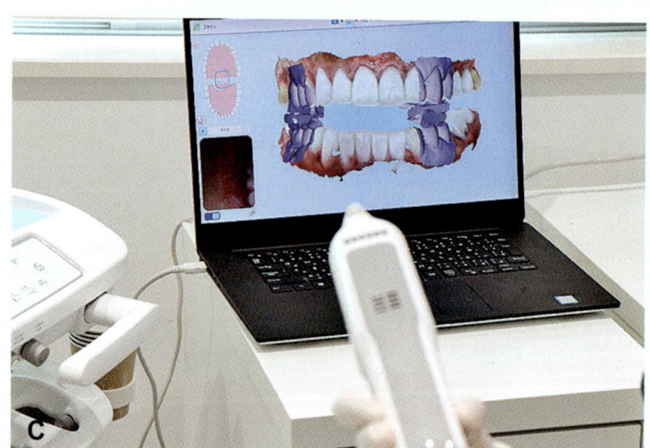

그림 9-10-2. 아날로그/디지털 인상에 따른 교합채득의 과정(계속).

⑤ 교합채득의 확인

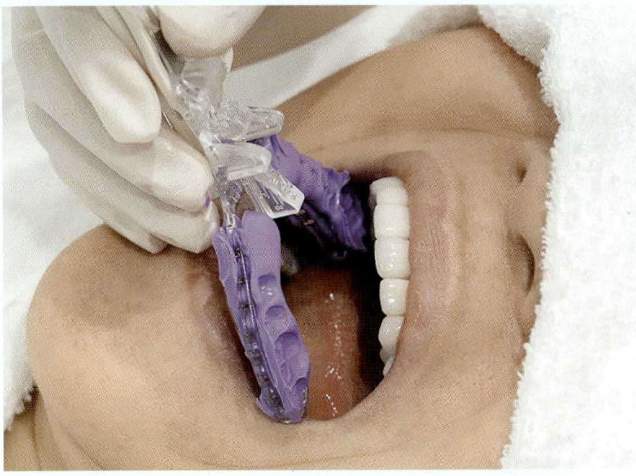

구강 내에 장치를 다시 넣고, 적절한 위치에서 교합채득이 시행되었는지 확인한다.

⑥ 실리콘 인상재의 트리밍

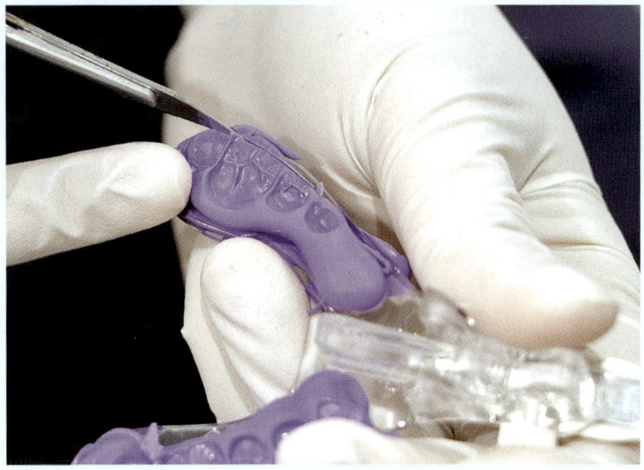

실리콘 인상재의 불필요한 부분을 트리밍한다.

⑦ 위화감의 유무와 입술이 닫히는지 등의 확인

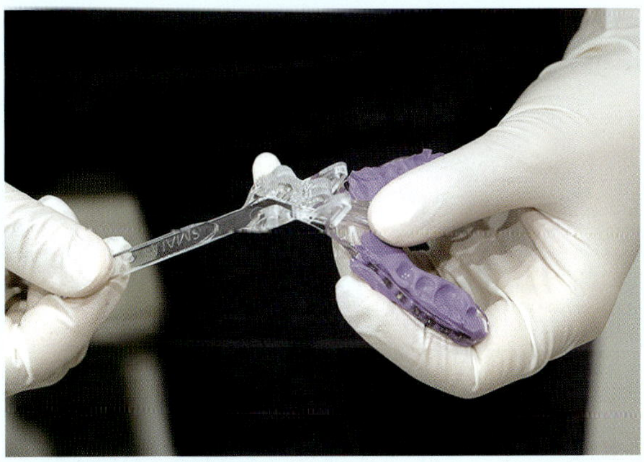

A: 바이트포크의 핸드부를 제거한다.

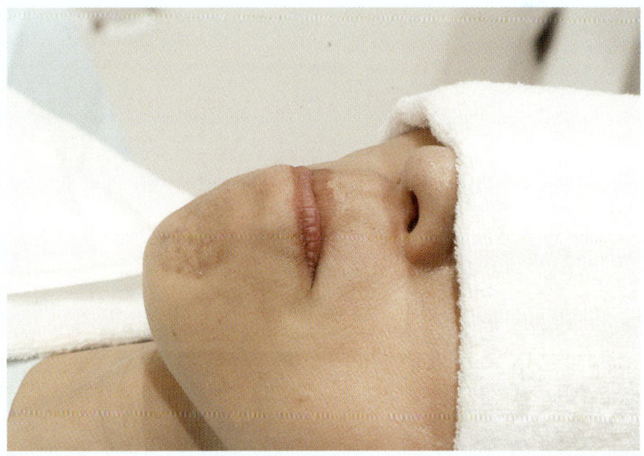

B: 구강 내에 바이트포크를 다시 넣고, 위화감의 유무, 환자에게 입술을 다물게 하여 닫히는지를 확인한다.

참고문헌

1. Tsuiki S, Hiyama S, Ono T, Imamura N, Ishiwata Y, Kuroda T, Lowe AA. Effects of a titratable oral appliance on supine airway size in awake non-apneic individuals. Sleep 2001；24 (5) ：554-560.
2. 猪子芳美，小林正治，長谷部大地，柳本惣市，鈴木善貴，岩永賢司，對木悟，佐藤一道. 睡眠歯科の用語集 日本睡眠歯科用語検討ワーキンググループ. 睡眠口腔医学 2018；5 (1) ：12-15.
3. Mayoral P, Lagravère MO, Míguez-Contreras M, Garcia M. Antero-posterior mandibular position at different vertical levels for mandibular advancing device design. BMC Oral Health 2019；19 (1) ：85.
4. Pitsis AJ, Darendeliler MA, Gotsopoulos H, Petocz P, Cistulli PA. Effect of vertical dimension on efficacy of oral appliance therapy in obstructive sleep apnea. Am J Respir Crit Care Med 2002；166 (6) ：860-864.
5. 日本睡眠歯科学会. 閉塞性睡眠時無呼吸に対する口腔内装置に関する診療ガイドライン (装置の作製に関するテクニカルアプレイザル：2020年版) . https://jadsm.jp/iryo/guideline_pdf/guideline_2020.pdf (2021年7月1日アクセス)

제10장

구강내장치 제작과 장착 시 시행하는 환자 지도

인상채득과 교합채득이 완료되면, 하악전방견인장치(mandibular advancement device; MAD)의 설계와 제작에 들어간다. MAD는 치아에서 유지력을 얻기 때문에, MAD 제작 공정을 이해하여 적절한 기공 지시를 할 필요가 있다. MAD는 치과의원 내에서 제작하는 경우와 원외의 치과기공소에서 제작하는 두 가지 방법이 있다.

다음으로 MAD가 완성되면, 그 시적과 조정, 장착과 장착 시의 환자 지도를 시행한다. MAD는 하악을 전돌시킨 상태를 밤새 유지하기 때문에, 근긴장에 의한 근육의 통증이나 치아의 통증을 야기할 가능성이 있다. 그러므로 적절한 MAD 조정을 시행하고, 그 리스크를 최소화하기 위해 환자를 지도할 필요가 있다.

이 장에서는 원외의 치과기공소에서 MAD를 제작하는 것을 전제로, 상하일체형 혹은 상하분리형의 설계, 기공지시서를 쓰는 방법, 제작, 시적과 조정, 취급과 주의사항, 장착 시에 시행하는 환자 지도에 대해 설명한다.

구강내장치의 설계 과정: 탈착 방향의 결정

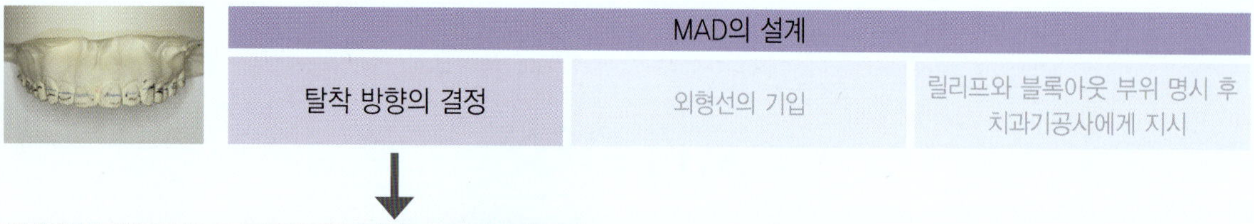

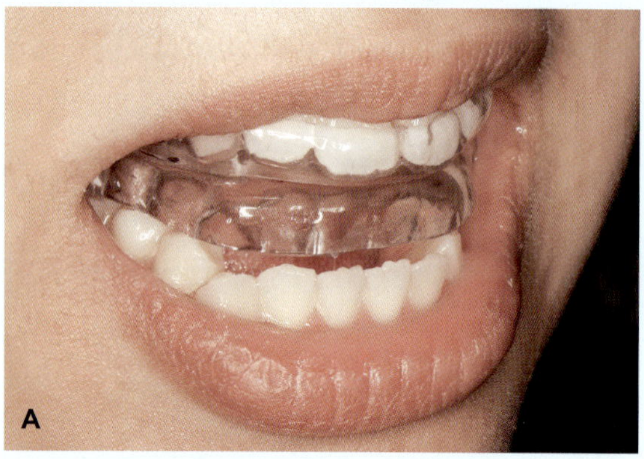

A: 상하일체형은 개구 시에 MAD가 하악에서 빠질 수 있도록 설계하는 것이 좋다. 그렇게 하면 MAD의 가고정과 고정 시에 조정이 쉬워진다.
B: 상악은 전치부 치축에 맞춰 모형을 후방으로 경사시켜 조정한다. 그렇게 하여 서베이 라인이 치경부 쪽으로 내려가 그 결과 MAD의 유지력이 증가한다.
C: 하악은 모형의 교합평면과 거의 평행이 되도록 조정한다. 그렇게 하면 개구 시에 MAD가 하악에서 빠지게 된다.

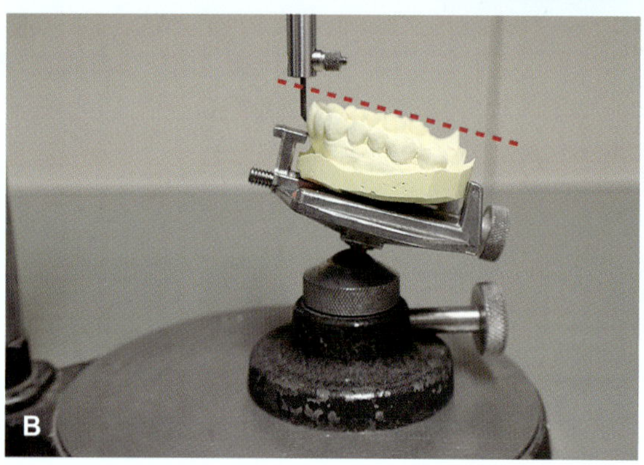

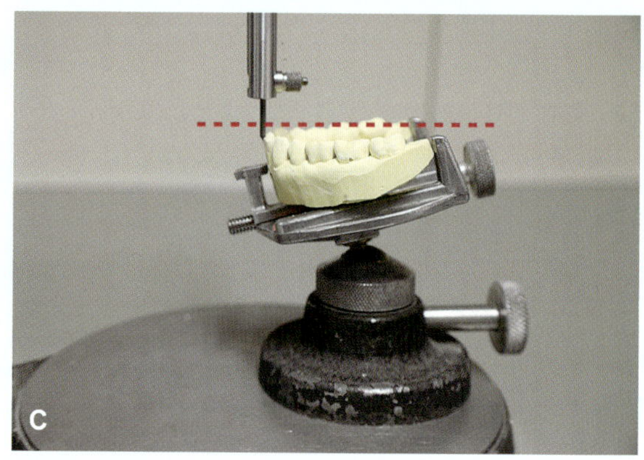

그림 10–1. 석고모형을 서베이어에 고정하여 상하 MAD의 탈착 방향을 결정한다.

10–1. 구강내장치의 설계

1) 구강내장치 설계 과정

하악전방견인장치(mandibular advancement device; MAD)의 설계 과정은 그림 10–1~10–3과 같다. 통상적으로 상하일체형의 설계는 ① 석고모형을 서베이어(surveyor)에 고정하여 상하 MAD의 탈착 방향을 결정하고(그림 10–1), ② 서베이 라인을 그어 최대 풍융부를 명시하고, 언더컷 부위를 이용하여 MAD의 유지력을 조정하도록 외형선을 설정하여(그림 10–2), ③ 릴리프 혹은 블록아웃이 필요한 부위를 모형상에 명시하여 치과기공사에게 지시하는(그림 10–3) 순서로 시행된다.

상하분리형은 장치의 종류에 따라 디자인이 결정되기 때문에, 치과기공소에는 릴리프 혹은 블록아웃 부위만을 지정하는 경우가 많다(그림 10–3). MAD는 원칙적으로 잔존치열의 교합면을 모두, 혹은 적어도 일부 피복할 필요가 있다. 왜냐하면 MAD를 장기간 사용함에 따라 피복되어 있지 않은 치아의 정출이나 이동 등이 생겨(예를 들면, 최후방구치부가 교합간섭을 유발하는 등), 위중한 증상을 야기할 가능성이 있기 때문이다.

구강내장치의 설계 과정: 외형선의 기입

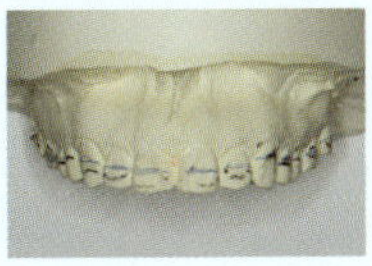

MAD의 설계

탈착 방향의 결정	**외형선의 기입**	릴리프와 블록아웃 부위 명시 후 치과기공사에게 지시

상악

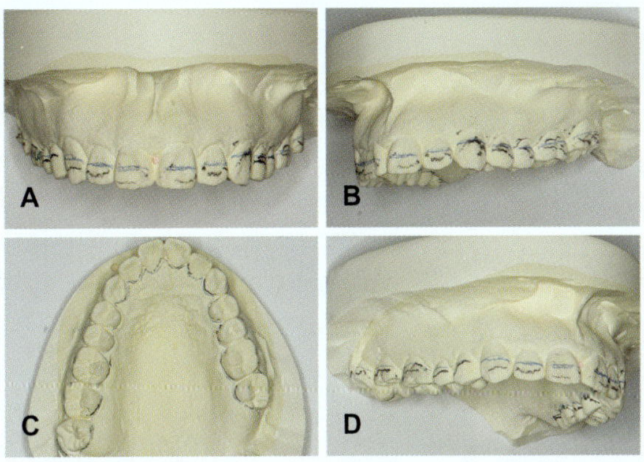

하악

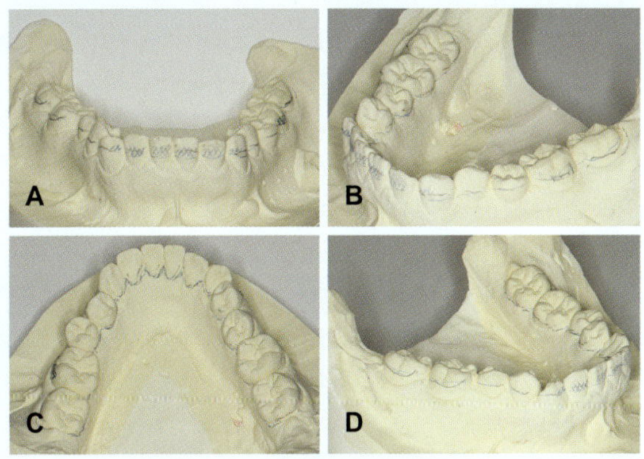

A~D: 상악은 언더컷을 이용해 유지력을 강하게 설정할 수 있도록 서베이 라인(사진의 검은 선)을 넘어 약간 치경측까지 연장해서 외형선(사진의 파란 선)을 설정한다.

A~D: 하악은 상악보다 유지력을 약하게 설정할 수 있도록 서베이 라인 위(사진의 검은 선)에 외형선(사진의 파란 선)을 설정한다. 대신 하악 전치부는 정중부에서 파절되기 쉬우므로, 외형선을 치경부로 연장한다.

그림 10-2. 서베이 라인을 그어 최대 풍융부를 명시하고, 언더컷 부위를 이용해서 MAD의 유지력을 조정할 수 있도록 외형선을 설정한다.

구강내장치의 설계 과정: 릴리프와 블록아웃 부위 명시 후 치과기공사에게 지시

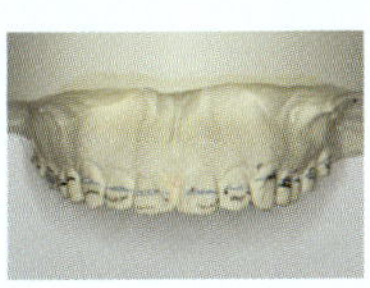

MAD의 설계

탈착 방향의 결정	외형선의 기입	**릴리프와 블록아웃 부위 명시 후 치과기공사에게 지시**

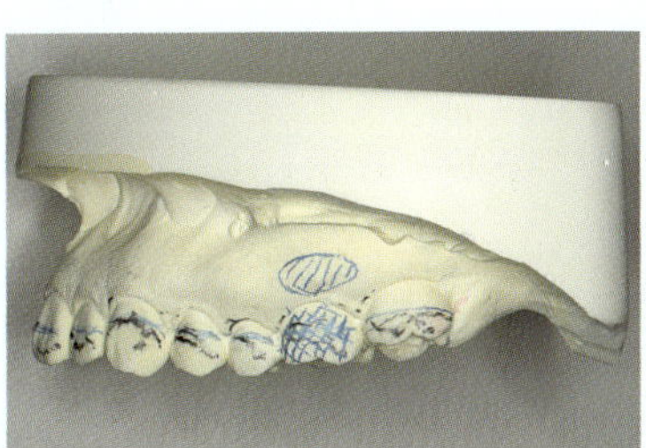

A: 브릿지의 가공치 부위, 동요치, 통증이 있는 치아, MAD 탈착 시에 부하가 걸리는 부위 등(사진의 파란 선)을 명시하여 릴리프하도록 치과기공사에게 지시한다.

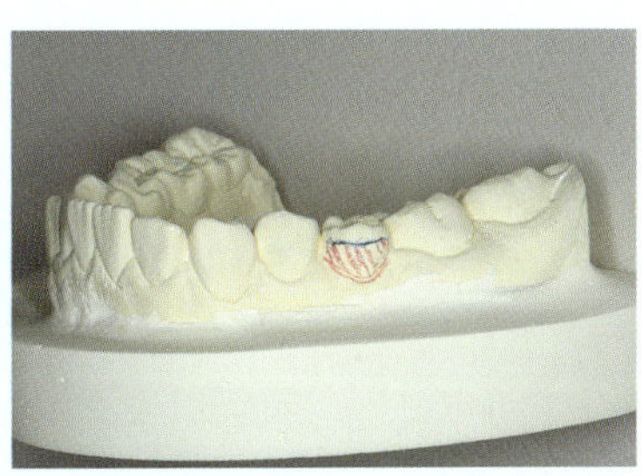

B: 치열의 총생, 회전치, 경사진 치아 등의 언더컷 부위, 빈 공간이 있는 부위(사진의 빨간 선)는 블록아웃하도록 치과기공사에게 지시한다.

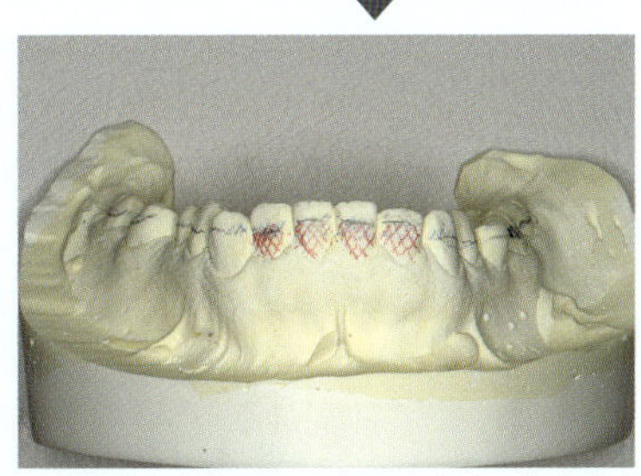

C: 하악 전치부는 정중부에서 파절되기 쉬우므로 서베이 라인보다 하방(사진의 빨간 선)은 블록아웃하도록 치과기공사에게 지시한다.

그림 10-3. 릴리프와 블록아웃 부위를 명시하고 치과기공사에게 지시한다.

상하일체형과 상하분리형의 기공지시서의 기입 예

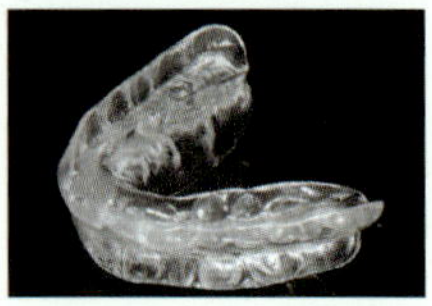 **상하일체형** **(모노블록 하드 타입)의 경우**	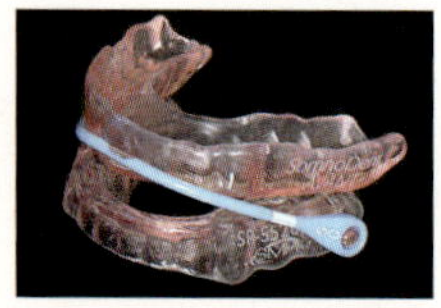 **상하분리형** **(AVANT)의 경우**
[구강내장치의 종류] 수면무호흡용 구강내장치(모노블록 하드 타입)입니다. **[재료의 두께, 형상]** 상하 따로, 두께 2mm, 하드로 제작해 주십시오. 상하악 구치부 사이의 공간은 림상(교합제 형태)으로 채워 주십시오. **[내면의 조정]** 상악은 적합을 약간 강하게, 하악은 약간 약하게 조정해 주십시오. **[교합채득]** 조지게이지를 사용한 교합채득처럼, 하악을 교두감합위에서 전방으로 5.0mm, 상악에 대해 하악을 우측으로 3.0mm 편위(교합채득 시의 편위)된 위치에 설정해 주십시오.	**[구강내장치의 종류]** AVANT입니다. **[내면의 조정]** 상하악 소구치(4번)부터 대구치(7번)까지 적합을 약간 약하게 설정해 주십시오. 상악 6번이 브릿지의 가공치이기 때문에 릴리프해 주십시오. **[교합채득]** 솜게이지를 사용한 교합채득처럼, 하악을 교두감합위에서 전방으로 5.0mm, 상하악 절치간 거리를 5.0mm, 상악에 대해 하악을 우측으로 3.0mm 편위(교합채득 시의 편위)된 위치에 설정해 주십시오.

그림 10-4. 릴리프 및 블록아웃 부위, 재료의 두께, 내면의 적합, 교합채득한 상하 위치관계 등을 기재한다. MAD에는 여러 가지 종류가 있으며 설계와 제작 과정도 다르기 때문에 각 치과기공소에 각각의 MAD가 지니는 특징을 확인한다.

2) MAD 기공지시서 기입 예

상하일체형 혹은 상하분리형 기공지시서의 기입 예는 그림 10-4와 같다. MAD에는 여러 가지 종류가 있고 설계와 제작 과정도 다르기 때문에, 각 치과기공소에 각각의 MAD에 따른 특징을 확인하여 어떤 기공지시서가 필요한지 확인한다.

10-2. 상하일체형 구강내장치의 제작, 조정, 가고정, 장착

상하일체형(여기서는 모노블록 하드 타입 사용) 제작, 조정, 가고정, 장착까지의 일련의 과정은 그림 10-5~10-8과 같다.

상하일체형(모노블록 하드 타입) 제작에서 장착까지의 과정: 제작

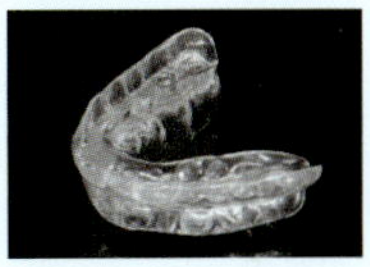

상하일체형(모노블록 하드 타입) 제작에서 장착까지

제작	시적과 조정	가고정	장착

① 교합기에 장착

교합채득한 위치에서 교합기에 장착한다.

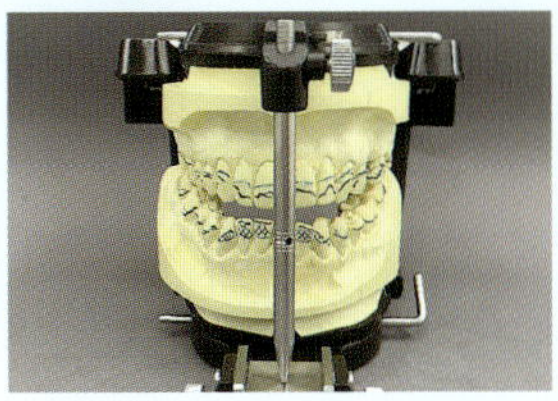

② 블록아웃

치열모형의 치간부, 깊은 언더컷 부위를 왁스로 블록아웃하고, 플레이트 압접이나 철거 시 모형 파손을 방지한다.

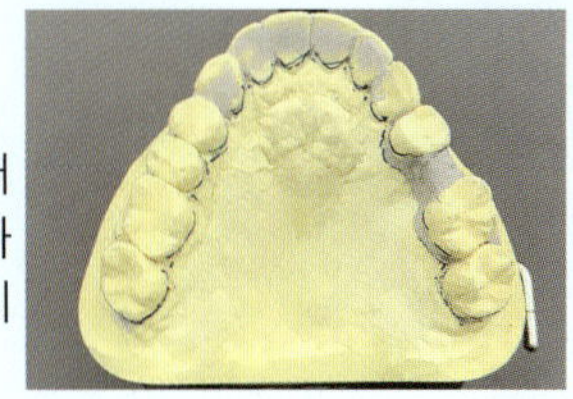

③ 가열, 압접

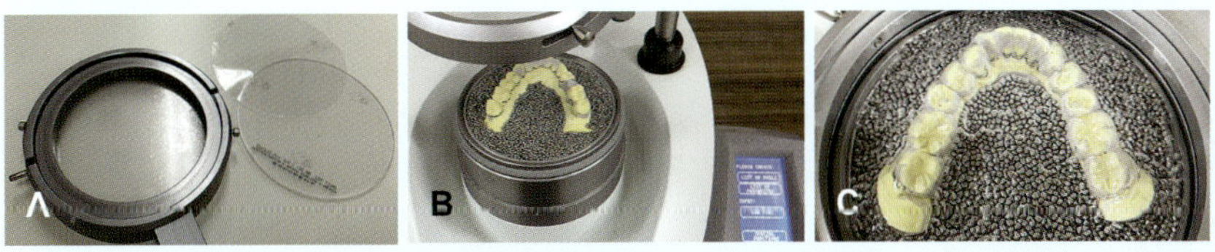

A: 수지 플레이트[이 증례에서는 엘코줄(엘코덴트, 스마트프랙티스재팬) 사용, 주된 조성은 폴리에틸렌텔레프탈레이트글라이콜]에 대해서는 강도, 내구성, 악간거리 등을 고려하면, 2mm 두께의 하드 타입이 적당하다.
B: MAD용 수지 플레이트를 가열흡인성형기[이 증례에서는 엘코폼3D(엘코덴트, 스마트프랙티스재팬) 사용]에 장착하여 가열한다.
C: 모형을 MAD의 탈착 방향에 맞게 후방으로 경사시키고, 치열 이외의 부분을 금속 구슬로 피복하며, 수지 플레이트를 모형에 압접한다.

④ 트리밍

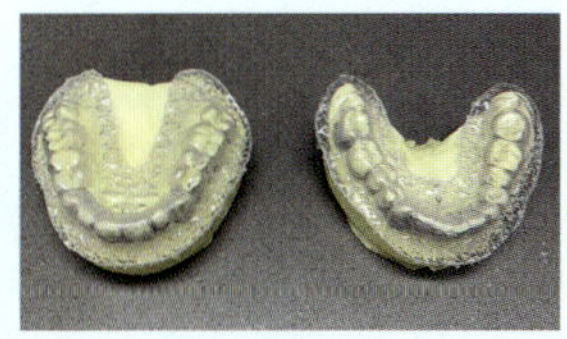

치열 주위에 슬릿을 넣어 수지 플레이트를 트리밍한다.

⑤ 교합제의 부여

A, B: 클리어레진을 이용하여 MAD 간의 구치부 공극에 교합제를 부여한다. 전치부는 혀를 돌출시킬 공간을 확보하기 위해 간격을 열어 둔다.

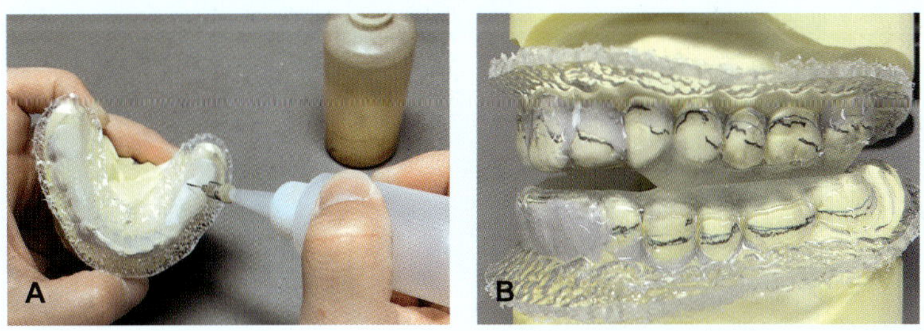

⑥ 모형상에 시적

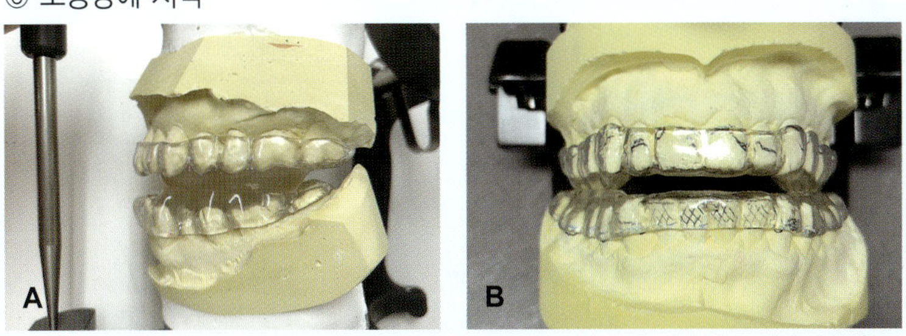

A, B: 모형에 시적하여 적합을 확인한다. MAD 변연의 위치에 대해서는 치면의 풍융부 부근에 설정하는 얕은 형태부터 치은을 피복하는 깊은 형태까지 여러 가지가 있다. 증례에 맞춰서 사용하는 것이 좋으나, 예상되는 MAD 유지력의 조정, 치아의 이동, 치은의 문제 등을 고려하면, 변연이 얕은 MAD가 추천된다.

⑦ 완성된 상하일체형

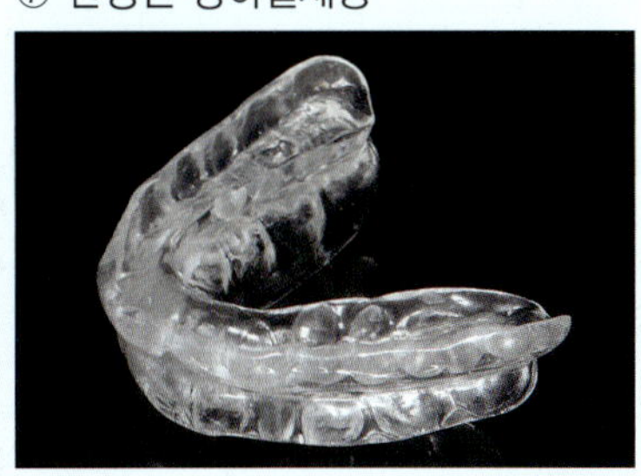

모형 시적 후의 MAD. 이 시점에서는 상하의 MAD는 고정되어 있지 않다.

그림 10-5. 여기서 소개하는 상하일체형의 제작 방법은 열가역성 수지 시트를 이용한 것으로, 공적 의료보험 제도상에서의 표기는 '구강내장치 2'가 된다(사진 제공: 동경의과치과대학병원 치과기공부)

상하일체형(모노블록 하드 타입) 제작에서 장착까지의 과정: 시적과 조정

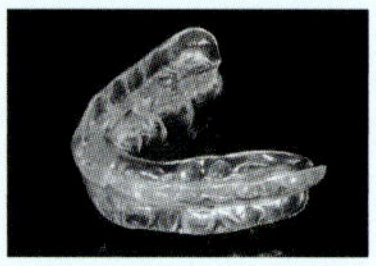

상하일체형(모노블록 하드 타입) 제작에서 장착까지

제작 | **시적과 조정** | 가고정 | 장착

① 준비할 기구

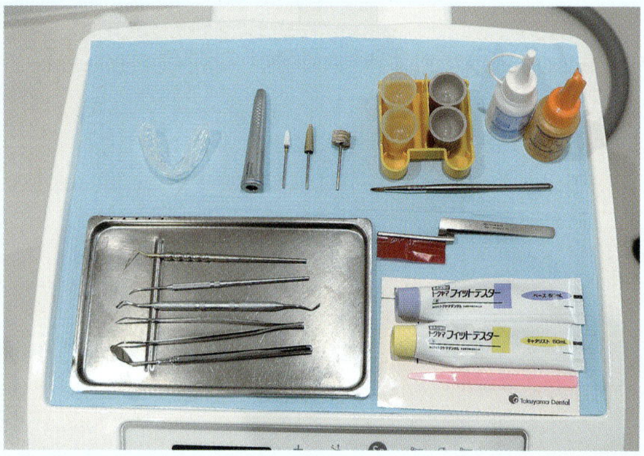

기본 세트, 스트레이트 핸드피스, 조정용 버, 교합지, 적합시험재, 즉시중합레진[이 증례에서는 유니패스트(GC) 사용] 등을 준비한다.

② 내면의 조정

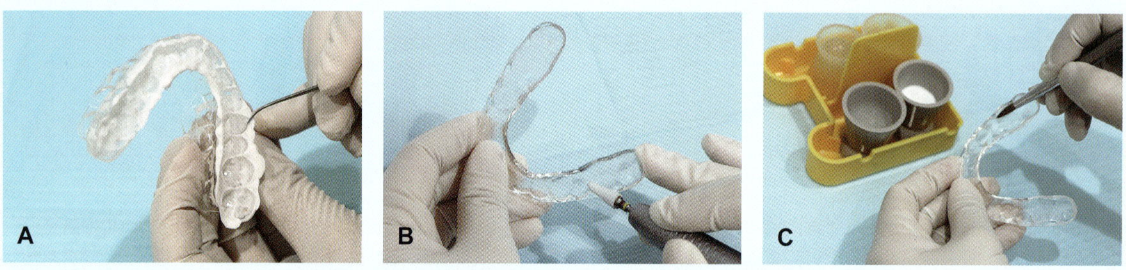

우선 상하 MAD를 각각 치열에 시적하여 적합, 유지를 확인한다. A: 내면의 적합을 확인할 때는 적합시험재를 사용한다. B: 적합이 강한 경우에는 내면을 삭제한다. 치간유두부나 최후방구치의 원심이 강한 경우가 많다. C: 적합이 약한 경우에는 내면에 즉시중합레진을 첨가한다.

③ 상하악의 접촉상태 확인

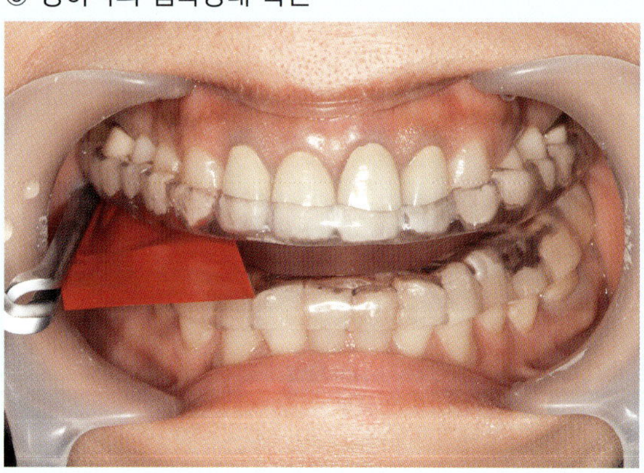

교합채득한 위치(하악 전방위)에서 환자에게 교합하게 하여, 좌우균등하게 접촉되고 있는가를 교합지를 이용해 확인한다. 상하악을 교합시켜 좌우의 교합접촉이 균등하지 않은 경우에는 동시에 접촉하도록 조정한다.

그림 10-6. MAD를 시적한 시점에서 상하악 간 수직 방향의 거리, 하악의 전방이동량, 수평적인 위치가 술자의 의도대로 되어 있는지를 확인한다.

상하일체형(모노블록 하드 타입) 제작에서 장착까지의 과정: 가고정

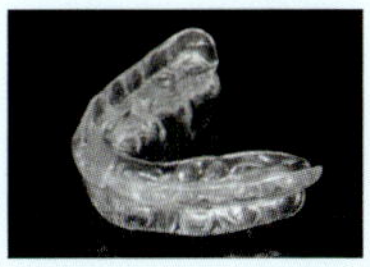

상하일체형(모노블록 하드 타입) 제작에서 장착까지			
제작	시적과 조정	가고정	장착

① 준비할 기구

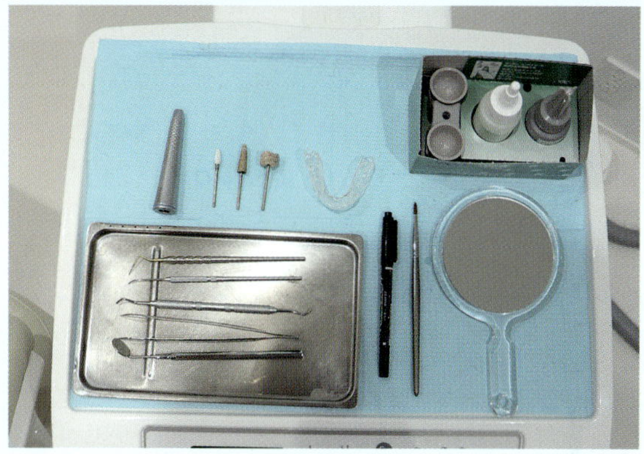

기본 세트, 스트레이트 핸드피스, 조정용 버, 가고정을 위한 즉시중합레진[이 증례에서는 픽스피드(GC) 사용], 유성펜, 손거울 등을 준비한다.

② 가고정

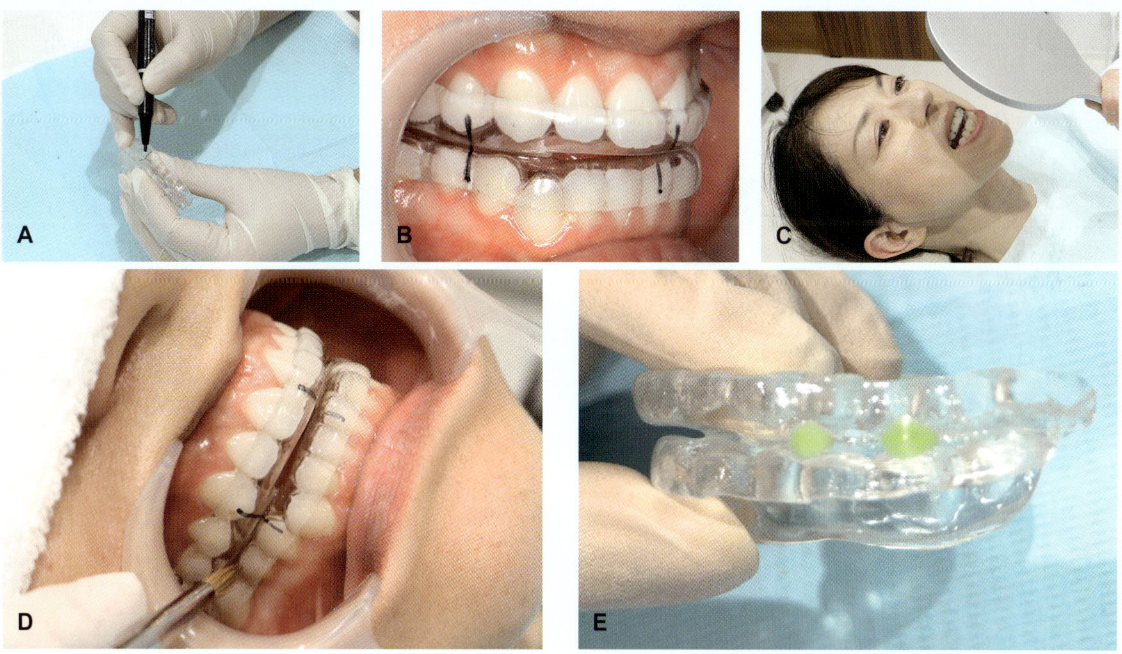

상하 MAD의 조정이 끝나면, 가고정으로 진행한다. A, B: 교합기 장착 시 상하 MAD의 전후관계의 위치를 유성펜으로 우선 표시해 두면, 상하 MAD를 가고정하기 쉽다. C: 환자를 수평위로 하여 손거울을 들게 하고, 유성펜으로 기록한 위치까지 하악을 앞으로 내밀게 한다. 악위, 통증의 유무, 하순의 폐쇄 정도, 코골이의 감소 혹은 소실 여부를 확인한다. D: 위치가 결정되면, 구각부에서 즉시중합레진을 흘려 넣어 상하 MAD를 가고정한다. E: 이때 협측만 두 군데 정도 가고정한다. 그 이유는 악관절의 통증, 근근막통, 교합의 경과 등이 관찰되는 경우, MAD의 상하 위치관계의 조정을 시행할 수 있도록 하기 위해서이다.

그림 10-7. 상하일체형의 경우, 상하 MAD를 구강 내에서 협측만 두 군데 정도 가고정하여 필요에 따라 MAD의 상하 위치관계의 조정을 시행하여 경과 관찰한다. 그리고 주관적인 평가, 객관적인 평가를 거쳐 MAD의 효과가 확인된 시점에서 고정(제11장 156, 157쪽 참조)을 시행한다.

상하일체형(모노블록 하드 타입) 제작에서 장착까지의 과정: 장착

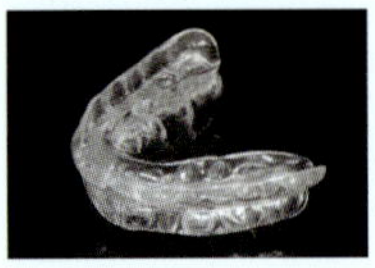

상하일체형(모노블록 하드 타입) 제작에서 장착까지

제작	시적과 조정	가고정	**장착**

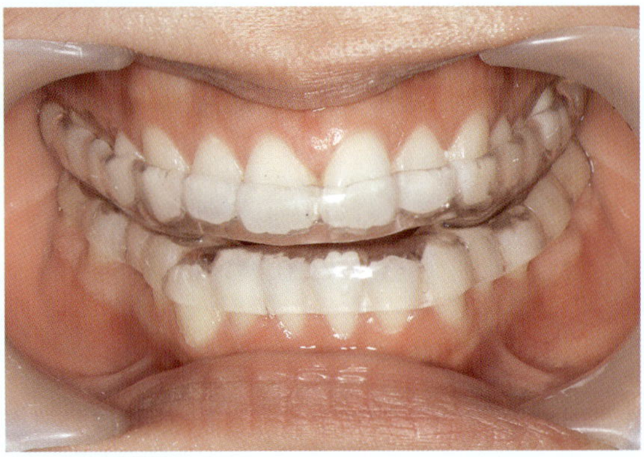

A: 가고정 후 구강 내에서 전치열이 MAD와 적합되어 있는지를 확인한다.

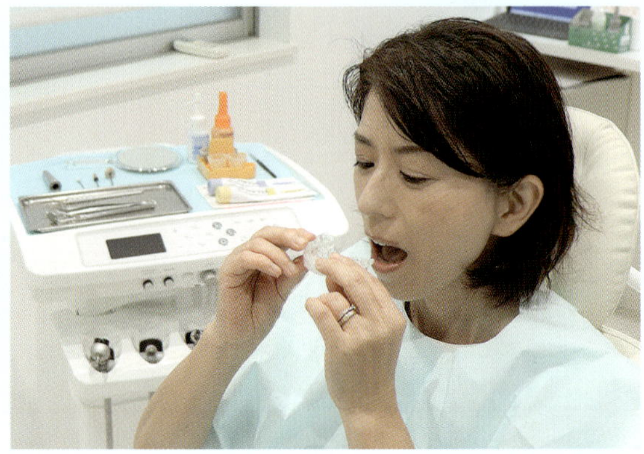

B: 환자 스스로 MAD를 탈착할 수 있는지를 체어사이드에서 확인한다.

그림 10-8. 장착 방법에 대해서는 기본적으로 상악에 먼저 장착한 다음, 하악을 전돌시켜 장착한다. 환자 스스로 MAD를 탈착할 수 있는지를 체어사이드에서 확인한다.

10-3. 상하분리형 구강내장치의 제작, 조정, 장착

상하분리형[여기서는 AVANT(Somnomed) 사용] 제작, 시적, 조정, 장착까지의 일련의 과정을 그림 10-9~10-11에서 알아본다.

상하분리형(AVANT) 제작에서 장착까지의 과정: 제작

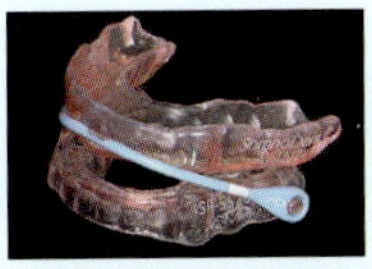

상하분리형(AVANT) 제작에서 장착까지

제작 | 시적과 조정 | 장착

① 디지털상에서 디자인 결정

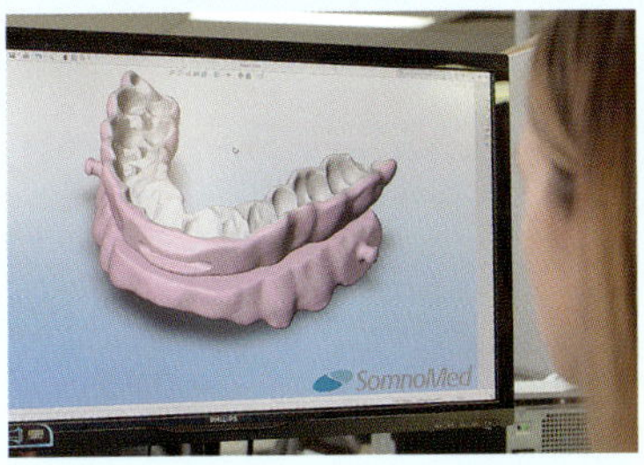

디지털 데이터상에서 MAD의 설계를 시행한다. 기본적으로는 최후방 치아의 원심까지 피복하는 것이 좋으나, 분리형은 소재의 두께가 두꺼운 경우가 많으므로, 최후방 치아의 원심까지 피복할 수 없는 경우가 있다. 그 경우 적어도 최후방 치아의 교합면의 반은 피복할 필요가 있다.

② 성형

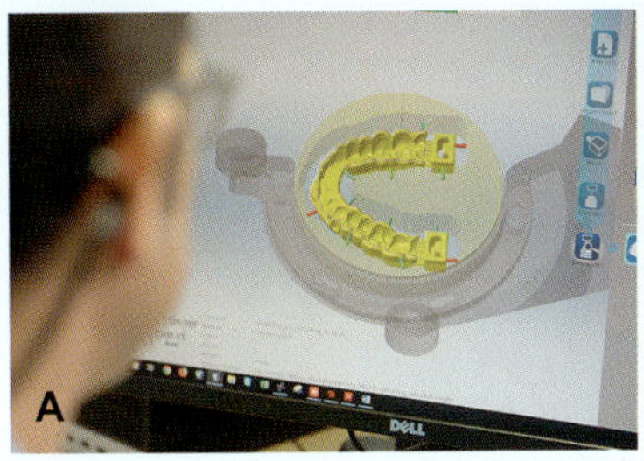

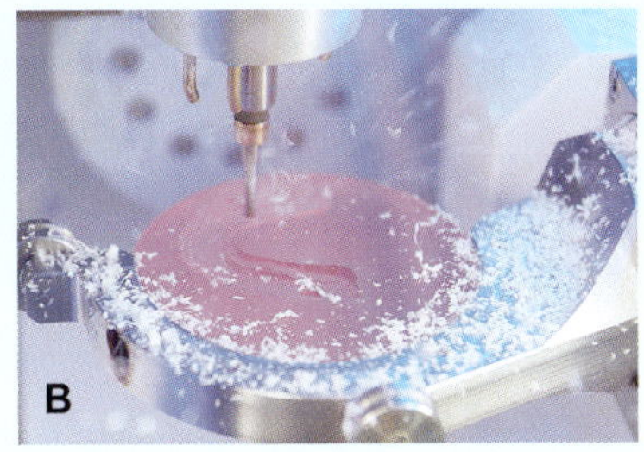

A, B: 프리큐어(precure: 예비경화단계)의 PMMA(아크릴수지)의 원판을 밀링머신으로 깎는다.

③ 엔지니어에 의한 확인

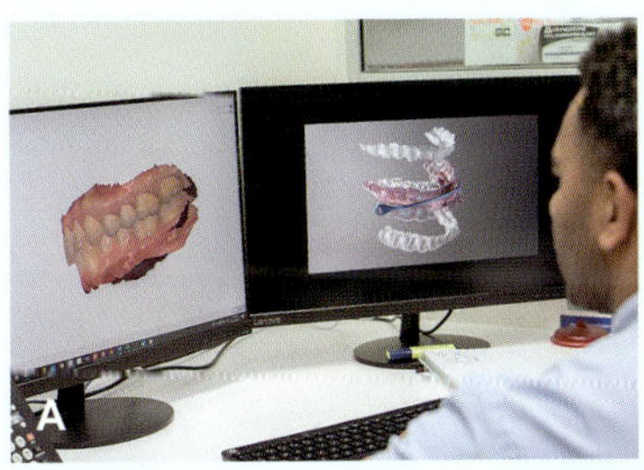

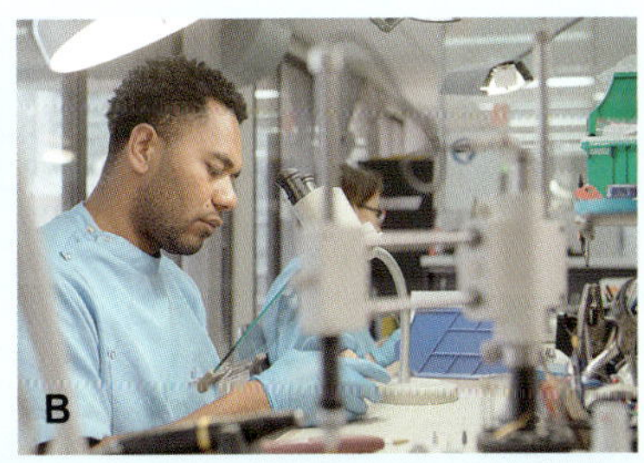

A, B: 엔지니어가 디지털 데이터상 혹은 모형상에서 MAD의 적합을 확인한다.

④ 완성된 상하분리형

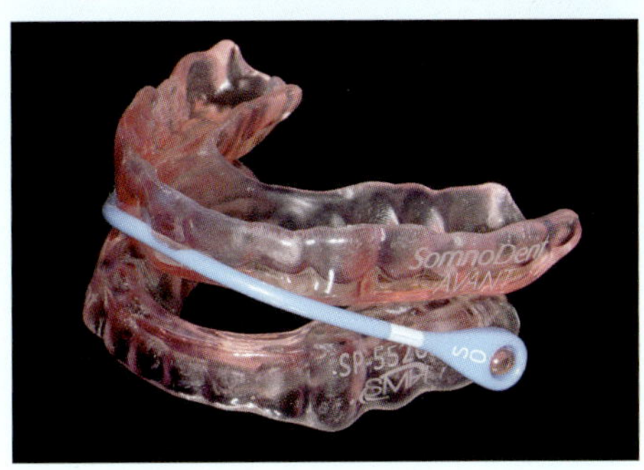

일체형과 비교하여 상하가 분리되어 있기 때문에, 어느 정도 개구가 가능하고 측방으로의 움직임도 부드럽게 할 수 있다.

그림 10-9. 상하분리형에는 여러 가지 종류가 있으며, 제작 과정도 다르다. AVANT의 경우에는 디지털 데이터상에서 MAD 설계를 시행하고, 데이터상 혹은 모형상에서 MAD의 적합을 확인한다.

상하분리형(AVANT) 제작에서 장착까지의 과정: 시적과 조정

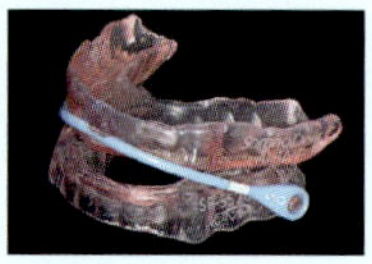

상하분리형(AVANT) 제작에서 장착까지

제작	시적과 조정	장착

↓

① 준비할 기구

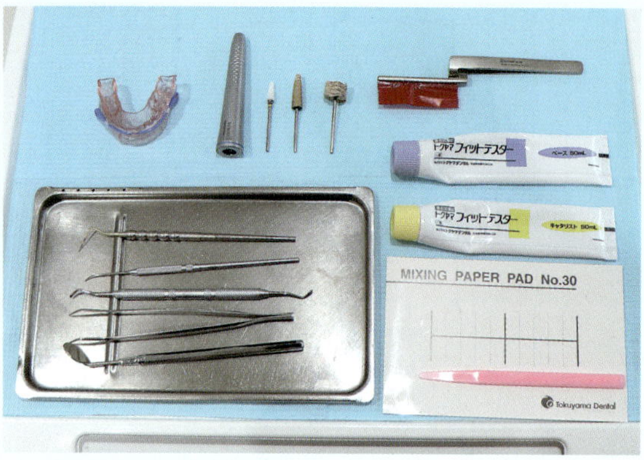

기본 세트, 스트레이트 핸드피스, 조정용 버, 교합지, 적합시험재 등을 준비한다.

② 내면의 조정

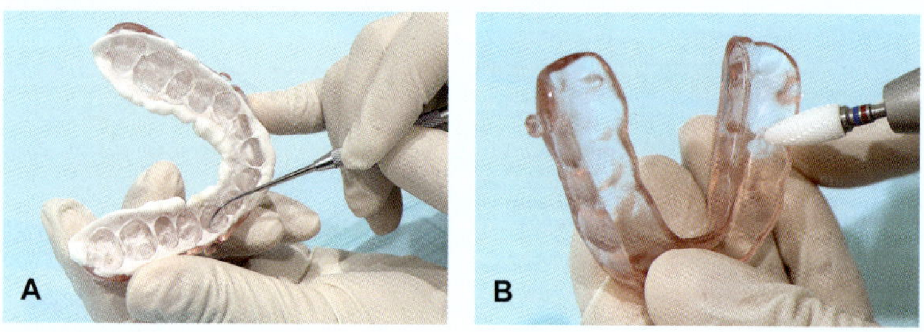

우선 상하 MAD를 각각 치열에 시적하여 적합, 유지를 확인한다. A: 내면의 적합을 확인할 때는 적합시험재를 사용한다. B: 적합이 강한 경우에는 내면을 삭제한다. 하지만 내면이 소프트 타입인 경우, 즉시 중합레진을 첨가하여 다시 강하게 할 수 없기 때문에, 내면을 너무 삭제하지 않도록 주의할 필요가 있다.

③ 교합접촉의 확인과 조정

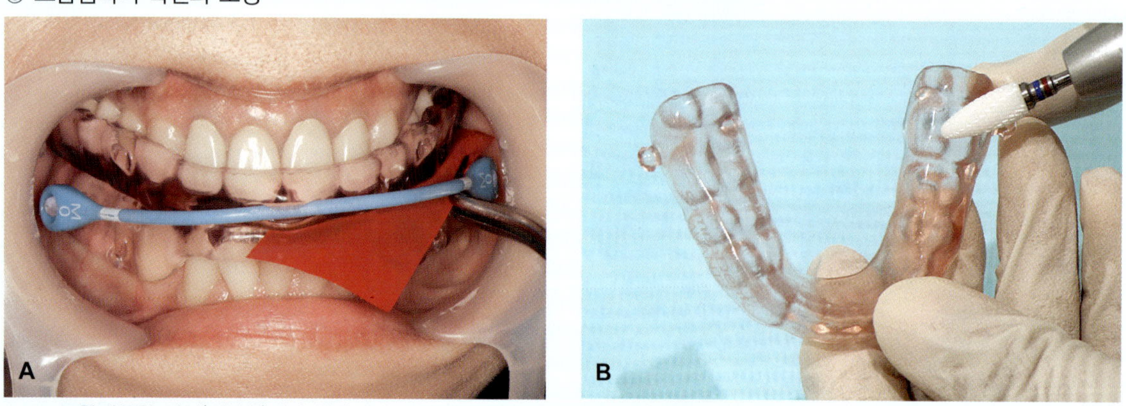

A, B: 교합채득한 위치(전방위)에서 환자에게 교합하게 하여, 좌우균등하게 접촉하고 있는지 교합지를 이용해 확인한다. 상하악을 교합시켜 좌우의 교합접촉이 균등하지 않은 경우에는 동시에 접촉하도록 조정한다.

그림 10-10. 상하분리형의 경우, 선택한 MAD의 특징에 대해서 잘 이해하는 것, 각각의 MAD에 적절한 치과재료를 선택하여 적절한 조정 방법을 실천하는 것이 중요하다.

상하분리형(AVANT) 제작에서 장착까지의 과정: 장착

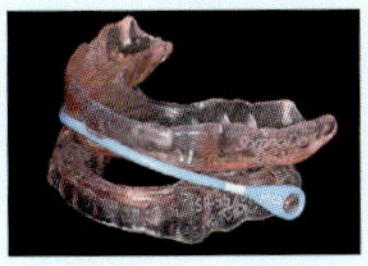

상하분리형(AVANT) 제작에서 장착까지		
제작	시적과 조정	장착

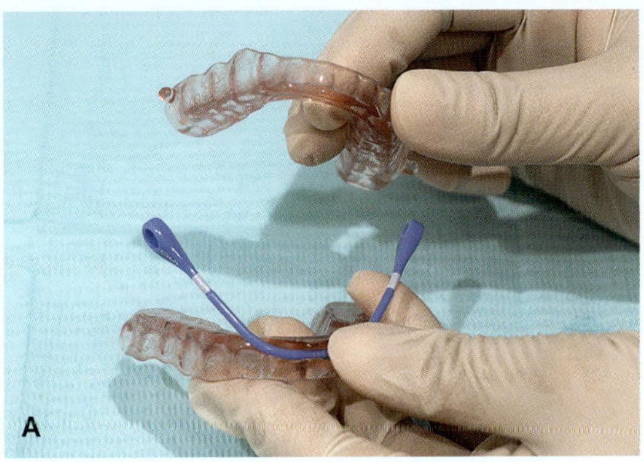

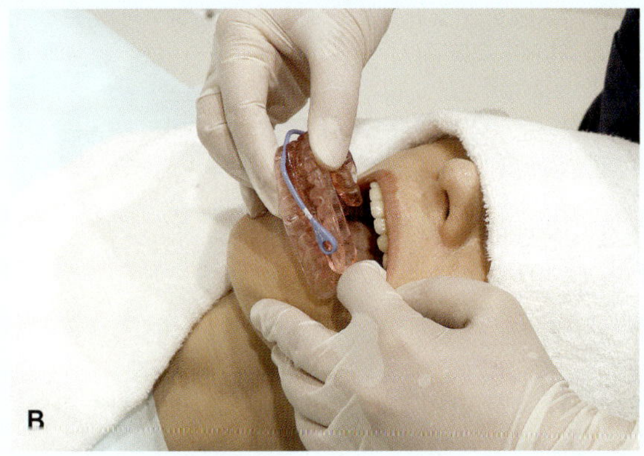

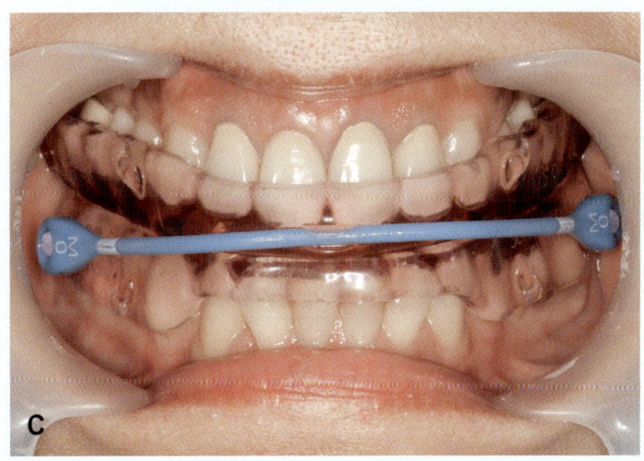

A~C: 상하 MAD의 시적과 조정이 끝났다면, 상하악을 이어주는 스트랩을 장착하여(A), 구강 내에 장착한다(B). 구강 내에서 전체 치열이 MAD에 적합되어 있는지 확인한다(C).

그림 10-11. 장착 방법에 대해서는 기본적으로 하악에 우선 장착한 다음, 입을 다물게 하고 상악을 장착한다. 환자 스스로 MAD를 탈착할 수 있는지를 체어사이드에서 확인한다.

구강내장치의 주의 사항, 취급 방법, 탈착 방법의 설명 예

<table>
<tr>
<td>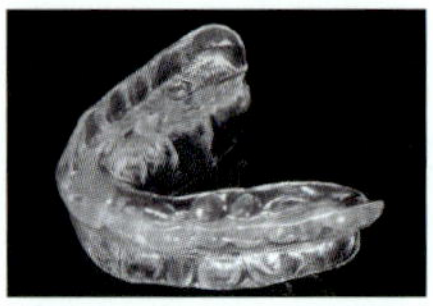
상하일체형
(모노블록 하드 타입)의 경우</td>
<td>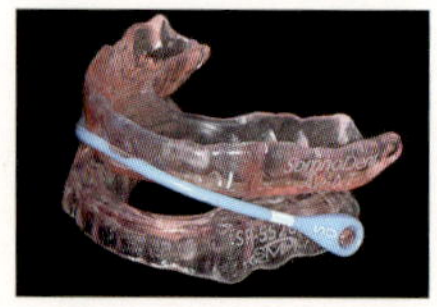
상하분리형(AVANT)의 경우</td>
</tr>
<tr>
<td>
[주의 사항]
• 취침 시에 사용해 주십시오.
• 진료 중에 지도한 스트레칭을 매일 아침 시행해 주십시오.
• 기상 시 치아와 턱에 일시적인 위화감이 나타날 수 있는데, 이럴 경우 신중하게 스트레칭을 실시해 주십시오.
• 통상 위화감은 1시간 정도 후에 사라지나, 나아지지 않는 경우나 턱관절에 강한 통증이 생긴 경우에는 즉시 사용을 중지하십시오.
• 정기적인 조정, 유지관리가 필요합니다.
[취급 방법]
• 장치 청소 시에는 의치용 칫솔 혹은 부드러운 칫솔을 사용해 주십시오. 중성세제를 사용하는 것도 효과적입니다.
• 치약은 사용하지 마십시오. 연마제가 들어 있어 장치 표면을 상하게 할 가능성이 있습니다.
• 주 1~2회 의치용 세정제를 사용해 주십시오.
• 청소할 때 45℃ 이상의 온수는 사용하지 마십시오. 장치의 재질을 변형시켜 손상의 원인이 됩니다.
• 상온의 물에 담가 두거나 습윤된 상태에서 보관해 주십시오.
[탈착 방법 설명]
• 장착할 때 장치를 상악의 치열에 끼운 다음, 하악을 앞으로 내밀 듯이 하여 장치에 끼워 주십시오.
• 뺄 때는 하악을 먼저 뺀 다음, 상악을 빼 주십시오.
• 수면 중에 장치가 빠지는 경우, 입테이프 등으로 입을 벌리지 않도록 테이핑하기를 권합니다.
</td>
<td>
[주의 사항]
• 취침 시에 사용해 주십시오.
• 진료 중에 지도한 스트레칭을 매일 아침 시행해 주십시오.
• 기상 시 치아와 턱에 일시적인 위화감이 나타날 수 있는데, 이럴 경우 신중하게 스트레칭을 실시해 주십시오.
• 통상 위화감은 1시간 정도 후에 사라지나, 나아지지 않는 경우나 턱관절에 강한 통증이 생긴 경우에는 즉시 사용을 중지하십시오.
• 정기적인 조정, 유지관리가 필요합니다.
• 처음 장착했을 때 플라스틱 냄새가 나는 경우가 있습니다. 장치를 물에 담가 놓으면 냄새가 사라집니다.
[취급 방법]
• 장치 청소 시에는 의치용 칫솔 혹은 부드러운 칫솔을 사용해 주십시오. 중성세제를 사용하는 것도 효과적입니다.
• 치약은 사용하지 마십시오. 연마제가 들어 있어 장치 표면을 상하게 할 가능성이 있습니다.
• 주 1~2회 스트랩을 뺀 상태에서 의치용 세정제를 사용해 주십시오. 스트랩은 변형을 피하기 위해 세정하지 않는 것이 원칙이나, 주에 3분 이내라면 세정 가능합니다.
• 청소할 때 45℃ 이상의 온수는 사용하지 마십시오. 장치의 재질을 변형시켜 손상의 원인이 됩니다.
• 초음파세정기를 사용하면 안 됩니다.
• 항상 건조한 상태에서 용기 내에 보관해 주십시오.
[탈착 방법 설명]
• 장착할 때 상하의 장치를 잡고, 하악용 장치를 하악의 치열에 끼우고 양손의 검지를 이용해 아래로 밀어 넣어 주십시오. 하악용 장치가 확실히 장착되었다면, 그대로 물어서 상악용 장치를 상악의 치열에 끼우고, 양손 엄지로 위로 밀어 넣어 주십시오.
• 뺄 때는 양손의 엄지로 하악용 장치를 밀어 올려 치열에서 빼 주십시오, 다음으로 양손 엄지와 검지로 상악용 MAD를 치열에서 빼서 구강 내에서 장치 전체를 빼 주십시오.
</td>
</tr>
</table>

그림 10-12. MAD의 종류에 따라 보관 방법과 장착 순서가 다른 점에 주의한다. 또한 환자 스스로 MAD의 장착 방법을 습득할 때 시간이 걸리는 경우도 있기 때문에, 환자에게 거울을 들게 하여 스스로 여러 차례 장착 연습을 하게 하는 것이 가장 좋다.

10-4. 구강내장치 장착 시 환자 지도

1) 구강내장치의 주의 사항, 취급 방법, 탈착 방법의 설명

상하일체형(모노블록 하드 타입)과 상하분리형(AVANT)의 주의 사항, 취급 방법, 탈착 방법 설명의 예를 그림 10-12에 제시한다. 단, MAD의 종류에 따라 보관 방법이나 장착 순서가 다른 점에 주의한다.

스트레칭 운동의 지도

외측익돌근에 대한 스트레칭 운동

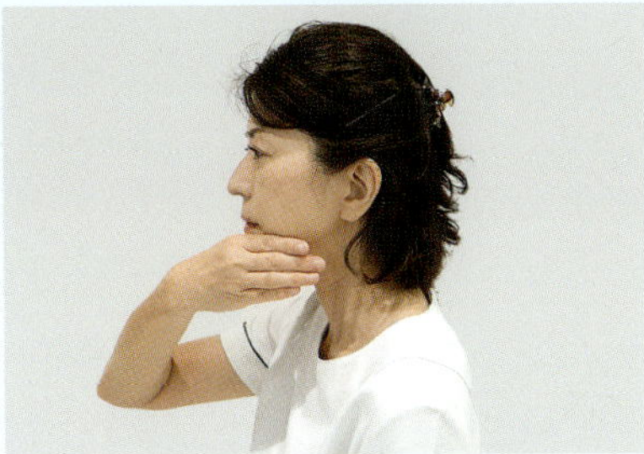

A: MAD를 뺀 다음 하악의 힘을 빼고, 엄지와 검지를 크게 벌린 상태에서 하악에 갖다 댄다.

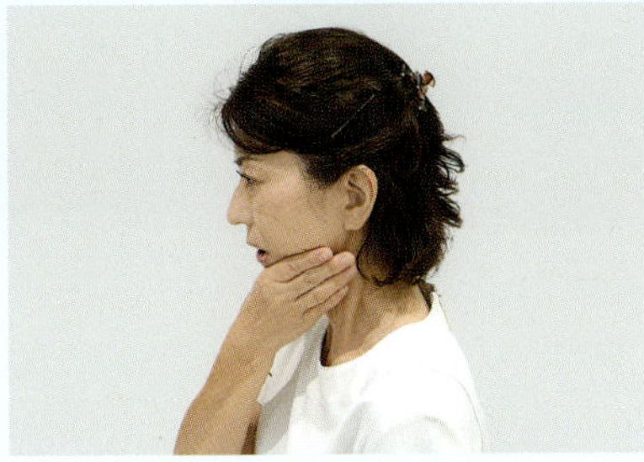

B: 그 손을 천천히 끝까지 밀어 넣는다. 그 상태에서 10초간 유지한 다음, 손의 힘을 뺀다. 그리고 다시 힘을 넣어 10초간 밀어 넣는다.

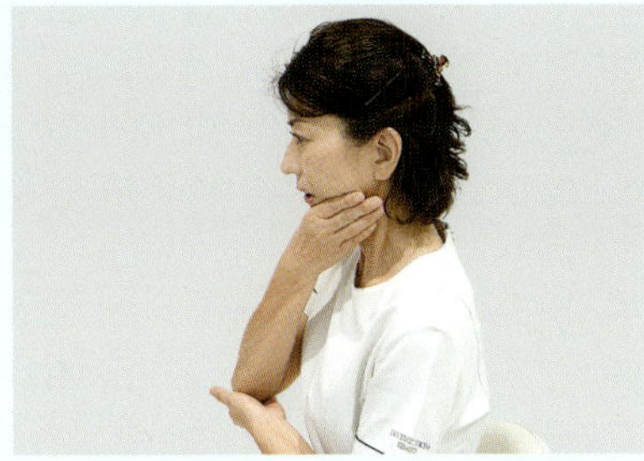

C: 이때 팔꿈치를 다른 손이나 책상으로 지지하면, 후방으로 밀기 쉽다. 이 운동을 MAD를 뺀 다음, 1회 10초간, 합계 3회 반복한다.

저작근에 대한 스트레칭 운동

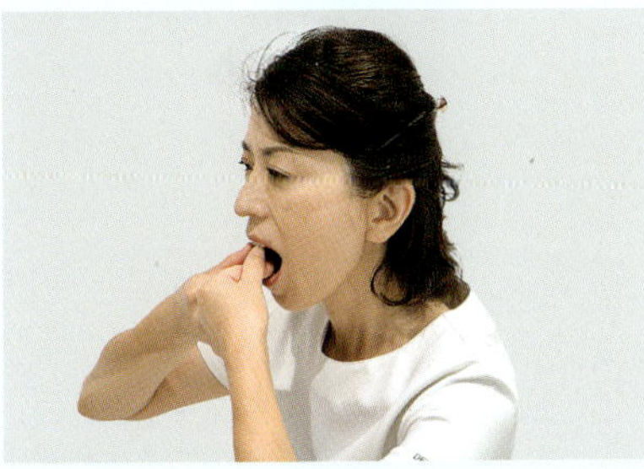

A: 하악의 힘을 빼고 입을 벌린다. 양손의 검지를 하악 전치의 절연에 둔다. 그리고 엄지를 상악 전치의 절연에 둔다.

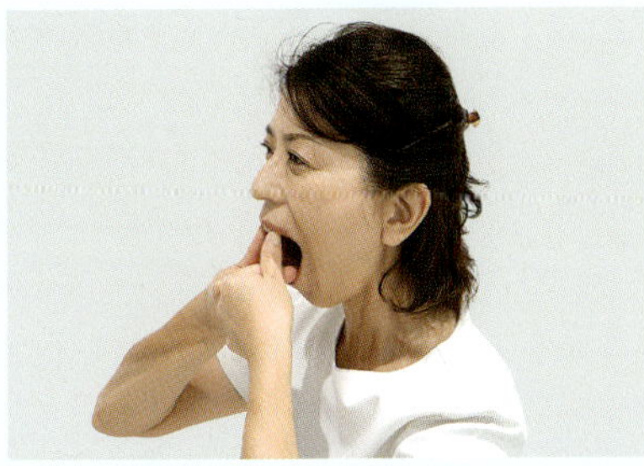

B: 손가락의 힘을 조금씩 가하면서 상하의 치아를 이개시켜 이 상태를 30초 정도 유지한다.

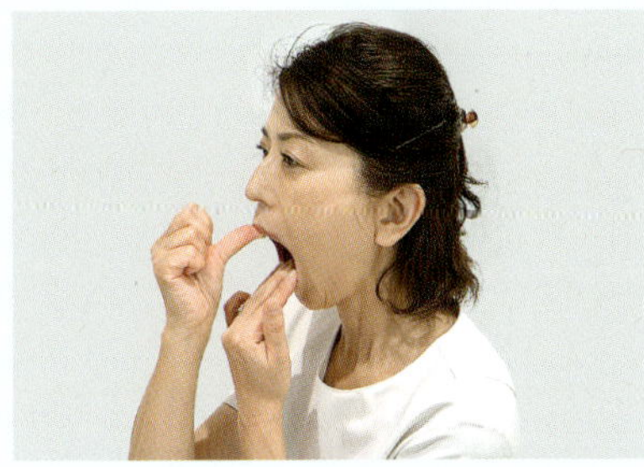

C: 양손의 검지와 엄지를 이용해 이개시키는 것이 어려운 경우에는 한 손의 엄지를 상악 전치의 절연에 두고, 다른 손의 검지, 중지, 약지를 하악 전치의 절연에 두어 이개시킨다.

그림 10-13. MAD는 일반적인 나이트가드와 달리, 하악의 전돌 상태를 밤새 유지하기 때문에 근긴장에 의한 통증과 교합변화의 원인이 되기 쉽다. 따라서 MAD의 장착 개시부터 매일 아침 MAD를 뺀 다음, 외측익돌근에 대한 스트레칭 운동과 저작근에 대한 스트레칭 운동의 두 가지 운동을 합계 1분간 시행함으로써 이 리스크를 감소시킬 수 있다.

2) 스트레칭 운동의 지도

MAD는 일반적인 나이트가드와 달리, 하악을 전돌시킨 상태를 밤새 유지하기 때문에 근긴장에 의한 통증과 교합변화의 원인이 되기 쉽다. 따라서 MAD를 장착하기 시작할 때부터 그림 10-13과 같이 ① 외측익돌근에 대한 스트레칭 운동과 ② 저작근에 대한 스트레칭 운동 두 가지를 합계 1분간 시행하여, 리스크를 줄일 수 있다.

① 외측익돌근에 대한 스트레칭 운동

외측익돌근은 익상돌기에서 기시하여 익돌근와 및 악관절낭에 부착하고 있어, 하악을 전방 및 측방으로 움직이는 기능을 한다. MAD 장착에 의해 수축된 외측익돌근은 근긴장을 야기하여, 통증이나 교합변화의 원인이 되기 쉽다. 외측익돌근의 스트레칭 운동은 그림 10-13과 같다.

② 저작근에 대한 스트레칭 운동

MAD를 장착했을 때의 부작용에는 저작근의 통증도 포함된다. 저작근이란 저작운동을 행하는 근육의 총칭으로, 저작근에는 교근, 측두근, 내측익돌근, 외측익돌근의 4개가 있다. 저작근의 스트레칭 운동은 그림 10-13과 같다.

제11장

수면치과치료의 평가와 구강내장치의 조정

하악전방견인장치(mandibular advancement device; MAD)를 제작하고 장착한 다음에는 수면치과치료의 평가와 MAD의 조정으로 넘어간다.

수면치과치료의 평가 방법은 주관적인 평가와 객관적인 평가로 구분된다. 주관적인 평가에서는 MAD의 사용 빈도, 주소 개선의 유무, 부작용의 유무 등을 확인하고 필요에 따라 MAD의 조정을 시행한다. 하지만 여기서 중요한 것은 수면관련호흡장애(sleep related breathing disorders; SRBD)의 개선은 문진과 체어사이드에서의 검사에 의한 주관적 평가만으로는 판단할 수 없다는 점이다.

수면 중 호흡상태의 개선은 수면무호흡검사에 따라 객관적으로 평가되기 때문에, MAD를 장착한 상태에서 수면무호흡검사를 시행할 필요가 있다. 이들 평가에서 수면치과치료의 효과가 있다고 판단한 경우, 환자가 MAD를 장기적으로 계속 사용할 수 있도록 환자 지도와 유지관리를 시행한다.

이 장에서는 문진과 체어사이드에서의 검사에 의한 주관적 평가와 MAD를 장착한 상태에서의 수면무호흡검사에 의한 객관적인 평가 방법, 그리고 평가 결과에 대한 MAD의 조정 방법과 유지관리 방법을 설명한다.

MAD 장착 후의 평가에 기초한 수면치과치료의 과정

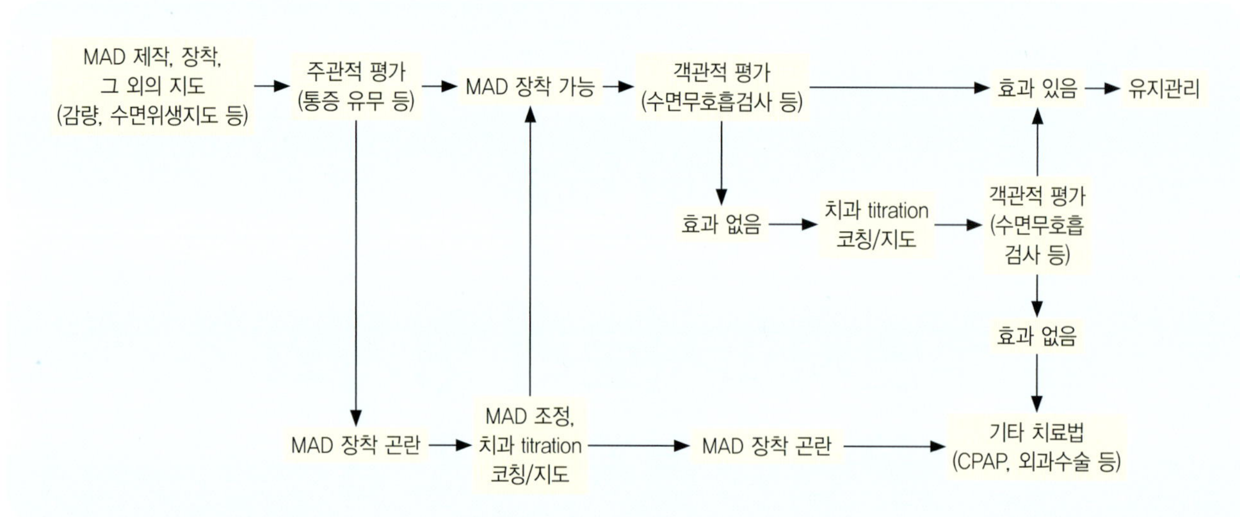

그림 11-1. MAD 장착 후의 평가에는 주관적 평가와 객관적 평가가 있다. 우선 주관적 평가에서는 문진을 통해 MAD를 적절하게 사용하고 있는지를 확인하고, 적절히 사용하지 못하는 경우에는 그 이유를 확인한다. 또한 주소 개선의 유무, 부작용의 유무 등을 확인하고, 체어사이드에서는 근육 및 악관절 통증의 유무, 교합위 변화의 유무, 그 외 구강 내의 변화 유무를 확인한다. 다음으로 객관적 평가에서는 MAD를 장착한 상태에서 수면무호흡검사를 다시 하도록 환자에게 설명하고, MAD 장착 전후에 따른 수면 중 호흡상태의 변화를 비교한다.

MAD 장착 후의 주관적 평가 방법의 과정

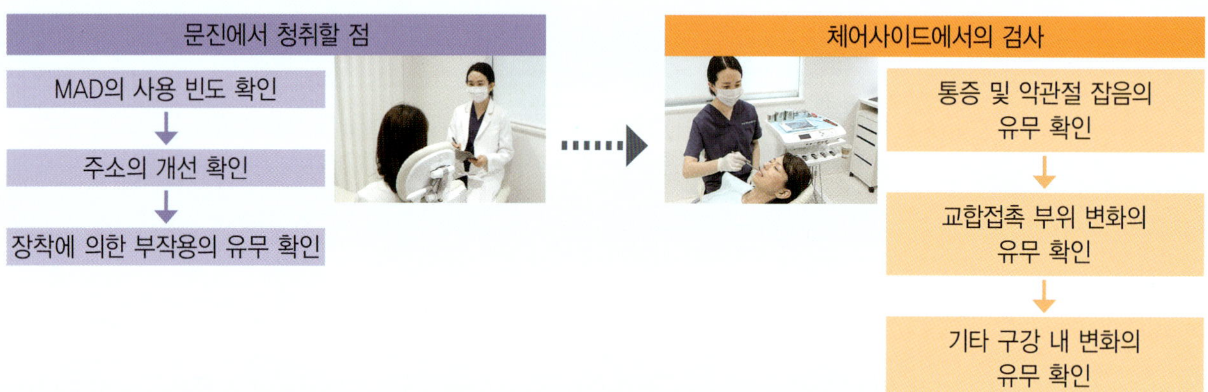

그림 11-2. 주관적 평가에서는 문진을 통해 MAD를 적절하게 사용하고 있는지, 적절하게 사용하지 못하는 경우에는 그 이유를 청취한다. 그리고 주소 개선 유무, 부작용의 유무 등을 확인하고, 체어사이드에서는 근육 및 악관절 통증의 유무, 교합위 변화의 유무, 기타 구강 내 변화의 유무를 확인한다.

11-1. 구강내장치 장착 후의 평가 방법

하악전방견인장치(mandibular advancement device; MAD) 장착 후의 평가에 기초한 수면치과치료의 과정은 그림 11-1과 같다.

MAD 장착 후의 평가에는 주관적 평가와 객관적 평가가 있다. 주관적 평가에서는 문진을 통해 MAD를 적절하게 사용하고 있는지, 적절히 사용하지 못하는 경우에는 그 이유를 확인한다.

주관적 평가에 기초한 치료 과정

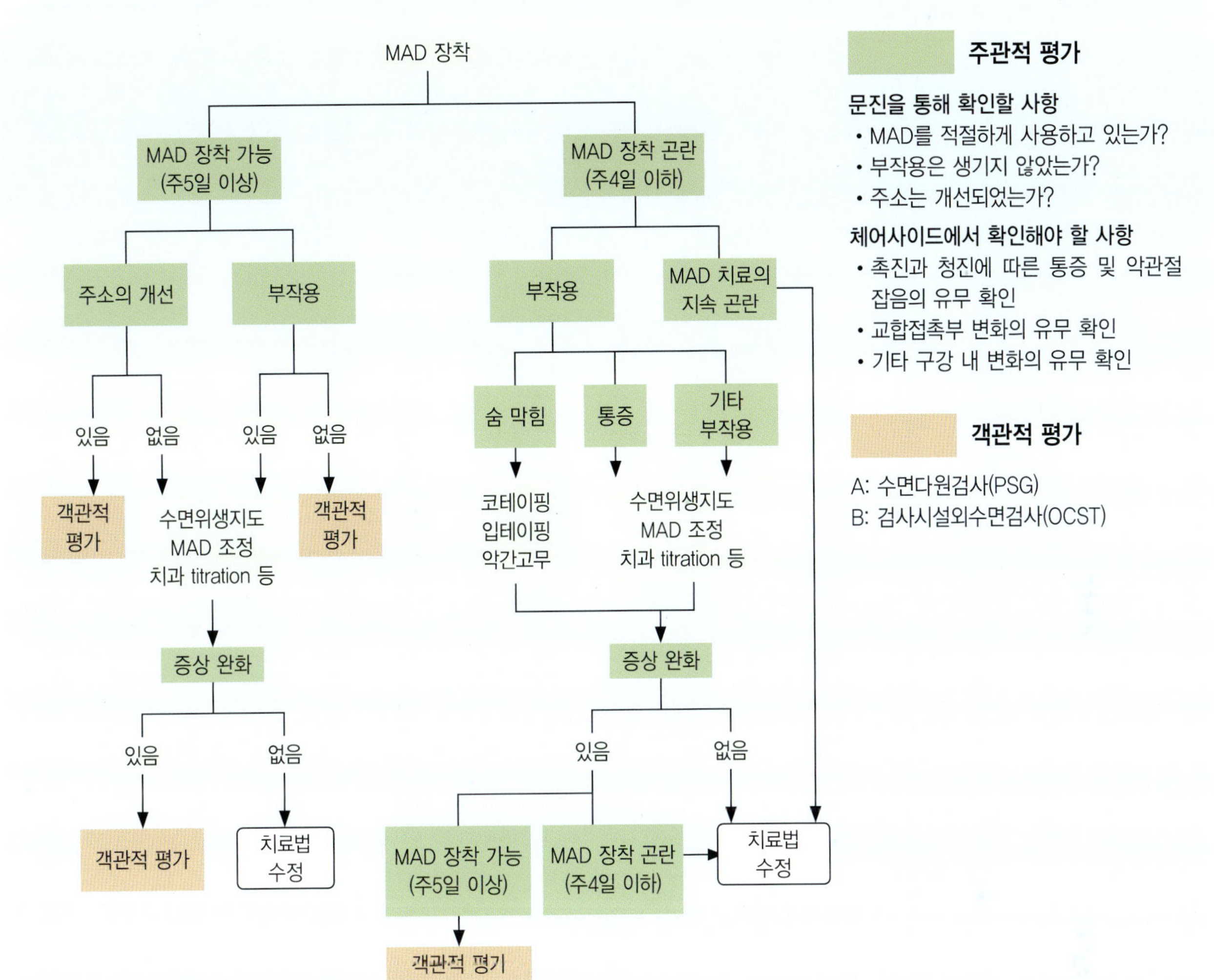

그림 11-3. 기본적으로 MAD 장착 후 2주 이내에 첫 주관적 평가를 시행한다. 그 후 필요에 따라 MAD의 조정과 지도를 시행하여 주관적 평가를 반복하면서 경과를 관찰한다. MAD 조정을 시행한 결과, 예를 들면 주간의 졸림이 개선되었거나, MAD를 매일 밤 문제없이 장착하고 있다는 등 주관적 평가에서 경과가 양호한 경우에는 MAD를 장착한 상태에서 수면무호흡검사를 진행하여 MAD의 객관적 평가를 시행하게 된다.

또한 주소 개선의 유무, 부작용의 유무 등을 확인한다. 체어사이드에서는 근육 및 악관절의 통증 유무, 교합위의 변화 유무, 그 외 구강 내의 변화 유무를 확인한다.

객관적 평가에서는 MAD를 장착한 상태에서 수면무호흡검사를 다시 하도록 환자에게 설명하고, MAD 장착 전후에 따른 수면 중 호흡상태의 변화를 비교한다.

11-2. 주관적 평가 방법

MAD 장착 후의 주관적 평가 방법의 과정을 그림 11-2에 제시한다. 또한 주관적 평가에 기초한 치료의 과정을 그림 11-3에 제시한다.

1) 문진에서 청취할 점

MAD의 사용 빈도를 확인한다(그림 11-4). 사용 빈도는 원칙으로는 1주에 5일 이상, 1일에 4시간 이상 사용하는 것이 적절하다. 사용 빈도가 낮다고 판단한 경우에는 그 원인이 무엇인가를 확인할 필요가 있다. 일반적으로 숨쉬기가 어려움, 구강건조, 위화감과 통증 등의 부작용이 원인이 되어, MAD의 사용 방법을 제대로 지키기 어려운 경우가 많다.

다음으로 주소가 개선되었는지를 확인한다(그림 11-5). 구체적으로는 코골이, 주간의 졸림, 권태감, 기상 시 두통 등의 개선이 보이는지를 확인한다. 주간의 졸림 평가에는 엡워스수면척도(Epworth sleepiness scale; ESS)를 사용하여 치료 전의 수치와 비교하는 것이 좋다.

그리고 MAD 장착에 의한 부작용의 유무를 확인한다(그림 11-6). Sheats 등[1]에 의해 보고된, MAD 장착과 동반한 부작용과 그 대처법을 표 11-1에 제시한다. 단기적으로 보이는 부작용으로는 과다한 타액의 분비, 악관절, 치아, 근육의 위화감과 통증 등이 있다. 또한 장기적으로 보이는 부작용에는 구강건조, 교합접촉 부위의 변화, 악관절 잡음 등이 있다.

2) 체어사이드에서의 검사

체어사이드에서의 검사에서는 악관절 및 교근을 포함한 저작근의 촉진을 시행하여 통증의 유무를 확인한다. 또한 청진으로 악관절 잡음(clicking, crepitus)의 유무를 확인한다(그림 11-7).

다음으로 교합접촉 부위의 변화 유무를 확인한다(그림 11-8). 구체적으로는 좌우 양측의 대구치부, 소구치부, 견치부, 전치부에 있어서 교합접촉의 유무를 확인하고 술전 검사와 비교해서 변화가 없는지를 확인한다. 교합변화 중에 자주 보이는 것은 구치부 이개이다. 예를 들면, MAD 치료를 받은 환자에 대한 5년간의 추적검사 결과, 67%에서 구치부 이개가 관찰되었다는 보고가 있다[2].

또한 수평피개(overjet)와 수직피개(overbite)의 감소도 관찰되어 7년간의 추적검사 결과 수평피개가 1.91mm, 수직피개가 1.24mm 감소했다는 증례 보고도 있다[3].

따라서 치료 전의 교합관계를 상세하게 기록하여 MAD 장착 후, 교합접촉 부위의 변화 유무를 매번 확인하는 것이 매우 중요하다.

그리고 그 밖의 구강 내의 변화 유무를 확인한다(그림 11-9). 구체적으로는 MAD 장착 후에 치과치료(보철물의 변경, 발치 등)를 시행하였는지를 확인한 다음, 구강내검사를 꼼꼼히 시행하여 그 외의 치과적 변화 유무를 확인한다. 필요에 따라 X선 사진의 촬영과 확인을 정기적으로 시행한다.

MAD 치료는 다른 치과치료의 시행으로 인해 구강 내 상태와 MAD의 형상이 일치하지 않게 될 가능성이 있다. 따라서 치과의사에게는 환자의 구강 내를 적절히 관리해야 하는 중요한 책무가 있다.

11-3. 부작용 대응 방법

MAD 장착 후에 보이는 부작용과 그 대처법을 표 11-1에 제시한다. MAD 장착에 의해 반드시 부작용이 발생하는 것은 아니다. 하지만 그 부작용에 의해 MAD 장착에 대한 adherence가 저하될 가능성이 높아지기 때문에, 충분히 주의할 필요가 있다.

여기서부터는 임상 현장에서 자주 관찰되는 부작용과 구체적인 대처법을 설명한다.

① MAD 장착에 의한 숨쉬기 어려움과 구강건조

구호흡이 우세인 환자의 경우, MAD 장착에 의해 비호흡만으로는 산소를 충분히 흡입할 수 없기 때문에 숨쉬기가 어려워진다. 그 결과 MAD 장착을 지속하는 것이 곤란해진다. 또한 수면관련호흡장애(sleep related breathing disorders; SRBD)는 코의 형태이상과 비염, 혹은 둘 다에 의한 야간의 코막힘과 울혈 때문에 악화되기 쉽다.

게다가 MAD를 장착함에 의해 입을 다물기 어려워져 입안이 건조해진다. 이런 경우에는 코막힘을 해소하는 코테이핑, 폐구를 보조하는 입테이핑, 상하분리형의 상하악을 연결하는 악간밴드를 사용한다(그림 11-10). 또한 환자의 상황에 따라 이비인후과 진료를 권유할 필요가 있다.

MAD의 사용 빈도 확인

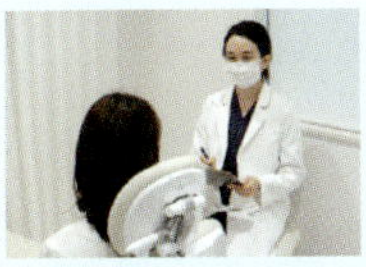

문진에서 청취할 점

MAD의 사용 빈도 확인 | 주소 개선 유무 | 장착에 의한 부작용 유무

Check! MAD의 사용 빈도 확인

- ☐ 5일 이상, 하루에 4시간 이상 사용 ☞ MAD 장착 가능
- ☐ 4일 이하, 하루에 3시간 이하 사용 ☞ MAD 장착 곤란 ☞ 원인이 무엇인지 확인 (숨쉬기 어려움, 구강건조, 위화감과 통증 등)

그림 11-4. 사용 빈도는 원칙으로는 주5일 이상, 1일에 4시간 이상 사용하는 것이 적절하다. 사용 빈도가 낮다고 판단한 경우에는 그 원인이 무엇인지를 확인할 필요가 있다. 일반적으로 숨쉬기 어려움, 구강건조, 위화감과 통증 등의 부작용이 원인이 되어, MAD의 사용 방법을 제대로 지키기 어려운 경우가 많다.

주소 개선 확인

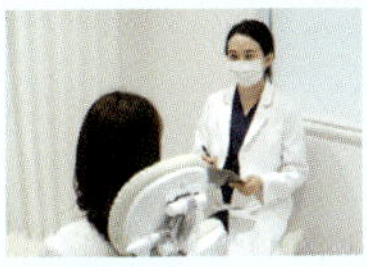

문진에서 청취할 점

MAD의 사용 빈도 확인 | 주소 개선 유무 | 장착에 의한 부작용 유무

Check! 주소 개선 확인

- ☐ 주소(코골이, 주간의 졸림, 권태감, 기상 시 두통 등)의 개선이 관찰되는지를 확인한다.
- ☐ 주간의 졸림의 평가에는 엡워스수면척도(ESS)를 사용한다.

그림 11-5. 구체적으로는 코골이, 주간의 졸림, 권태감, 기상 시 두통 등의 개선이 보이는지를 확인한다. 주간의 졸림의 평가에는 엡워스수면척도(ESS)를 사용하여 치료 전 수치와 비교하는 것이 좋다.

MAD 장착에 의한 부작용 유무

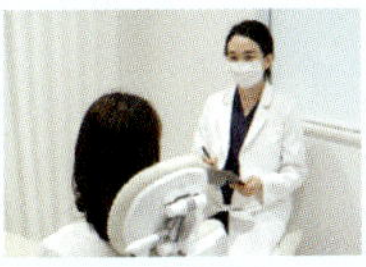

문진에서 청취할 점

MAD의 사용 빈도 확인 | 주소 개선 유무 | 장착에 의한 부작용 유무

Check! 장착에 의한 부작용 유무 확인

☞ **단기적으로 보이는 부작용**
- ☐ 타액의 과잉분비
- ☐ 악관절, 치아, 근육의 위화감과 통증 등

☞ **장기적으로 보이는 부작용**
- ☐ 구강건조
- ☐ 교합접촉 부위의 변화
- ☐ 악관절 잡음 등

그림 11-6. 단기적으로 보이는 부작용에는 과다한 타액의 분비, 악관절, 치아, 근육의 위화감과 통증 등이 있다. 또한 장기적으로 보이는 부작용에는 구강건조, 교합접촉 부위의 변화, 악관절 잡음 등이 있다.

표 11-1. MAD 장착과 동반된 부작용과 그 대처법

<table>
<tr><th>부작용의
대략적 분류</th><th>부작용의 세세한 분류
단기적 → ○ / 장기적 → □</th><th>부작용 대처법</th></tr>
<tr><td rowspan="4">악관절 관련
부작용</td><td>○ 아침의 일과성 턱 통증</td><td>• 경과 관찰
• 스트레칭 운동의 지시
• MAD의 조정(하악 전돌량을 줄임)</td></tr>
<tr><td>□ 지속성 악관절 통증</td><td>• 대증요법(악관절을 쉬게 함, 환부 냉찜질, 항염증제나 진통제 등의 약물요법, 부드러운 식사)
• 스트레칭 운동의 지시
• MAD의 조정(상하악 간의 수평적인 위치를 확인하여 필요에 따라 조정, 하악 전돌량을 줄임)
• 악관절증의 정밀검사 및 관리</td></tr>
<tr><td>□ 저작근 압통</td><td>• 대증요법(환부의 마사지, 환부의 온찜질, 염증의 경우 환부의 냉찜질)
• 스트레칭 운동의 지시
• MAD의 조정(상하악 간의 수평적인 위치를 확인하여 필요에 따라 조정, 하악 전돌량을 줄임, 교합조정, 수직 방향의 두께를 줄임)
• Morning bite registration</td></tr>
<tr><td>□ 악관절 잡음</td><td>• 경과 관찰</td></tr>
<tr><td rowspan="4">구강 내
조직 관련
부작용</td><td>○ 연조직과 혀의 염증</td><td>• 대증요법(연고 등의 약물 도포 및 진통제 등의 약물요법)
• MAD의 조정(간섭되는 부분의 삭제 및 연마, 교정용 왁스 등으로 보호)</td></tr>
<tr><td>○ 치은의 염증</td><td>• 대증요법
• MAD의 조정(치은의 염증을 야기하는 부분의 삭제 및 제거)</td></tr>
<tr><td>○ 과도한 타액 분비</td><td>• 경과 관찰</td></tr>
<tr><td>□ 구강건조</td><td>• 대증요법(비호흡 교육, 이비인후과에 의뢰, 약제가 관여한 경우 휴약 검토)
• 경과 관찰
• 구순폐쇄를 위한 입테이핑 사용
• MAD의 조정(수직 방향으로의 두께를 줄임)</td></tr>
<tr><td rowspan="5">교합의 변화</td><td>□ 교합접촉, 교합의 변화</td><td>• 경과 관찰
• 스트레칭 운동의 지도
• Morning bite registration</td></tr>
<tr><td>□ 절치의 치축과 위치의 변화</td><td>• 경과 관찰
• Morning bite registration
• MAD의 조정(환치 부위의 내면 조정)</td></tr>
<tr><td>□ 수평피개와 수직피개 감소</td><td>• 경과 관찰
• 스트레칭 운동의 지도
• Morning bite registration</td></tr>
<tr><td>□ 하악 견치와
대구치 위치의 변화</td><td>• 경과 관찰
• Morning bite registration</td></tr>
<tr><td>□ 치간공극의 확대</td><td>• 경과 관찰
• Morning bite registration
• MAD의 조정(치간공극 확대에 영향 있는 부위의 조정)
• 주간의 유지장치 사용</td></tr>
<tr><td rowspan="2">치아 및
수복물에
미치는 영향</td><td>□ 치아의 동요</td><td>• 대증요법(통증이 있는 경우, 진통제 등의 약물요법)
• MAD의 조정(동요치 부위의 내면 조정)</td></tr>
<tr><td>□ 치아 혹은 수복물의 파절</td><td>• MAD의 조정(내면 조정)
• 다니던 치과에 의뢰(치과치료)</td></tr>
<tr><td rowspan="4">MAD의 문제</td><td>□ MAD의 파손</td><td>• MAD의 수리 혹은 교환(교합조정, 수복 등)</td></tr>
<tr><td>□ MAD에 사용된 재료에 대한
알레르기</td><td>• 알레르기의 원인이 되는 재료 제거
• MAD 사용의 일시적 중지</td></tr>
<tr><td>○ 구토반사</td><td>• MAD의 조정(MAD의 두께를 최대한 얇게 함, 혀의 공간을 확보)</td></tr>
<tr><td>○ 공포증이나 그 외의 불안</td><td>• 경과 관찰
• 공포증 및 다른 불안을 동반하는 행동상의 문제를 치료하기 위한 탈감작요법</td></tr>
</table>

주) MAD 장착에 의해 반드시 부작용이 생기는 것은 아니다. 하지만 그 부작용에 의해 MAD 장착에 대한 adherence가 저하될 가능성이 높아지므로, 충분히 주의할 필요가 있다.

통증 및 악관절 잡음의 유무 확인

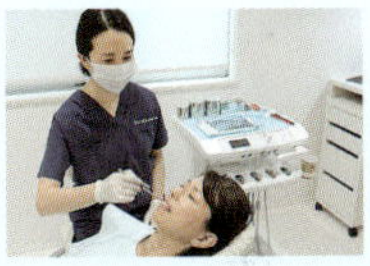

체어사이드에서의 검사

통증 및 악관절 잡음의 유무 확인 | 교합접촉 부위 변화의 유무 확인 | 기타 구강 내 변화의 유무 확인

↓

Check! 촉진과 청진에 의한 통증 및 악관절 잡음의 유무 확인

- □ 악관절 및 교근을 포함하는 저작근 촉진을 시행하여 통증의 유무를 확인한다.
- □ 청진을 통해 악관절 잡음의 유무를 확인한다.

A, B: 악관절 및 교근을 포함하는 저작근의 촉진을 시행하여, 통증의 유무를 확인한다. 또한 청진을 통해 악관절 잡음의 유무를 확인한다.

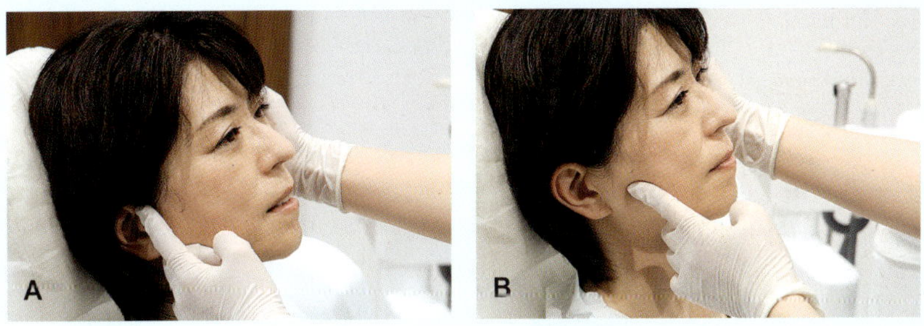

그림 11-7. 통증 및 악관절 잡음의 유무 확인

교합접촉 부위 변화의 유무 확인

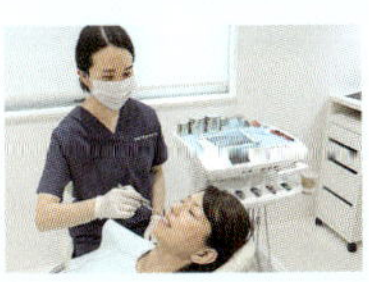

체어사이드에서의 검사

통증 및 악관절 잡음의 유무 확인 | **교합접촉 부위 변화의 유무 확인** | 기타 구강 내 변화의 유무 확인

↓

Check! 교합접촉 부위 변화의 유무 확인

- □ 좌우 양측의 대구치부, 소구치부, 견치부, 전치부에 있어 교합접촉의 유무를 확인한다.
- □ 술전 검사와 비교하여 변화의 유무를 확인한다.

A: 교합지를 상하 치열 사이에 개재시키고, 환자에게 교두감합위로 교합하도록 시킨다.
B: 한 치아마다 교합지를 물린 다음, 당겨 보면서 교합접촉 부위와 접촉의 강함 등을 검사한다[3].

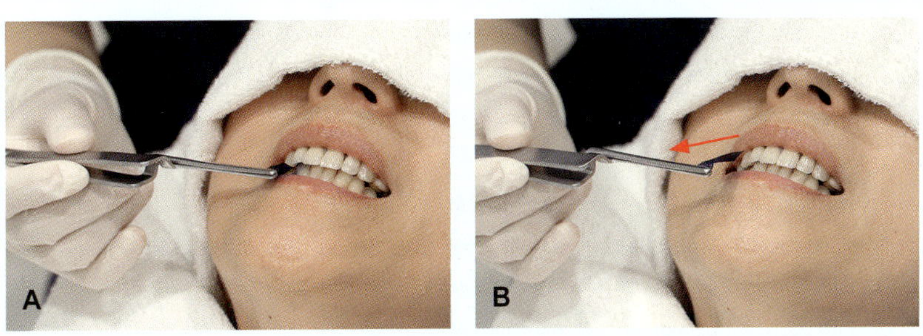

그림 11-8. 교합접촉 부위의 변화 유무 확인

기타 구강 내 변화의 유무 확인

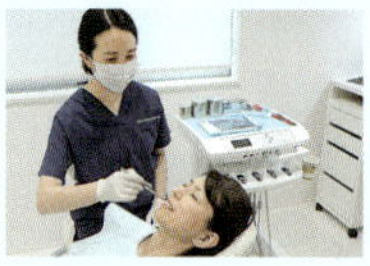

체어사이드에서의 검사

통증 및 악관절 잡음의 유무 확인	교합접촉 부위 변화의 유무 확인	기타 구강 내 변화의 유무 확인

Check! 기타 구강 내 변화의 유무 확인

- □ MAD 장착 후 그 외의 치과치료(보철장치의 변경, 발치 등)를 시행하였는지 확인한다.
- □ 필요에 따라 X선 사진의 촬영과 확인을 정기적으로 시행한다.
- □ 구강내검사를 신중하게 실시하고, 다른 구강 내 변화의 유무를 확인한다.

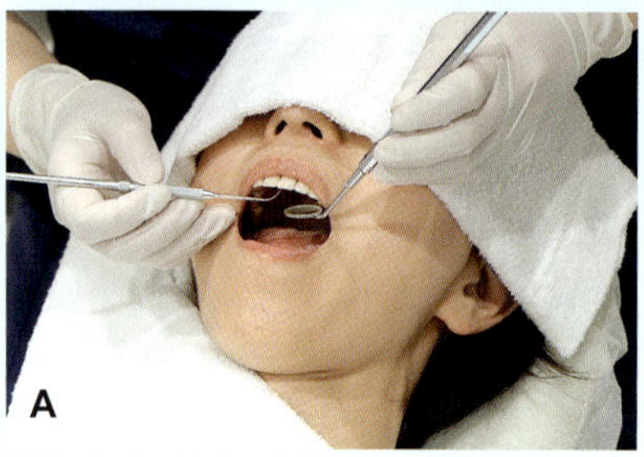

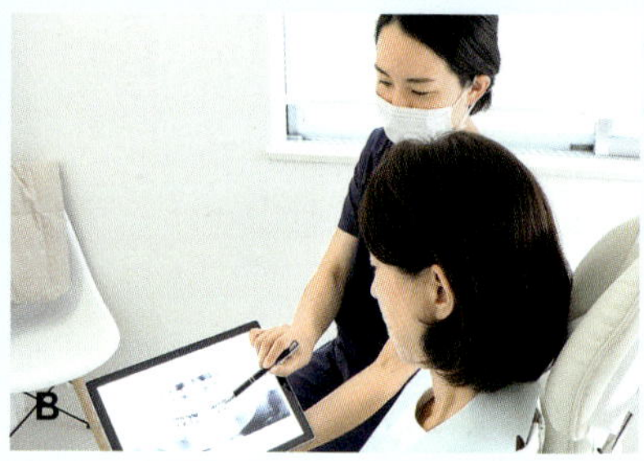

A: 구강내검사를 꼼꼼히 시행하여 치과적 변화의 유무를 확인한다.
B: 환자의 구강 내를 적절히 관리하기 위해 필요에 따라 X선 사진의 촬영과 확인을 정기적으로 시행한다.

그림 11-9. MAD 장착 후 그 외의 치과치료(보철장치의 변경, 발치 등)를 시행하였는지 확인한 다음, 구강내검사를 꼼꼼히 시행하여 치과적 변화의 유무를 확인한다. 필요에 따라 X선 사진의 촬영과 확인을 정기적으로 시행한다. MAD 치료는 다른 치과치료의 시행으로 인해 구강 내 상태와 MAD의 형상이 일치하지 않게 될 가능성이 있다. 따라서 치과의사에게는 환자의 구강 내를 적절히 관리해야 한다는 중요한 책무가 있다.

숨쉬기 어려움, 구강건조가 신경 쓰여 사용할 수 없는 경우의 대처법

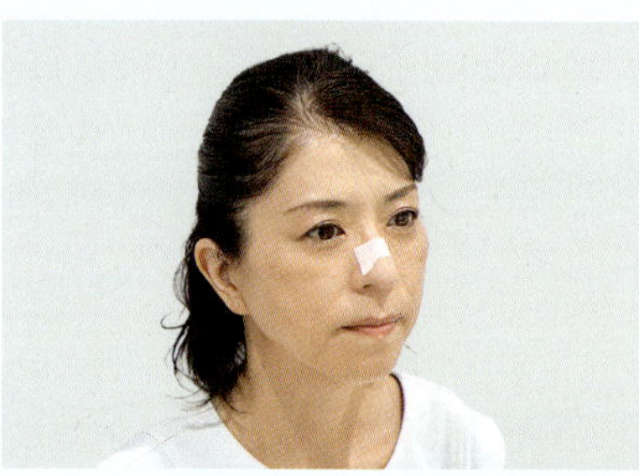

A: 코테이핑은 코막힘을 해소하기 위해 사용한다. 환자의 상황에 따라 이비인후과의 진료를 권유한다.

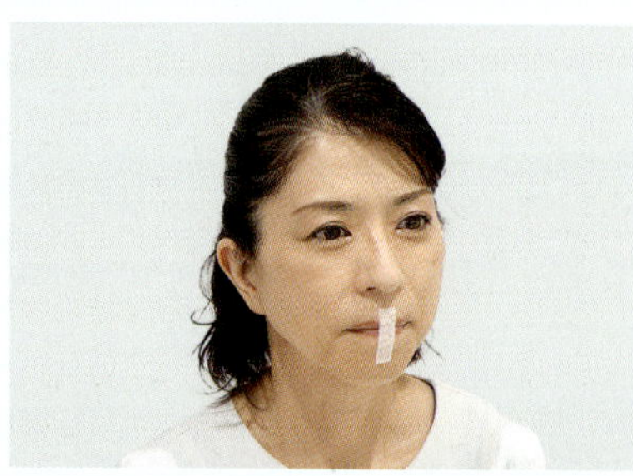

B: 입테이핑은 폐구를 보조하고, 비호흡을 촉진한다.

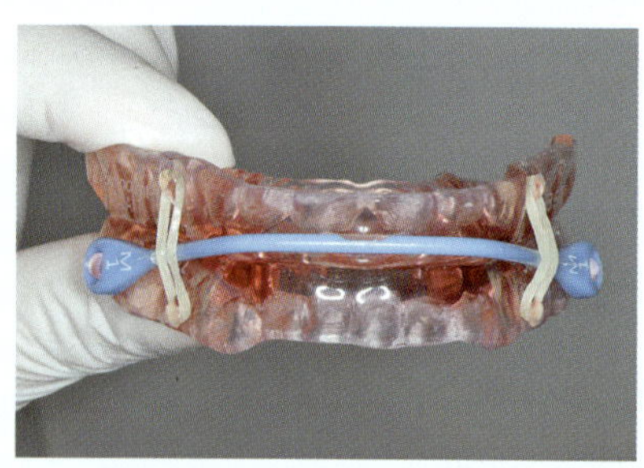

C: 상하분리형의 상하악을 연결하는 악간밴드를 사용하는 것도 좋다.

그림 11-10. 숨쉬기 어려움, 구강건조가 신경 쓰여 MAD를 사용할 수 없는 경우, 비호흡을 촉진하는 코테이핑, 폐구를 보조하는 입테이핑, 상하분리형의 상하악을 연결하는 악간밴드를 사용하는 것과 같은, MAD와 병용할 수 있는 대처법을 고려한다.

MAD의 교합조정 방법

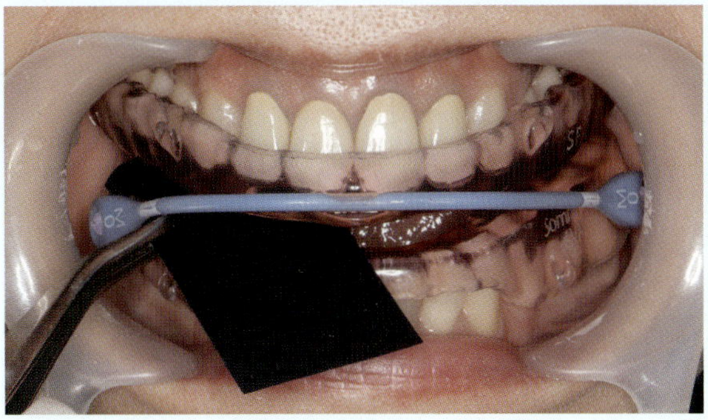

A: 하악 전방위에서 환자에게 교합하게 하여, 좌우균등하게 접촉하는지를 교합지를 이용해 확인한다.

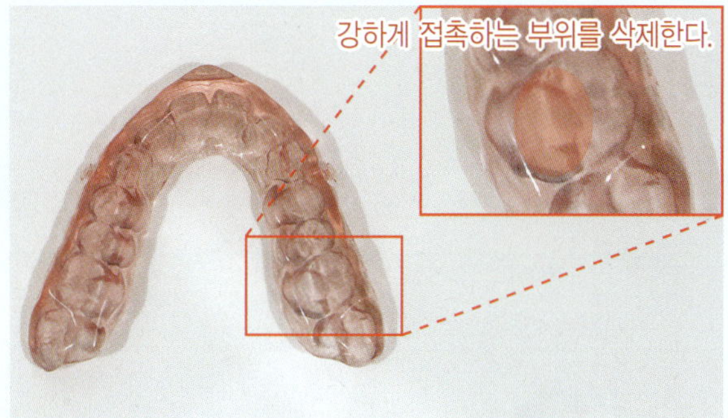

B: 상하악을 교합시켜 좌우의 교합접촉에 편차가 있는 경우는 동시에 접촉하도록 조정할 필요가 있다.

그림 11-11. 저작근의 압통과 MAD의 파손 등이 보이는 경우 MAD의 교합조정을 시행한다. 상하일체형의 경우, 가고정 혹은 고정되어 있는 결합부를 분리하고, 상하분리형의 경우에는 하악 전방위에서 환자에게 교합하도록 하여, 좌우균등하게 접촉되고 있는지를 교합지를 이용해 확인한다. 상하악을 교합시켜 좌우의 교합접촉에 차이가 있는 경우에는 동시에 접촉하도록 조정할 필요가 있다.

② MAD 장착에 의한 위화감과 통증

첫째, 치아에 통증이 있는 경우, 후술할 MAD의 내면 조정과 MAD의 상하 위치관계 재설정(titration)을 시행한다.

둘째, 악관절에 통증이 있는 경우, 일과성의 통증이라면 스트레칭(제10장 139쪽 참조)의 빈도를 증가시키고, 필요에 따라 재조정을 시행한다. 또한 지속성의 통증이라면, 환부를 차갑게 하는 등의 대증요법, 스트레칭, 재조정, 악관절의 정밀검사 및 치료도 시행하는 것이 적절하다. 참고로 'MAD 장착 초기의 악관절 통증은 시간의 경과에 따라 완화되고, 환자의 대부분은 MAD 장착부터 6개월~1년 안에 증상이 해소된다'는 보고가 있다[4].

셋째, 저작근에 통증이 있는 경우, 앞에서 설명한 대증요법과 스트레칭의 실천, 재조정에 더해 MAD의 교합조정 및 MAD의 수직 방향으로의 두께를 줄이는 등 조정을 시행하는 경우가 있다.

표 11-1의 부작용과 그 대처법은 처음에 시행해야 할 것이지만, 그럼에도 불구하고 증상이 개선되지 않는 경우에는 MAD 종류의 변경, MAD의 사용 중단, 지속기도양압(continuous positive airway pressure; CPAP) 등의 치료법으로 이행하는 등의 검토가 필요하다.

11-4. 하악전방견인장치(MAD)의 조정

1) MAD의 교합조정과 내면 조정 방법

저작근의 압통과 MAD의 파손 등이 보이는 경우 MAD의 교합조정을 시행한다(그림 11-11). 상하일체형의 경우, 가고정 혹은 고정되어 있는 결합부를 분리하고, 상하분리형의 경우에는 하악 전방위에서 환자에게 교합하도록 하여, 좌우균등하게 접촉되고 있는지를 교합지를 이용해 확인한다. 상하악을 교합시켜 좌우의 교합접촉에 차이가 있는 경우에는 동시에 접촉하도록 조정할 필요가 있다.

절치의 위치나 치축의 변화 및 치아의 통증이 관찰되는 경우에는 MAD의 내면 조정을 시행한다(그림 11-12). 우선 상하 MAD를 각각 치열에 시적하여 적합, 유지를 확인한다. 내면의 적합을 확인할 때는 적합시험재를 사용한다.

다음으로 꽉 끼는 경우에는 내면을 삭제한다. 치간유두부나 최후방 구치부의 원심이 그런 경우가 많다. 헐거울 경우에는 내면에 즉시중합레진을 첨가한다. 내면이 소프트 타입인 경우에는 즉시중합레진을 첨가하더라도 조정이 안 되므로, 내면을 너무 삭제하지 않도록 주의할 필요가 있다.

MAD의 내면 조정 방법

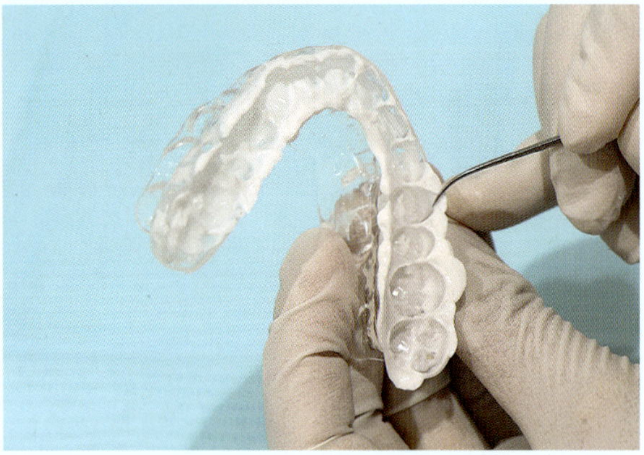

A: 상하 MAD를 각각 치열에 시적하여 적합, 유지를 확인한다. 내면의 적합을 확인할 때는 적합시험재를 사용한다.

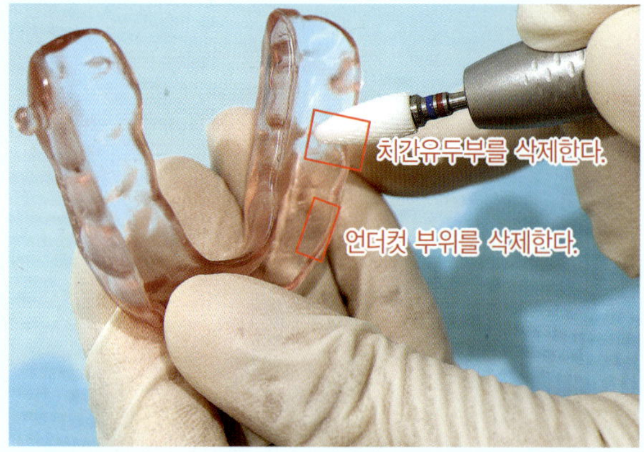

B: 다음으로 꽉 끼는 경우에는 내면을 삭제한다. 치간유두부나 최후방 구치부의 원심이 그런 경우가 많다. 헐거울 경우에는 내면에 즉시중합레진을 첨가한다. 내면이 소프트 타입인 경우에는 즉시중합레진을 첨가하더라도 조정이 안 되므로, 내면을 너무 삭제하지 않도록 주의할 필요가 있다.

그림 11-12. 절치의 위치나 치축의 변화 및 치아의 통증이 관찰되는 경우에는 MAD의 내면 조정을 시행한다. 우선 상하 MAD를 각각 치열에 시적하여 적합, 유지를 확인한다. 내면의 적합을 확인할 때는 적합시험재를 사용한다. 다음으로 꽉 끼는 경우에는 내면을 삭제한다. 치간유두부나 최후방 구치부의 원심이 그런 경우가 많다. 헐거울 경우에는 내면에 즉시중합레진을 첨가한다. 내면이 소프트 타입인 경우에는 즉시중합레진을 첨가하더라도 조정이 안 되므로, 내면을 너무 삭제하지 않도록 주의할 필요가 있다.

2) MAD의 상하 위치관계의 연속적·단계적 조정 방법(치과 titration)

MAD 장착에 의한 효과를 주관적으로 평가하여 부작용이 나타나는 경우나 주소가 개선되지 않는 경우, 혹은 객관적 평가에 의해 MAD의 효과를 좀 더 높이고 싶은 경우 등에는 MAD의 상하 위치관계를 연속적 및 단계적으로 조정하여 증상의 완화를 꾀한다(그림 11-13). 이 조정 방법은 'titration(적정)' 혹은 '치과 titration'으로 불리고, SRBD 치료를 위한 MAD의 큰 특징이다.

치과 titration은 교합채득 시의 위치에서 MAD를 전후좌우, 수직적으로 조정하는 것으로 상기도를 열리게 하거나 안정시켜, 그 효과를 최대화하는 것이다. 일반적으로 교합채득 시의 하악위는 그 최대 전방이동량의 50~75%로 설정한다(제9장 120쪽 참조). 따라서 그 범위 내에서 증상에 맞춰 하악의 위치를 조정해 나가는 것이다.

실제로 치과 titration은 다음과 같이 시행된다. 상하일체형의 경우, 가고정 혹은 고정되어 있는 결합부를 분리하여 다음으로 위치를 결정하고 다시 고정한다(그림 11-14). 한편 상하분리형의 경우, 예를 들면 FLEX(SomnoMed, SomnoMed Japan)는 스크류 부분을 돌려서 조정하고, AVANT(SomnoMed, SomnoMed Japan)는 스트랩을 변경하는 것으로 상하 위치관계를 조정할 수 있다(그림 11-15).

MAD의 상하 위치관계의 조정 방법(치과 titration)

하악 전돌량을 줄임

하악 전돌량을 줄임으로써 다음 부작용에 대한 개선, 완화가 가능해진다.

- 아침의 일과성 턱 통증
- 지속성 악관절 통증
- 저작근의 압통

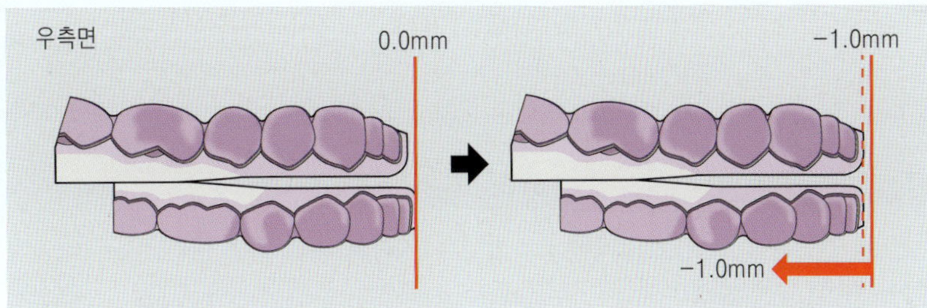

하악 전돌량을 늘림

아래의 경우에 하악의 전돌량을 늘림으로써 그 효과를 기대할 수 있다.

- 주관적 평가로 주소의 개선이 보이지 않는 경우
- 객관적 평가로 MAD의 효과가 보이지 않는 경우

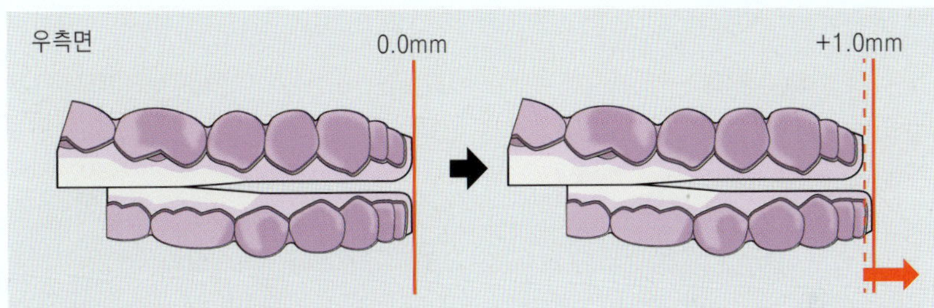

상하악 간의 수평적인 위치를 조정

상하악 간의 수평적인 위치를 조정함으로써 다음 부작용에 대한 개선, 완화가 가능해진다.

- 지속성 악관절 통증
- 저작근의 압통
- 구강건조

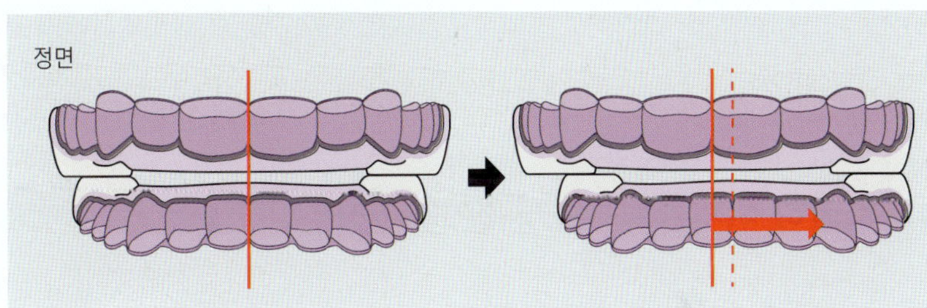

수직 방향의 두께를 줄임

수직 방향의 두께를 줄임으로써 다음 부작용에 대한 개선, 완화가 가능해진다.

- 저작근의 압통
- 구강건조

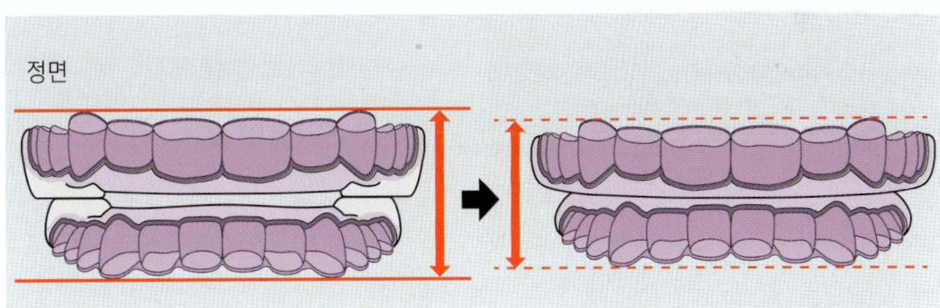

그림 11-13. MAD 장착에 의한 효과를 주관적으로 평가하여 부작용이 나타나는 경우나 주소가 개선되지 않는 경우, 혹은 객관적 평가에 의해 MAD의 효과를 좀 더 높이고 싶은 경우 등에는 MAD의 상하 위치관계를 연속적 및 단계적으로 조정하여, 증상의 완화를 꾀한다. 이 조정 방법은 'titration(적정)' 혹은 '치과 titration'으로 불리고, SRBD 치료를 위한 MAD의 큰 특징이다. 치과 titration은 교합채득 시의 위치에서 MAD를 전후 좌우, 수직적으로 조정하는 것으로 상기도를 열리게 하거나 안정시켜, 그 효과를 최대화하는 것이다. 일반적으로 교합채득 시의 하악위는 그 최대 전방이동량의 50~75%로 설정한다. 따라서 그 범위 내에서 증상에 맞춰 하악의 위치를 조정해 나가는 것이다.

MAD의 상하 위치관계의 조정 방법: 상하일체형의 경우

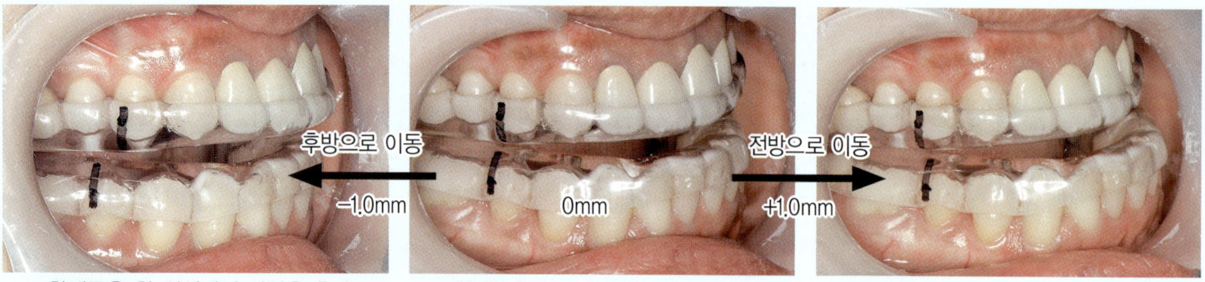

A: 교합채득을 한 위치에서 하악을 후방으로 1.0mm 이동시킨 경우

B: 교합채득을 하고 처음에 가고정한 위치

C: 교합채득을 한 위치에서 하악을 전방으로 1.0mm 이동시킨 경우

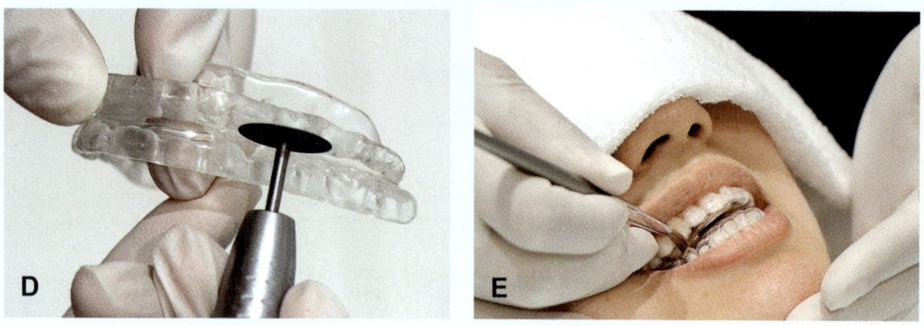

D: 하악을 이동시키는 경우는 상하악의 결합부를 삭제하여 일단 분리한다.
E: 그 후 다시 하악의 위치를 결정하고 구강내에서 가고정을 시행한다.

그림 11-14. 상하일체형의 경우, 가고정 혹은 고정되어 있는 결합부를 분리하고 위치를 결정한 다음, 다시 고정한다.

MAD의 상하 위치관계의 조정 방법: 상하분리형의 경우

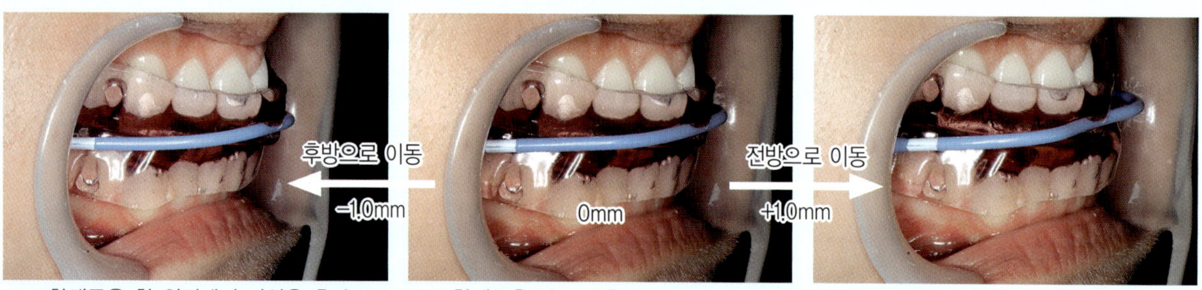

A: 교합채득을 한 위치에서 하악을 후방으로 1.0mm 이동시킨 경우

B: 교합채득을 하고 처음에 가고정한 위치

C: 교합채득을 한 위치에서 하악을 전방으로 1.0mm 이동시킨 경우

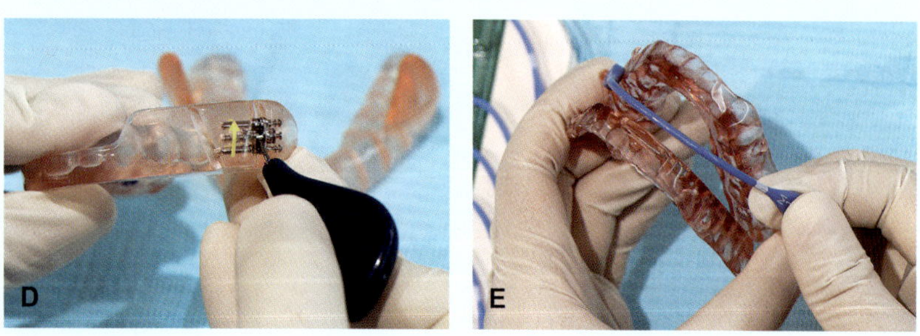

D: FLEX(SomnoMed, SomnoMed Japan)의 경우는 상악의 협측에 부착되어 있는 스크류를 회전시키면 0.1mm 단위로 조정 가능하다.
E: AVANT(SomnoMed, SomnoMed Japan)의 경우는 스트랩을 변경하는 것으로 1.0mm 단위로 조정 가능하다.

그림 11-15. 상하분리형의 경우, 예를 들면 FLEX(SomnoMed, SomnoMed Japan)는 스크류 부분을 돌려서 조정하고, AVANT(SomnoMed, SomnoMed Japan)는 스트랩을 변경하는 것으로 상하 위치관계를 조정할 수 있다.

두부 X선 규격사진(Cephalogram Lateral)을 이용해 기도의 열림을 확인한 증례

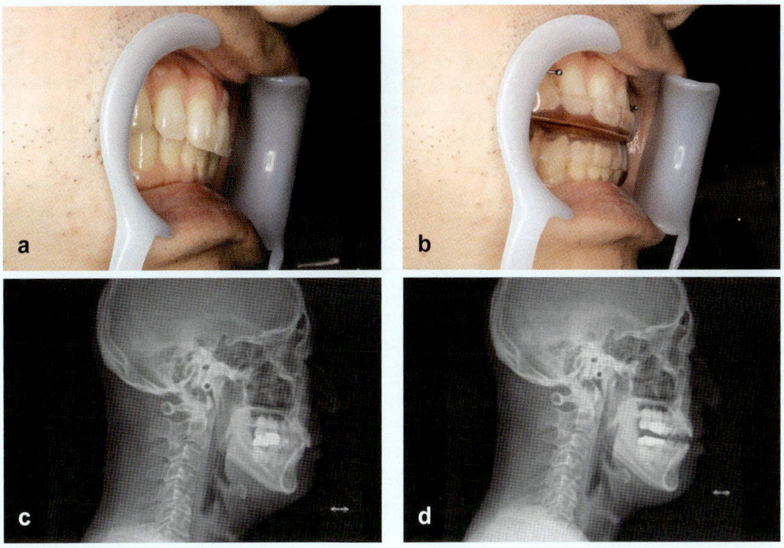

그림 11-16a~d. MAD 장착 후에 기도의 열림을 확인하기 위해서 두부 X선 규격사진 촬영(측방, 교합위)을 시행하여 MAD 미장착 시와 MAD 장착 시의 기도를 비교했을 때, 후자에서는 기도가 좀 더 열린 상태임을 확인하였다. MAD 미장착 시와 MAD 장착 시의 수면무호흡검사 결과를 비교하면, AHI = 13.6 → 6.5, 산소포화도저하지수(oxygen desaturation index; ODI) 3% = 11.3 → 6.7, 경피적동맥혈산소포화도(saturation of percutaneous oxygen; SpO_2) 최저치 = 77% → 89%가 되어, MAD 장착 전보다도 증상이 크게 개선되어 MAD 장착에 의한 효과가 관찰되었다. a: 측모 사진. 교두감합위(MAD 미장착). b: 측모 사진. 58% 전방위(MAD 장착). c: 두부 X선 규격사진. 교두감합위(MAD 미장착). d: 두부 X선 규격사진. 58% 전방위(MAD 장착).

11-5. 객관적 평가

1) 객관적 평가 방법

MAD의 조정을 시행한 결과, 예를 들어 주간의 졸림이 개선되었다던가, MAD를 매일 밤 문제없이 장착할 수 있다는 등, 주관적인 평가에서 경과가 양호한 경우에는 MAD를 장착한 상태에서 수면무호흡검사를 시행하여 MAD의 객관적인 평가를 시행한다(제3장 41~48쪽 참조).

수면무호흡검사로 얻은 데이터는 주관적 평가를 뒷받침하는 것으로, MAD를 장기적으로 사용하려고 하는 환자의 의욕을 높이는 데 매우 중요한 역할을 한다.

또한 필요에 따라 영상진단에 의해 기도를 분석하여 기도가 열린 정도를 확인한다. 기도의 확인에는 현재, 두부 X선 규격사진(Cephalogram Lat, PA), CT(computed tomography), 비인후내시경 등의 방법이 이용된다.

2) 기도의 분석

영상진단에 의해 기도의 열림을 분석하는 이점으로는 MAD 미장착 시와 장착 시 기도의 상태를 촬영함으로써 그 열림 정도를 시각적으로 확인할 수 있다는 점, 그리고 영상을 이용해서 그 내용을 환자에게 설명할 수 있다는 점이 있다.

두부 X선 규격사진은 촬영 시간이 짧고 환자에게 부담이 적다는 이점이 있지만, 전후 방향으로의 기도의 열림만 분석할 수 있다는 한계가 있다(그림 11-16).

CT는 전후좌우 방향의 기도의 열림을 3차원적으로 분석할 수 있어, 기도 분석을 시행하는 소프트웨어에 따라서는 기도의 용적, 최소 단면적 등에 맞춰서 자동으로 분석해 주기 때문에, 환자의 기도의 협착 부위를 시각적으로 파악할 수 있다는 이점이 있다(그림 11-17). 한편 자세, 설위, 턱의 위치 등이 적절하지 않은 경우, 기도의 열린 상태도 변화될 가능성이 있어 가능한 한 동일한 규격으로 기도를 촬영할 필요가 있다(그림 11-18).

CT(Computed Tomography)를 이용해 기도의 열림을 확인한 증례

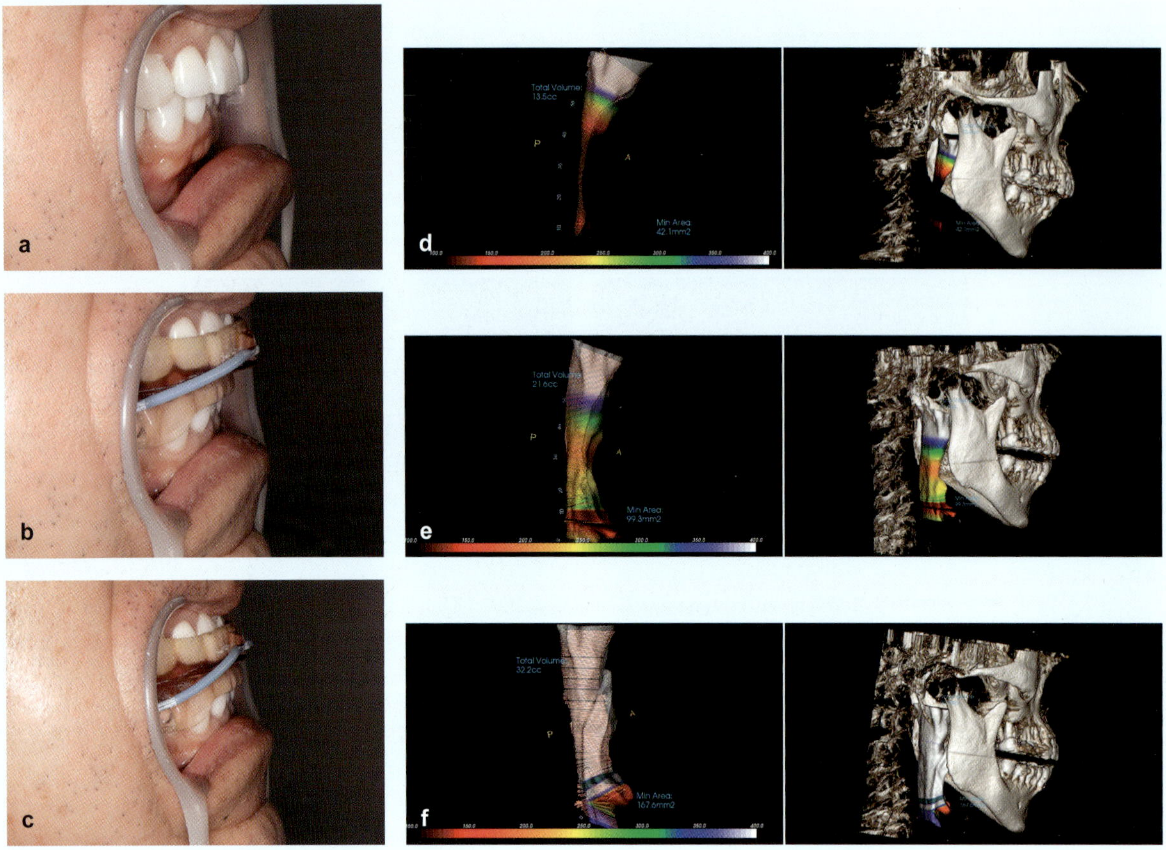

그림 11-17a~f. a는 교두감합위(MAD 미장착), b는 교두감합위에서 4mm 전방위(50% 전방위, MAD 장착), c는 교두감합위에서 5mm 전방위(63% 전방위, MAD 장착)의 측면 상태. 교두감합위(d: MAD 미장착)보다 4mm 전방(e: MAD 장착, 50% 전방위) 시점에서의 CT와 5mm 전방(f: MAD 장착, 63% 전방위) 시점의 CT를 촬영하여 기도를 분석하였다(InVivo6, KaVo, Kavo dental systems). 각 하악위에서 기도 분석을 시행했을 때, 교두감합위(d: MAD 미장착)에서의 기도 용적은 13.5cc, 최소 단면적은 42.1mm^{2}인 것에 비해 교두감합위보다 4mm 전방(e: MAD 장착, 50% 전방위)에서의 기도 용적은 21.6cc, 최소 단면적은 99.3mm^2, 5mm 전방(f: MAD 장착, 63% 전방위)에서의 기도 용적은 32.2cc, 최소 단면적은 167.6mm^{2}가 되어 63% 전방위에 있어서 기도가 더욱 열릴 것으로 예측되었다. MAD 미장착 시의 수면무호흡검사 결과와 MAD 장착 시(63% 전방위)에서의 검사 결과를 비교하면, RDI = 17.7 → 1.6, ODI 3% = 20.0 → 1.0, SpO_2 최저치 = 68% → 94%, 코골이의 횟수와 빈도가 감소, SpO_2가 안정되어 MAD 장착 전보다도 증상이 크게 개선되어 MAD 장착에 의한 효과가 관찰되었다. 이렇게 치과 titration 시에 기도 분석을 시행함으로써 상기도가 열리게 하고 안정시키는 하악위를, 이전보다도 신속하고 적절하게 결정할 수 있게 된다.

비인후내시경은 기도를 눈으로 확인할 수 있어, 예를 들면 환자에게 턱을 움직이게 하면서 기도를 확인할 수 있다는 이점이 있다. 한편 다른 방법에 비해 환자의 부담이 크고, 술자의 숙련도에 좌우된다는 과제도 있다(그림 11-19).

기도 분석은 객관적 평가 이외에도 잠재성 SRBD 환자의 스크리닝 시, 교합채득 시, MAD 장착 시, titration(재조정) 시 등에도 활용할 수 있다. 하지만 이런 기도 분석도 수면 중에 촬영한 것이 아니기 때문에 어디까지나 참고자료로 이용하는 것이 적절하다.

11-6. 객관적 평가 후의 과정

1) 수면치과치료의 효과가 보이는 경우

MAD가 장착 가능하고 그 치료 효과가 보이는 경우,

CT의 촬영 방법과 촬영 시 주의점

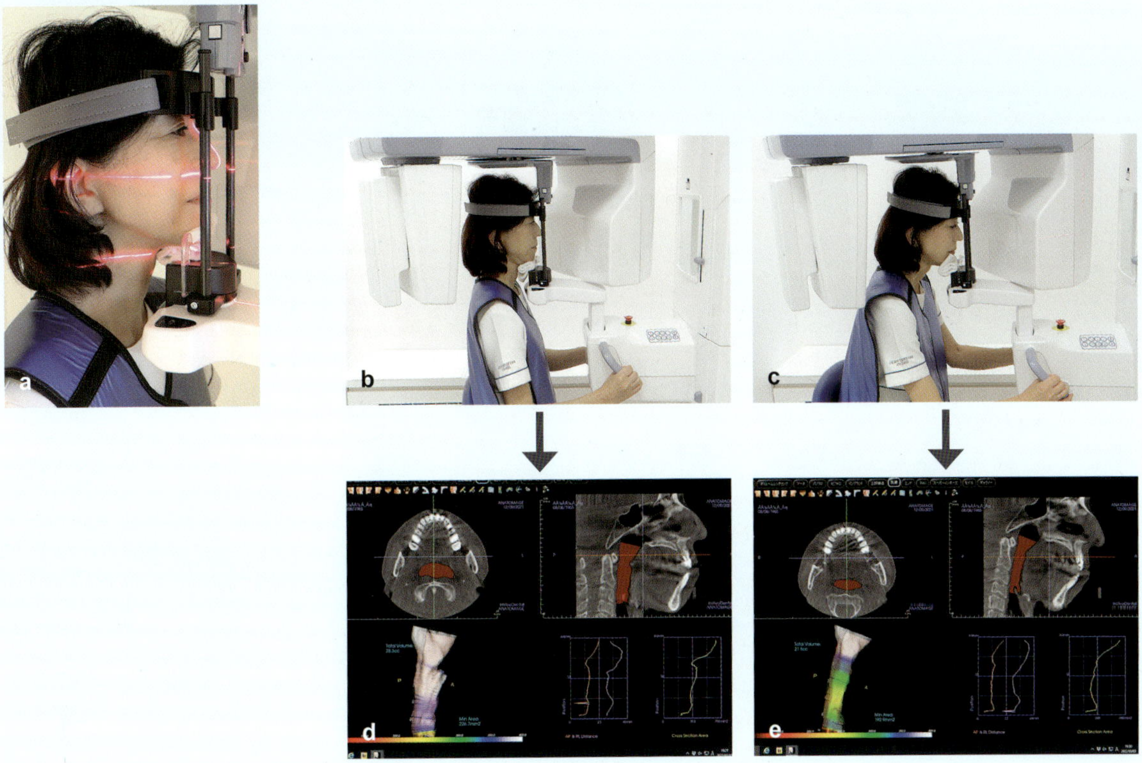

그림 11-18a~d. a: CT의 촬영 방법. 일반적으로 SRBD 환자에 있어서 폐쇄 부위는 구개편도를 포함하는 연구개부, 설근부인 경우가 많다. 따라서 CT에 의한 기도 분석 시에는 연구개에서 인두개까지의 중인두부를 촬영한다. b, d: CT 촬영 시 주의점. 적절한 포지셔닝의 예. c, e: 부적절한 포지셔닝의 예. 포지셔닝에 따라 기도의 열린 상태가 크게 변화되는 것을 알 수 있다. CT 촬영의 포지셔닝은 동일 규격에서 촬영하는 것이 중요하다. 특히, 자세, 설위, 턱의 위치 등은 기도의 열린 상태를 크게 변화시키므로 주의할 필요가 있다. CT 촬영 시에는 우선, 자세에 있어 등을 펴고, 경추를 가능한 한 수직에 가깝게 한다. 다음으로 기준선에 있어서는 Campell 평면과 바닥을 나란히 하도록 한다. 또한 설위의 변화에 따라 기도의 변화가 생길 가능성이 있으므로, 혀를 전치에 닿지 않게 하고, 혀의 힘을 뺀 상태로 하도록 환자에게 지시한다. 또한 촬영 중에는 천천히 심호흡을 하도록 환자에게 지시한다.

비인후내시경을 이용해 기도의 열린 상태를 확인한 증례

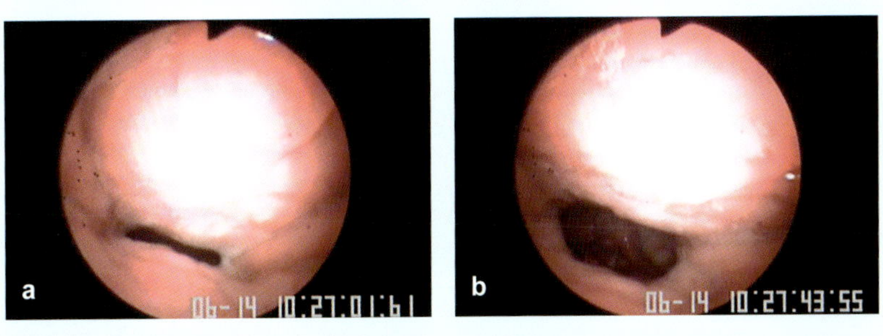

그림 11-19a, b. 하악 전방이동에 있어서 비인강의 변화. a: 교두감합위. b: 하악 전방위. 하악 전방위에서는 중인두강 및 하인두강에서 기도가 열려 있는 경우가 많으나, 비인강에서는 기도가 열려 있지 않은 증례가 있다[7]. 비인두의 면적이 거의 2배 이상 열려 있는 경우에서는 MAD의 효과를 기대할 수 있다고 하는 보고도 있기 때문에[8], 비인두의 열림을 확인하는 것이 중요하다.

상하일체형의 고정

① 준비할 기구

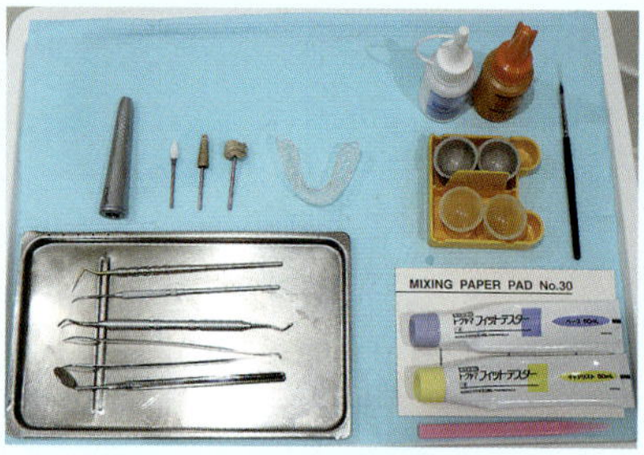

기본 세트, 스트레이트 핸드피스, 연마용 버, 교합지, 적합시험재, 즉시중합레진 등

② 고정

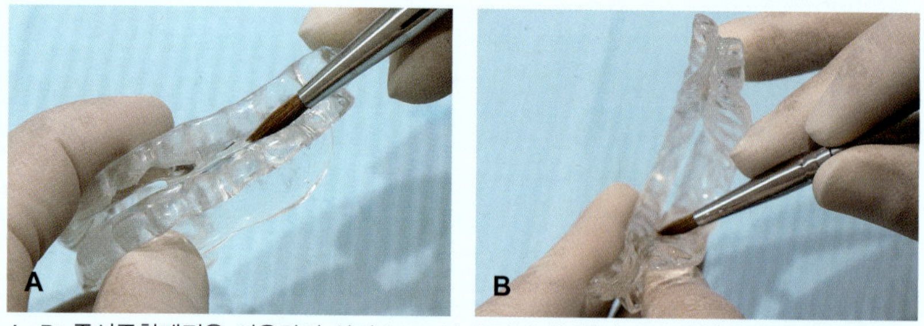

A, B: 즉시중합레진을 이용하여 상하 MAD의 구치부 협측(A)과 설측(B)을 전체적으로 고정한다.

③ 고정 후 상하일체형

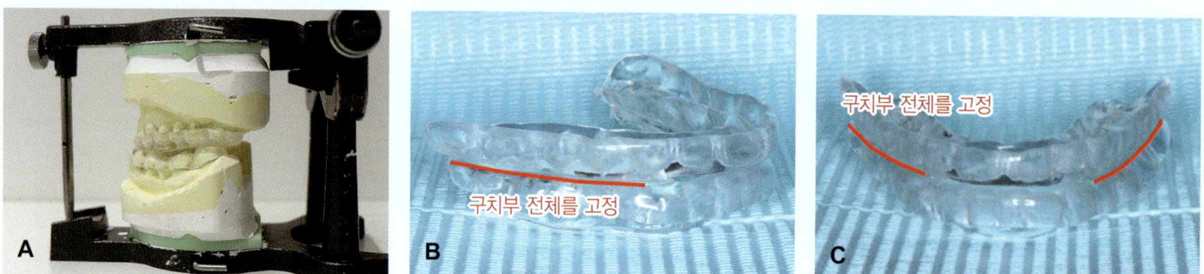

A~C: 고정 후의 상하일체형. 고정에는 ①과 ②와 같이 즉시중합레진으로 고정하는 방법과 그 외에 가압중합으로 고정하는 방법 등이 있다.

그림 11-20. MAD가 장착 가능하고, 그 치료 효과가 보이는 증례에서 지금까지 상하일체형을 사용하면서 가고정 상태의 경우 고정으로 진행한다. 즉시중합레진을 이용하여 상하 MAD의 구치부를 전체적으로 고정한다.

표 11-2. MAD의 지속적인 장착을 방해하는 요인(복수선택 가능)

MAD 사용이 곤란해진 이유	전체 중 비율
불쾌감이 있거나 취급이 어려움	44.9%
효과가 없거나 적음	36.0%
CPAP로 변경	23.6%
과도하게 구강 내가 건조함	20.2%
교합 변화	12.4%

MAD 치료는 치과의사 및 의사에 의한 장기적인 관리 단계에 들어간다. 통상적으로 MAD는 6개월에 1회, 혹은 1년에 1회의 유지관리가 추천된다[5]. 여기서 주의해야 하는 것은 체중 증가나 생활습관에 기인하는 SRBD의 악화이다(제2장 22~24쪽 참조). 체중 증가나 취침 전 알코올 섭취 또는 진통제 복용은 SRBD를 악화시킨다.

따라서 치과의사는 MAD나 구강검진에만 집중하는 것이 아니라, 체중 증가 등과 같은 환자의 전신적인 변화에도 신경을 써야 한다. 또한 필요하다면, 생활습관의 개선을 환자에게 설명할 필요가 있다.

2) 상하일체형의 고정

지금까지 상하일체형을 사용하면서 가고정 상태로 유지된 경우에는 고정으로 넘어가서 즉시중합레진을 이용해 상하 MAD의 소구치부와 대구치부를 협설측에서 전체적으로 고정한다(그림 11-20).

3) 수면치과치료의 효과가 보이지 않는 경우

검사 결과에서 MAD의 효과가 보이지 않고 MAD의 상하 위치관계를 더욱 전방으로 조정하는 것도 불가한 경우, 혹은 MAD 치료를 계속하기 어려운 경우, 환자를 소개해 준 의과로 다시 돌려보내 CPAP을 포함한 다른 치료법을 검토한다. 혹은 치과의사가 환자의 자각증상이나 OSA의 중증도에 따라 적절한 진료과(제4장 56쪽 참조)를 소개할 수도 있다.

구체적으로는 코막힘이 문제가 되는 경우라면 이비인후과를 소개하고, CPAP 치료가 필요하다면 수면외래가 있는 진료과를 소개한다.

MAD 치료를 지속하기 어려운 이유로는 MAD 장착에 의한 불쾌감, MAD의 취급이 어렵거나, MAD의 효과가 전혀 혹은 거의 느껴지지 않는 것 등이 보고되어 있다(표 11-2)[8].

참고문헌

1. Sheats RD. Management of side effects of oral appliance therapy for sleep-disordered breathing : summary of American Academy of Dental Sleep Medicine recommendations. J Clin Sleep Med 2020 ; 16 (5) : 835.
2. Ueda H, Almeida FR, Chen H, Lowe AA. Effect of 2 jaw exercises on occlusal function in patients with obstructive sleep apnea during oral appliance therapy : a randomized controlled trial. Am J Orthod Dentofacial Orthop 2009 ; 135 (4) : 430. e1-7 ; discussion 430-431.
3. Pliska BT, Nam H, Chen H, Lowe AA, Almeida FR. Obstructive sleep apnea and mandibular advancement splints : occlusal effects and progression of changes associated with a decade of treatment. J Clin Sleep Med 2014 ; 10 (12) : 1285-1291.
4. Sutherland K, Vanderveken OM, Tsuda H, Marklund M, Gagnadoux F, Kushida CA, Cistulli PA. Oral appliance treatment for obstructive sleep apnea : an update. J Clin Sleep Med 2014 ; 10 (2) : 215-227.
5. Peppard PE, Young T, Palta M, Dempsey J, Skatrud J. Longitudinal study of moderate weight change and sleep-disordered breathing. JAMA 2000 ; 284 (23) : 3015-3021.
6. de Almeida FR, Lowe AA, Tsuiki S, Otsuka R, Wong M, Fastlicht S, Ryan F. Long-term compliance and side effects of oral appliances used for the treatment of snoring and obstructive sleep apnea syndrome. J Clin Sleep Med 2005 ; 1 (2) : 143-152.
7. Sasao Y, Nohara K, Okuno K, Nakamura Y, Sakai T. Videoendoscopic diagnosis for predicting the response to oral appliance therapy in severe obstructive sleep apnea. Sleep Breath 2014 ; 18 (4) : 809-815.
8. Okuno K, Furuhashi A, Nakamura S, Suzuki H, Arisaka T, Taga H, Tamura M, Katahira H, Furuhata M, Iida C. The success rate of oral appliances based on multiple criteria according to obstructive sleep apnoea severity, BMI and age : A large multicentre study. J Oral Rehabil 2020 ; 47 (9) : 1178-1183.

제12장

환자의 호응을 끌어내는 대화 기술

치과의사의 입장에서 수면치과치료를 성공으로 이끄는 포인트에는 일상의 임상 현장에서 잠재성 수면관련호흡장애(sleep related breathing disorders; SRBD) 환자를 찾아냄과 동시에 환자에게 SRBD에 대한 관심을 가질 수 있도록 돕는 것, 환자가 주체적으로 수면치과치료에 참여할 수 있도록 유도하는 것, 환자에게 하악전방견인장치(mandibular advancement device; MAD)를 적절하게 장기적으로 계속 사용하게 하는 것 등이 있다.

이를 실현하기 위해서는 수면치과치료에 행동심리학에 기초한 대화 기술을 활용하는 것이 좋다. 이 기술을 이용해 수면치과치료를 진행해 나가면 좀 더 높은 치료 효과를 얻을 수 있다.

이 장에서는 잠재성 SRBD 환자의 스크리닝 후 정보 제공을 포함한 수면치과 카운슬링(counselling), 치료 계획 수립 후의 수면치과 컨설트(consultation), 그리고 MAD 장착 후의 지도와 코칭에서 이용할 수 있는 대화 방법과 구체적인 예를 소개한다.

수면치과치료에 있어 대화 기술을 활용해야 할 시기

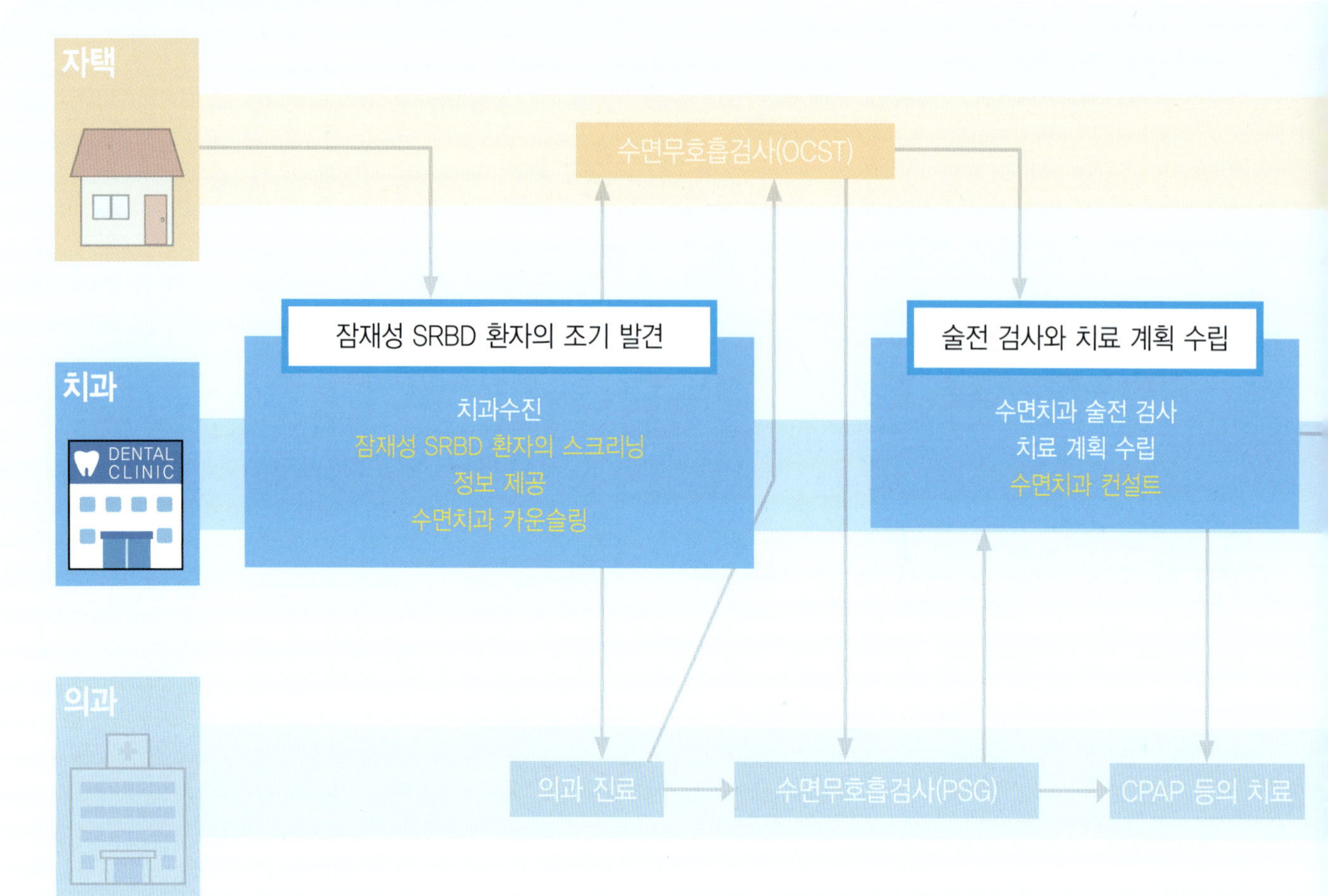

그림 12-1. 효과적인 수면치과치료를 실천하기 위해서는 EBM과 NBM을 기초로 한 행동심리학을 기반으로 하는 대화 기술의 도입이 필요하다. 대화 기술을 활용해야 하는 시기는 잠재성 SRBD 환자의 스크리닝 후 정보 제공을 포함하는 수면치과 카운슬링, 치료 계획 수립 후의 수면치과 컨설트, 그리고 MAD 장착 후의 지도와 코칭 때이다.

12-1. 대화 기술 (Communication Skill)의 필요성

필자는 과거 미국에서 수면치과의 임상에 참여하던 중, 다양한 가치관과 생활 배경을 가진 환자들과 신뢰관계를 구축함에 있어 여러 번 어려움에 직면하였다. 또한 수면치과치료에 대해 환자에게 설명하여 그들의 행동의 변화를 돕기 위해서는 치과의사를 시작으로 하는 의료 스태프의 높은 대화 능력이 필요하다는 것을 통감하였다.

효과적인 수면치과치료를 실천하기 위해서는 EBM (evidence based medicine)과 NBM(narrative based medicine)을 기초로 한 행동심리학을 기반으로 하는 대화 기술의 도입이 필요하다.

대화 기술을 활용해야 할 시기를 그림 12-1에, 각 단계에 있어 환자의 최종 목표에 대한 이미지를 그림 12-2에 제시한다.

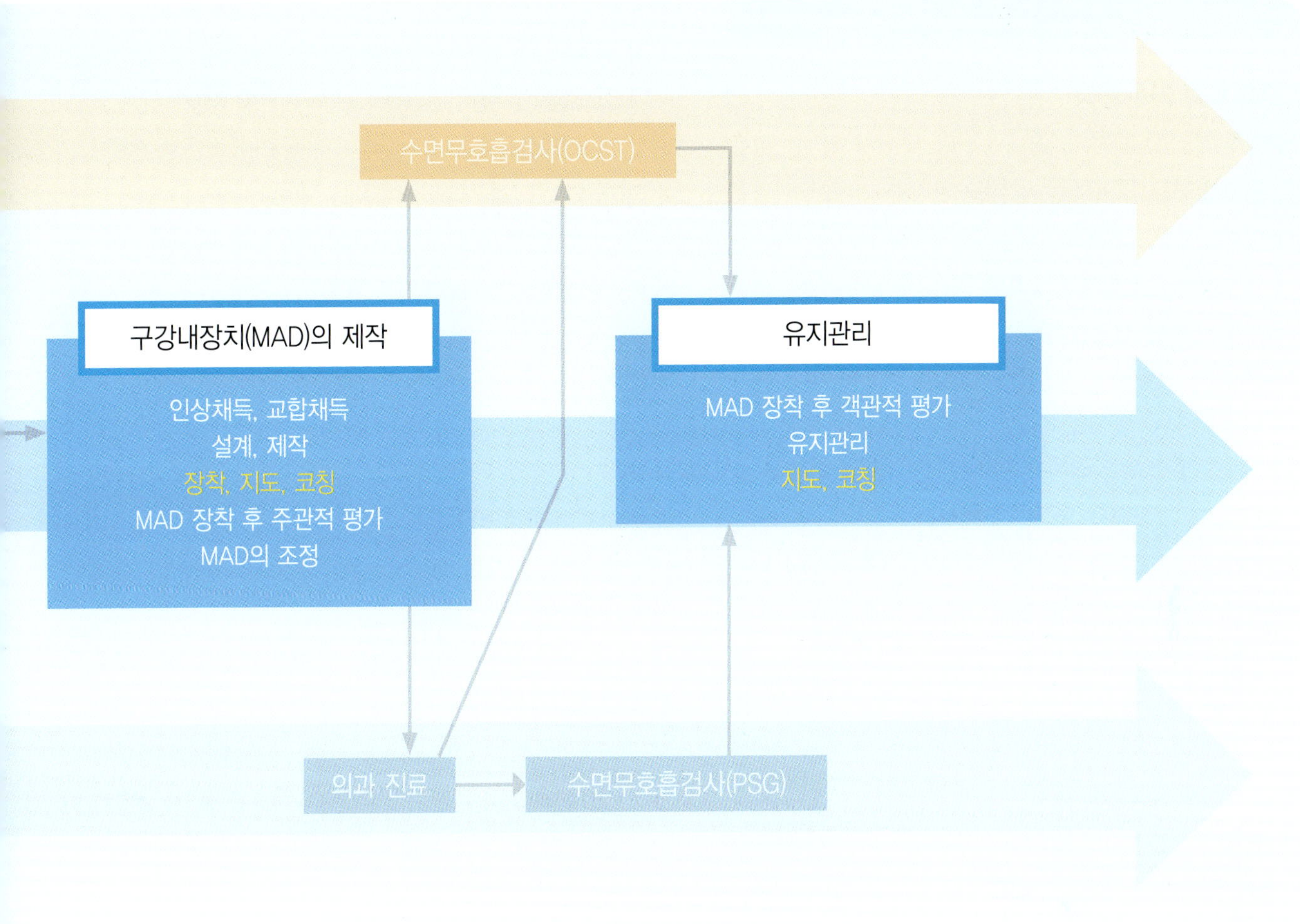

대화 기술을 활용한 수면치과치료에 대한 환자의 목표 이미지

그림 12-2. 치과의사의 입장에서 수면치과치료를 성공으로 이끄는 포인트에는 일상의 임상 현장에서 발견함과 동시에 환자 스스로가 SRBD에 대한 관심을 가지게 하도록 대처하는 것, 환자가 주체적으로 수면치과치료를 진행할 수 있도록 유도하는 것, 환자에게 MAD를 적절히 장기간 지속해서 사용하도록 하는 것 등이 있다. 이것을 실현시키기 위해서는 수면치과치료에 행동심리학에 기초한 대화기술을 활용하는 것이 좋다.

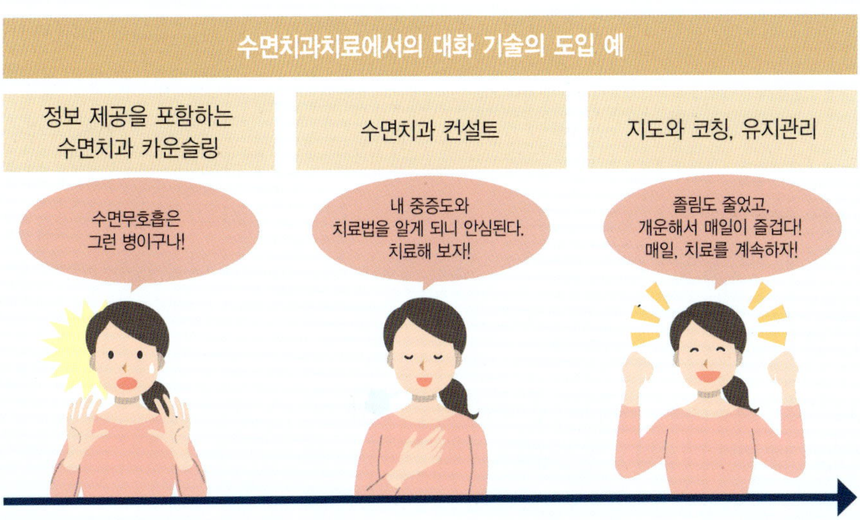

12-2. 정보 제공을 포함한 수면치과 카운슬링

1) 수면치과 카운슬링

잠재성 SRBD 환자의 '잠재성'이란 말에서 알 수 있듯이, 수면장애는 병이라는 인식을 환자가 가지기 어려운 질환이다.

수면치과 카운슬링에서 중요한 것은 '통상의 치과치료를 목적으로 내원한 잠재성 SRBD 환자에게 SRBD에 관심을 가지게 하여 어떻게 수면치료로 이끌어 가는가'이다. 환자에게 SRBD 증상에 대한 자각이 있더라도, 그 증상에서 자신이 수면호흡장애를 가지고 있다는 인식이 거의 없기 때문에, 검사나 치료의 필요성을 느끼지 못하는 경우가 많다. 또한 수면치과치료라는 분야는 환자에게 익숙하지 않으며, 치과치료 중에서도 수면에 관한 지견을 얻을 기회도 거의 없는 것이 현 상황이다.

수면치과 카운슬링의 목적은 환자에게 수면호흡장애에 대해 인식하고, 관심을 가지게 하는 것이다. 여기서 신뢰관계의 구축을 실현하는 대화 기술을 치과의사가 습득하여 스크리닝하는 환자와의 일련의 대화에서 그 기술을 활용하는 것이 중요하다. 구체적으로는 그림 12-3과 같다. 치과의사는 rapport(환자와의 신뢰)를 형성하기 위한 기술을 잘 활용하여 환자가 안도감을 가지고 발언할 수 있는 상황을 제공할 수 있다. 또한 이런 형태의 컨설트를 실천하는 것에 의해 치과의사는 환자의 주소, 환자의 가치관이나 감정, 치료에 대한 필요성이나 요망 등을 파악할 수 있을 뿐 아니라, 생활습관에 관한 잠재적인 불안에 관해서도 환자가 언어화하기 쉽게 유도하는 것도 가능하다.

2) 정보 제공

수면치과 카운슬링에 있어 정보 제공에 대해서는 그림 12-4와 같은 항목을 환자에게 전달할 필요가 있다. 이때 치과의사로서 환자에게 필요한 정보의 제공을 단순히 '전달하는' 행위로 일방적으로 끝내면 안 된다. 예를 들면, "좀 전의 설명에 관해 질문이 있으신가요?"라고 묻더라도, 환자는 어떤 것을 물어봐야 하는지조차 모르는 경우도 많다. 이럴 때 치과의사는 환자에게 적절한 정보를 확실하게 전달하려는 노력, 그리고 환자의 대답을 통해 '내용이 정확히 전달되고 있다'는 확증을 얻으려는 노력을 해야 한다.

이 상호이해를 달성하기 위해 두 가지 기술을 추천한다. 구체적으로는 ① 앞서 언급한 rapport를 형성하기 위해 후술할 기술을 실천하는 것, ② 환자의 정보 이해를 촉진시키기 위해 V/A/K 접근법을 도입하는 것이다.

V/A/K란 각각 V = 시각(visual), A = 청각(auditory), K = 신체감각(kinesthetic)을 말한다.

엄밀히는 시각, 청각, 촉운동감각, 후각, 미각의 오감을 통해 외부의 정보를 인식하고 기억하게 된다. 이 오감은 시각, 청각, 신체감각으로 크게 분류되고 표상시스템이라고 불린다[1]. 이 장에서는 각각의 앞 글자를 따서 'VAK 접근법'으로 표현해서 소개한다.

환자에게는 시각이 우위인 사람도 있고, 청각이나 신체감각이 우위에 있는 사람도 있다. 이 우위성이 높은 감각에 맞춰 정보 제공을 하는 것으로 대화를 더욱 원활하게 할 수 있다. 수면치과 컨설트에 있어 활용할 수 있는 VAK의 구체적인 예는 그림 12-4와 같다. 이런 환자의 경향에 맞춘 정보를 제공하여 환자가 수면치과치료를 좀 더 납득하고 이해할 수 있도록 기대할 수 있다.

12-3. 수면치과 컨설트

수면치과 컨설트의 목적은 첫째, 컨설트 전반을 통해 환자 스스로 수면치과에 관한 주소 해결을 향해 최적의 치료를 선택할 수 있도록 하는 것이고, 둘째, 환자 스스로 수면치과치료에 대해 주체적으로 관여할 수 있도록 하는 것이다(그림 12-5). 이 책에서는 컨설트(consultation)를 '주치의 및 의료 스태프가 좀 더 질이 높은 치과 의료를 제공하기 위해 환자가 가지고 있는 문제나 해결하고 싶다고 생각하는 것에 대해 전문가로서의 견해의 제시나 조언을 시행하여, 상담, 지원, 면담을 실천해 가는 일련의 과정'으로 정의한다.

이 목적을 달성하기 위해서는 컨설트를 치과의사와 환자에 의한 쌍방향 대화의 장으로 하여, 후술할 환자의 대화방식[4가지 맵스타일(map style)]에 맞춰 도입 → 치료 설

수면치과 카운슬링에서의 목표와 대화 기술

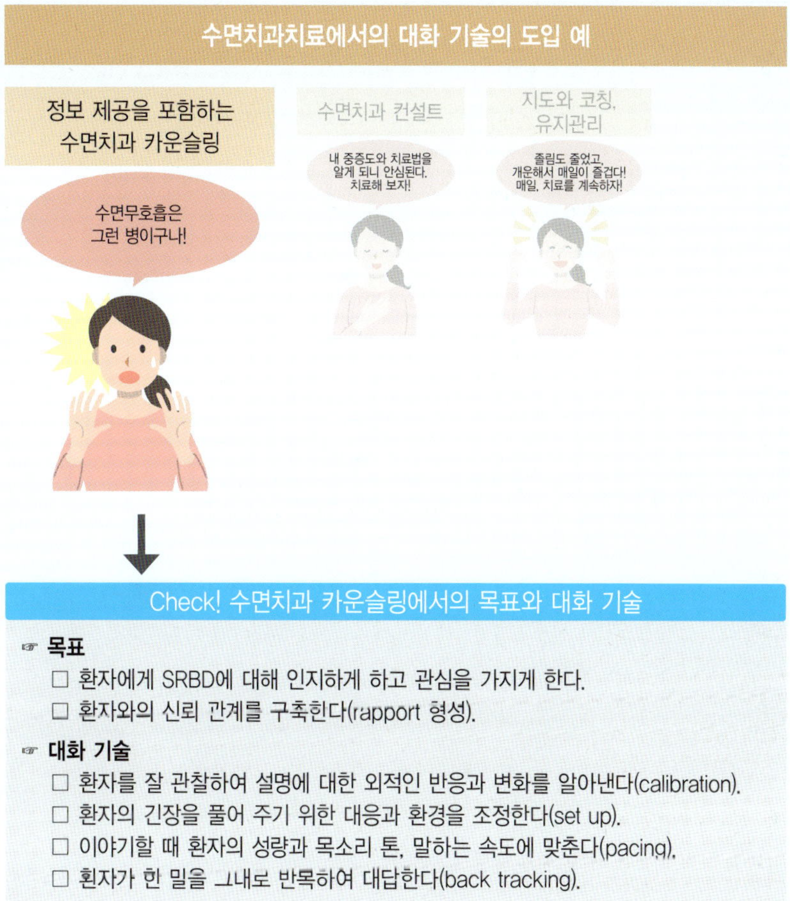

그림 12-3. 구체적으로는 ① 우선 환자를 잘 관찰하여 설명에 대한 외적인 반응과 변화를 알아낸다(calibration). 이것은 효과적인 대화의 기초가 된다. ② 다음으로 환자의 긴장을 풀어 주기 위한 대응과 환경을 조정한다(set up). 구체적으로는 환자와 정반대 방향은 피하고 대각선 45° 위치에 앉아 거리는 50cm 전후를 유지하는 것으로, 환자의 개인 공간을 확보하고 시선은 환자와 같은 높이로 한다. 또한 체어사이드에서 문진을 시행하는 경우에도 몸의 방향을 조절하여 시선을 맞추도록 한다. ③ 그리고 환자가 침착한 상태로 안심해서 이야기할 수 있도록 하기 위해 치과의사는 편안한 분위기를 조성하여 환자에 맞춰 이야기를 듣는다. ④ 또한 환자가 이야기한 말을 그대로 반복하여 대답한다(back tracking). 대화 기술을 통해 치과의사는 환자의 생활환경을 파악하고, 이를 기반으로 환자에게 경의를 담은 청취와 대답을 한다.

명 → shared decision(의사결정의 지원과 공유)이라는 순서로 시행할 필요가 있다.

여기서 주의해야 할 점이 의료 종사자와 환자의 의사전달이다. Ley 등[2]의 보고에 따르면, 의료 종사자가 진료실 내에서 치료에 관한 설명을 시행한 후 10~80분 이내에 환자는 그 내용의 40%를 잊어버린다. 치료 방침을 결정하는 중요한 자리인 컨설트에서는 환자가 이해하기 쉽고 기억에 남기 쉬운 설명이 필요하다.

따라서 그것을 성공시키기 위한 두 가지 포인트를 다음에 제시한다.

첫 번째 포인트는 컨설트를 치과의사와 환자에 의한 쌍방향 대화의 장으로 하는 것이다. 구체적으로 치과의사는 환자에 대해 일방적인 설명을 처음부터 끝까지 하는 것이 아니라, 전문가로서의 견해를 제시하고, 조언을 하며, 지원을 약속하는 것이다. 또한 이때 치과의사는 환자의 주소, 가치관과 심정, 치료에 대한 불안감이나 요망 등 컨설트 시에 들었던 내용을 중심으로, 환자와 대화를 나누는 것이 적절하다. 이것은 '환자의 이야기에 귀를 기울이는 의료

정보 제공에서 전달해야 하는 사항과 VAK 접근법의 구체적인 예

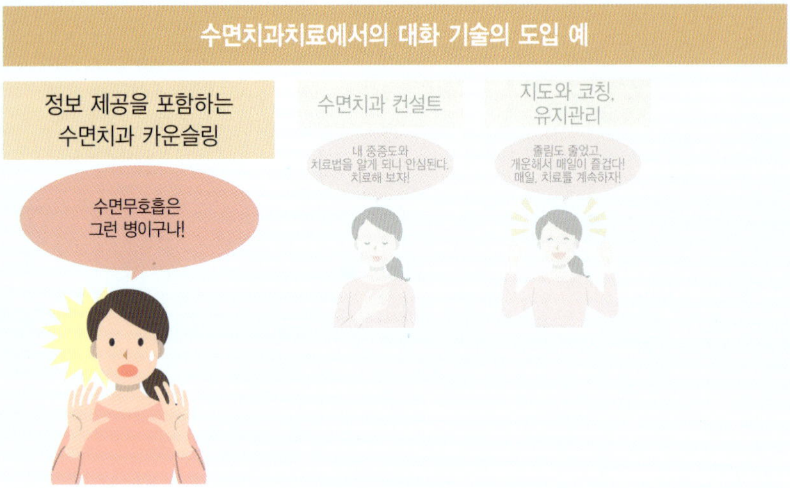

Check! 정보 제공에서 전달해야 하는 사항

☞ **SRBD를 방치했을 경우의 위험성**

- ☐ 고혈압, 당뇨병, 심장질환 등의 합병증을 야기할 가능성이 있다.
- ☐ 돌연사를 야기할 수 있다.
- ☐ 주간의 졸림에 의해 교통사고를 일으킬 위험성이 있다.

☞ **SRBD의 검사와 치료의 필요성**

- ☐ SRBD의 객관적 평가에는 수면무호흡검사가 필수불가결하다.
- ☐ 수면 중 경피적동맥혈산소포화도(saturation of percutaneous oxygen; SpO_2)의 저하, 무호흡과 저호흡의 비율 등을 정밀 검사함으로써 병태를 정확히 파악한다.
- ☐ SRBD의 조기 발견과 조기 치료에 의해 QOL 향상으로 이어진다.

☞ **수면치과치료의 과정과 치료법의 선택**

- ☐ 일반적으로 경증에서 중등도의 OSA에서는 MAD 치료가 적응증이 된다.
- ☐ MAD 치료의 과정은 '수면무호흡검사 → MAD 제작 → MAD의 평가를 위한 수면무호흡검사'가 된다.
- ☐ MAD 이외의 치료법에는 지속기도양압(CPAP) 요법, 외과수술, 약물요법, 수면위생지도 등이 있다

V = 시각(Visual)
예) 시각에 호소하는 사진, 슬라이드, 팸플릿, 동영상

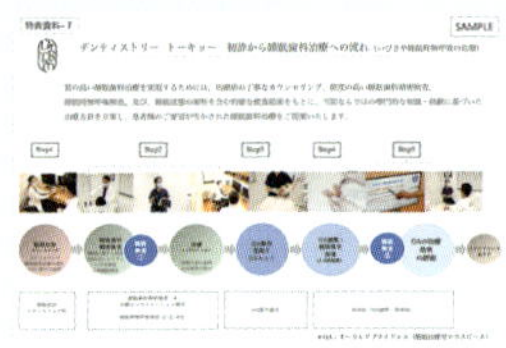

A = 청각(Auditory)
예) 청각에 호소하는 말과 음성 동영상 등

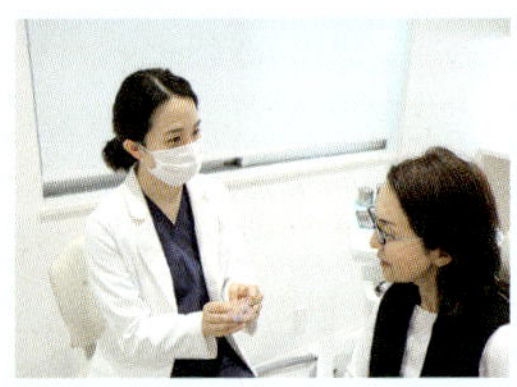

K = 신체감각(Kinesthetic)
예) 신체감각에 호소하며 실제로 손으로 만질 수 있는 MAD의 모형과 견본 등

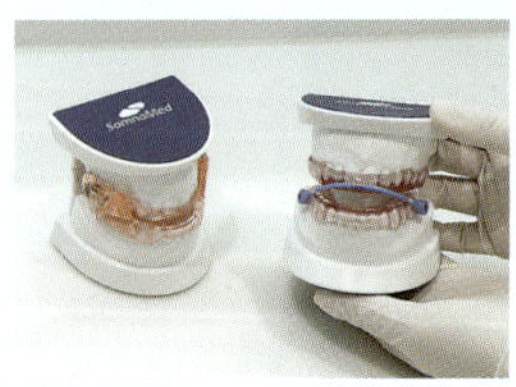

그림 12-4. 수면치과 카운슬링에서 정보 제공의 목적은 잠재성 SRBD 환자에게 수면치과치료를 이해시켜 수면치과에 대한 인식과 관심을 환기시키는 것이다. 환자에게 수면무호흡검사를 받게 하기 위해 치과의사는 정보 제공 과정에서 SRBD를 방치했을 경우의 위험성, SRBD 검사와 치료의 필요성, 수면치과치료의 과정과 치료법 선택 등을 전달할 필요가 있다. 환자가 수면치과치료를 더욱 잘 이해하도록 하기 위해서는 V = 시각(visual), A = 청각(auditory), K = 신체감각(kinesthetic) 중 우위에 있는 감각에 맞추어 정보 제공을 하는 것이 중요하다.

수면치과 컨설트에서의 목표와 대화 기술

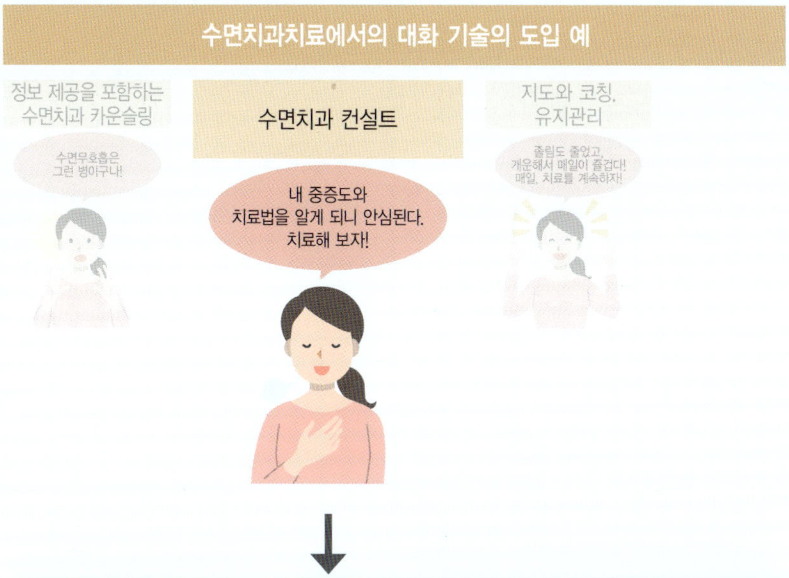

Check! 수면치과 컨설트에서의 목표와 대화 기술

☞ **목표**

- □ 환자 스스로가 수면치과에 관한 주소 해결을 위해 최적의 치료를 선택할 수 있도록 한다.
- □ 환자 스스로가 수면치과치료에 대해 주체적으로 관여할 수 있도록 한다.

☞ **대화 기술**

- □ 도입 → 치료 설명 → shared decision(의사결정의 지원과 공유) 순서로 시행한다.
- □ 컨설트를 치과의사와 환자에 의한 쌍방향 대화의 장으로 한다.
- □ 치과의사는 환자의 대화 방식(4가지 맵스타일)에 적합한 컨설트를 시행한다.

그림 12-5. 수면치과 컨설트의 목적을 달성하기 위해서는 컨설트를 치과의사와 환자와의 쌍방향 대화의 장으로 하고, 환자의 대화 방식에 맞추어 도입 → 치료 설명 → shared decision(의사결정의 지원과 공유) 순서로 시행할 필요가 있다. ① 도입: 환자가 치료에 관한 설명을 침착한 상태로 주체적으로 들을 수 있도록 컨설트 전의 준비를 확실히 하고, 앉는 방식 등 환경 설정을 정비한다. ② 치료 설명: 환자가 치료 내용에 대해 스스로 판단할 수 있도록 치료에 관련된 모든 정보를 치과의사가 전달한다. ③ Shared decision(의사결정의 지원과 공유): 치과의사는 충분한 정보를 환자에게 제공하여 환자가 스스로의 판단에 의해 의사결정할 수 있도록 지원한다.

(NBM)'를 실현함에 있어 중요한 포인트가 된다.

두 번째 포인트는 치과의사가 환자의 대화 방식(4가지 맵스타일)에 적합한 컨설트를 시행하는 것이다. 예를 들어, 환자가 논리적 유형이라면 치과의사는 그것에 맞춘 논리적인 설명을 할 필요가 있다. 환자가 정서적 유형이라면 치과의사도 그 환자의 정서에 맞춰 이야기를 할 필요가 있다. 그렇게 함으로써 치료 내용에 대해 정확한 이해와 치료의 시비 판단 혹은 결단을 하는 데 환자에게 도움을 줄 수 있다.

12-4. 4가지 맵스타일

여기서 환자의 대화 방식을 알아내기에 유효하다고 생각하는 방법론인 '4가지 맵스타일'[3]을 소개한다(그림 12-6). 4가지 맵스타일이란 어느 특정한 장면에 있어 사람이 어떻게 정보를 받아들이는가, 그리고 일어난 일을 어떻게 판단하는가, 그 경향을 기준으로 하여 대화 방식을 4가지로 분류한 것이다.

구체적으로는 전자의 '정보를 어떻게 받아들이는가'의

4가지 맵스타일의 특징

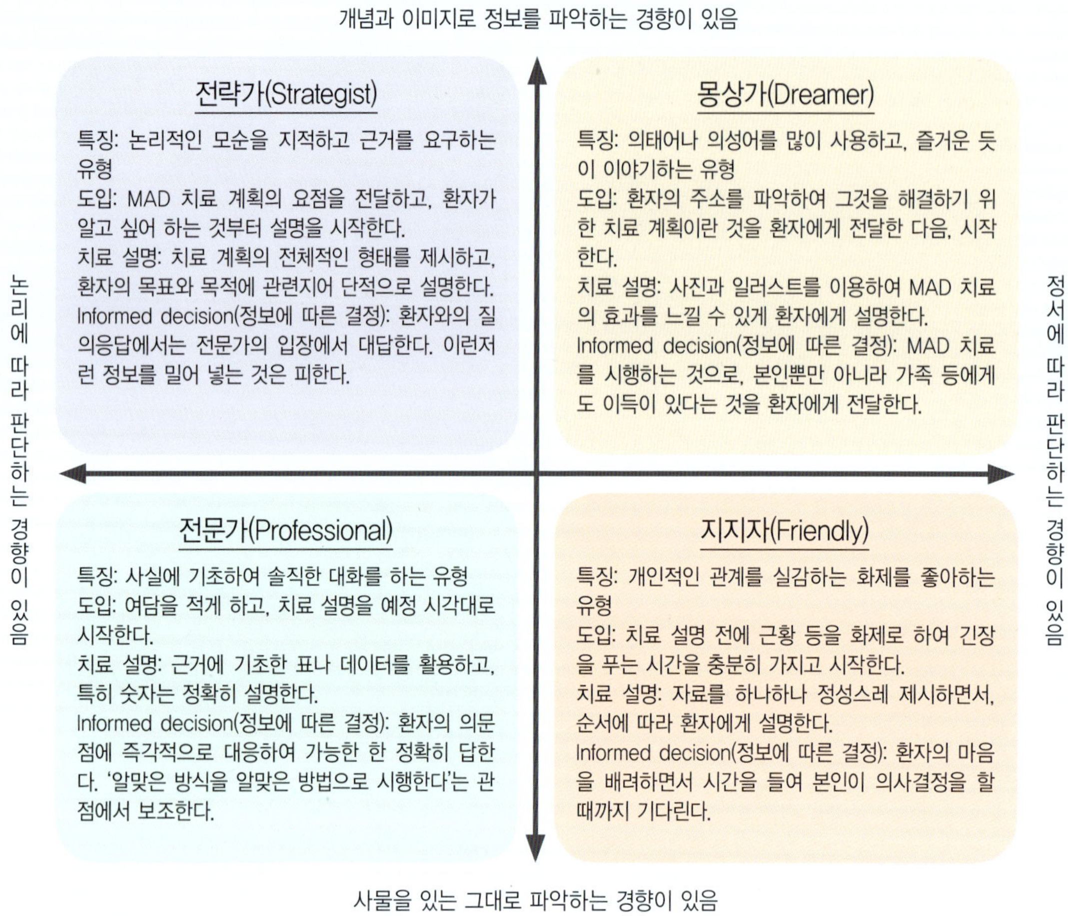

그림 12-6. 치과의사는 우선 '4가지 맵스타일'[3]의 특징을 이해하여 자신의 맵스타일을 특정해 둔다. 그리고 면담 등을 통해 환자의 맵스타일을 알아내어 각 스타일의 특징에 맞춰 컨설트를 진행한다. 이때 컨설트가 잘 기능하지 않는 이유 중 하나로, 치과의사가 환자의 맵스타일을 존중하지 않고, 치과의사 자신의 맵스타일로 일률적으로 설명해 버리는 점이 있다. 환자가 치과의사와 동일한 맵스타일이라면, 지장 없이 컨설트를 진행할 수 있을 것이다. 하지만 맵스타일이 다른 경우에는 환자의 맵스타일의 특징을 파악하여 대화를 진행하는 것이 필수이다.

경향을 종축으로 하고, 후자의 '일어난 일을 어떻게 판단하는가'의 경향을 횡축으로 하여, 그 조합에 의해 전략가(strategist), 전문가(professional), 몽상가(dreamer), 지지자(friendly)로 분류한다. 치과의사는 이런 분석을 시행하여 환자의 맵스타일을 파악한 다음, 그에 맞춘 단어 사용과 설명 방법을 선택한다. 그 결과 환자와의 상호관계가 깊어지고, 환자와의 신뢰관계를 신속히 구축할 수 있어, 대화가 좀 더 실효성이 높아지도록 기대할 수 있다.

12-5. 지도와 코칭

1) MAD 장착의 습관을 지속시키기 위한 지도와 코칭

수면치과치료를 성공시키기 위해서는 환자가 MAD를 장기적으로 계속 사용할 수 있는가, 그리고 생활습관의 개선과 수면위생지도의 내용을 습관화할 수 있는가, 이 두 가지가 중요하다. 왜냐하면 SRBD에 대해 MAD는 장착 시에만 효과가 있고, 통상적으로 경증의 SRBD라도 MAD를 장기간 사용하는 것이 추천되기 때문이다.

MAD 장착 후의 지도와 코칭에 있어서의 목표와 대화 기술

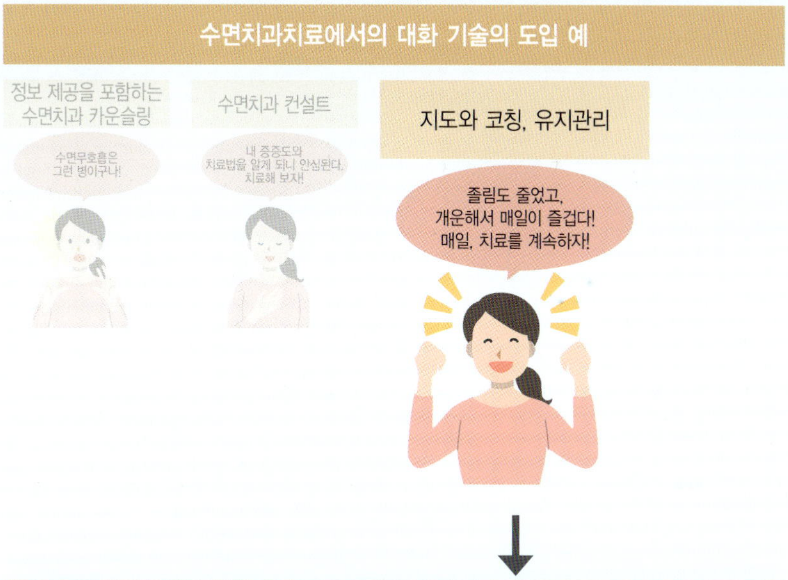

Check! MAD 장착 후의 지도와 코칭에 있어서의 목표와 대화 기술

☞ **목표**

- ☐ 수면치과치료를 성공시키기 위해서는 환자가 MAD를 장기적으로 계속 사용할 수 있어야 한다.
- ☐ 생활습관의 개선에 대한 대처와 수면위생지도의 내용을 습관화한다.

☞ **지도**

- ☐ SRBD에 대한 올바른 지식과 스트레칭 운동 방법 등을 알려 준다.

☞ **코칭**

- ☐ 환자의 수면치과치료의 목적을 명확히 한다.
- ☐ 환자의 현재의 수면 상황을 정확히 파악한다.
- ☐ 수면치과치료의 이론과 실천 사이에 있는 벽을 명확히 한다.
- ☐ 구체적인 행동 계획을 세운다.

그림 12-7. 수면치과치료를 성공시키기 위해서는 환자가 MAD를 장기적으로 계속 사용 가능한가, 생활습관 개선에 대한 대처와 수면위생지도의 내용을 습관화할 수 있는가, 이 두 가지가 중요하다. 왜냐하면 SRBD에 대해 MAD는 장착 시에만 효과가 있으며, 경증인 경우라도 MAD를 장기간 사용하는 것이 추천되기 때문이다. 또한 체중의 증가가 SRBD의 중증도에 크게 영향을 미친다는 보고도 있어[4], 적정 체중 유지와 적절한 수면체위의 유지가 수면치과치료에 필수불가결하기 때문이다. 그때 필요한 기술이 지도와 코칭이다.

또한 체중 증가가 SRBD의 중증도에 크게 영향을 준다는 보고도 있으며[4], 적정 체중 유지와 적절한 수면체위 유지가 수면치과치료에 필수불가결하기 때문이다.

이때 필요한 기술이 지도와 코칭이다(그림 12-7). 이 두 가지 행위는 비슷한 것처럼 생각되나, 전혀 다른 성질의 것이다.

2) 지도

우선 여기서 '지도'란 치과의사라는 전문적인 입장에서 환자에게 지식과 기술을 알려 주는 것이며, 그것을 전달하는 것으로 환자의 치유능력을 높이는 것에 중점을 둔다. 따라서 수면치과치료에 있어서는 MAD 장착의 지속을 유도하는 것이 '지도'의 목적이 되며, SRBD의 정확한 지식과 스트레칭 운동 방법 등을 지도하는 것이 그 구체적인 실천이 된다.

MAD 장착 후 코칭에 있어 구체적인 질문 예

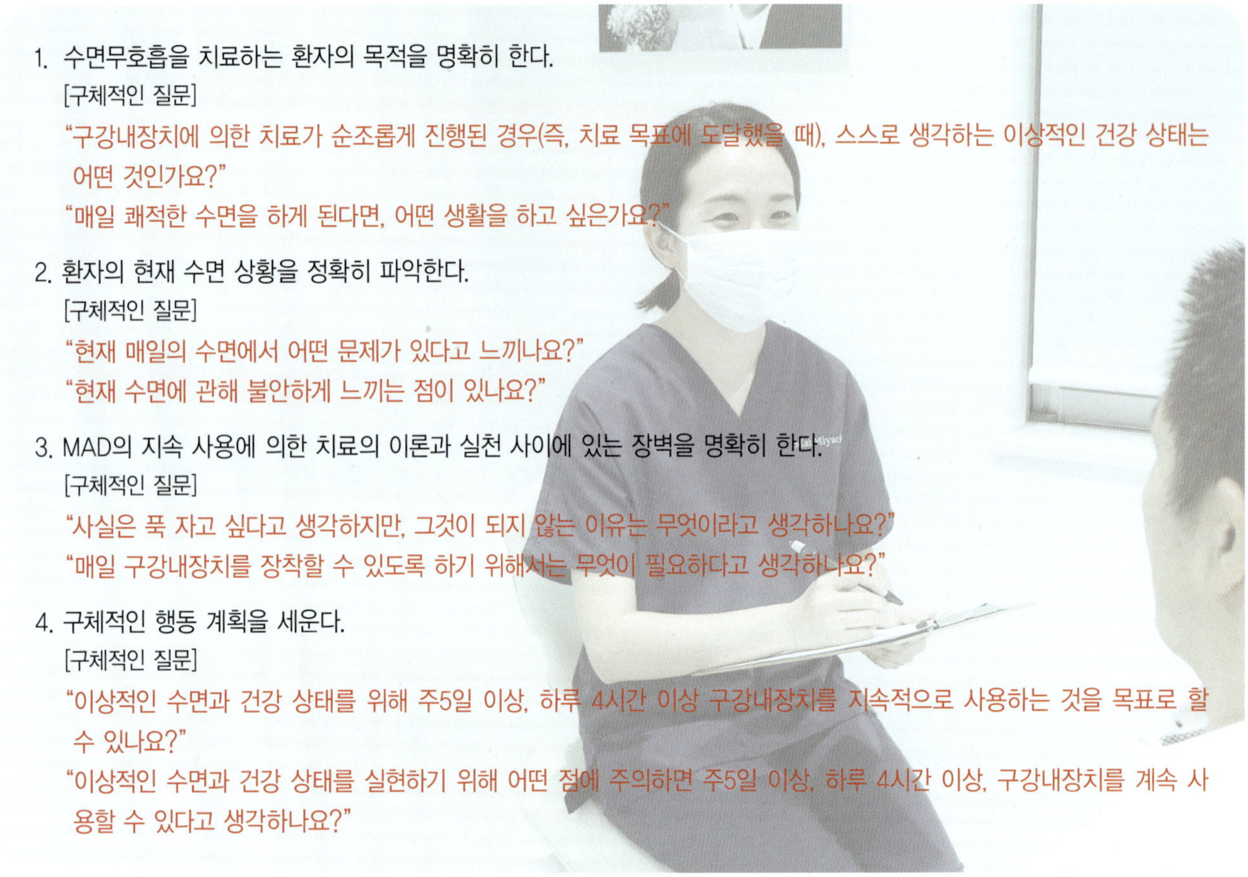

1. 수면무호흡을 치료하는 환자의 목적을 명확히 한다.
   [구체적인 질문]
   "구강내장치에 의한 치료가 순조롭게 진행된 경우(즉, 치료 목표에 도달했을 때), 스스로 생각하는 이상적인 건강 상태는 어떤 것인가요?"
   "매일 쾌적한 수면을 하게 된다면, 어떤 생활을 하고 싶은가요?"
2. 환자의 현재 수면 상황을 정확히 파악한다.
   [구체적인 질문]
   "현재 매일의 수면에서 어떤 문제가 있다고 느끼나요?"
   "현재 수면에 관해 불안하게 느끼는 점이 있나요?"
3. MAD의 지속 사용에 의한 치료의 이론과 실천 사이에 있는 장벽을 명확히 한다.
   [구체적인 질문]
   "사실은 푹 자고 싶다고 생각하지만, 그것이 되지 않는 이유는 무엇이라고 생각하나요?"
   "매일 구강내장치를 장착할 수 있도록 하기 위해서는 무엇이 필요하다고 생각하나요?"
4. 구체적인 행동 계획을 세운다.
   [구체적인 질문]
   "이상적인 수면과 건강 상태를 위해 주5일 이상, 하루 4시간 이상 구강내장치를 지속적으로 사용하는 것을 목표로 할 수 있나요?"
   "이상적인 수면과 건강 상태를 실현하기 위해 어떤 점에 주의하면 주5일 이상, 하루 4시간 이상, 구강내장치를 계속 사용할 수 있다고 생각하나요?"

그림 12-8. '코칭'은 ① 환자의 수면치과치료의 목적을 명확히 하는 것, ② 환자의 현재 수면 상황을 정확히 파악하는 것, ③ 수면치과치료의 이론과 실천 사이에 있는 장벽을 명확히 하는 것, ④ 구체적인 행동 계획을 세우는 것이고, 이 순서에 따라 진행하는 것이 적절하다.

또한 '지도'를 시행함에 있어서 치과의사가 환자에게 내용 전달을 하는 것이 높은 비중을 차지한다.

3) 코칭

우선 여기서 '코칭'이란 치과의사가 치료 목표에 도달할 수 있도록 지원하는 코치 입장에서 그 목표까지 환자를 유도하는 것이며, 환자가 목표 달성을 향해 자발적인 의지에 의해 행동을 실천할 수 있도록 하는 것에 중점을 두고 있다. 따라서 수면치과치료에 있어서는 환자가 원하는 치료 목표의 달성을 향해 행동 변화를 유도해 가는 것이 '코칭'의 목적이 되며, 치과의사는 환자와 함께 목표 달성을 향한 행동 계획을 세우는 것이 필요하다.

코칭에 있어서 구체적인 질문 예를 그림 12-8에 제시한다. '코칭'에 있어 치과의사는 코치로서의 입장을 의식하며, 자신의 의견을 좁히지 말고, 치과의사와 환자 쌍방향 의사 전달에 비중을 두는 것이 좋다.

참고문헌

1. O'Conner J, Seymour J. Introducing Neuro-Linguistic Programming : Psychological Skills for Understanding and Influencing People. Wellingborough, Northamptonshire : Thorsons Publishing, 1993.
2. Ley P, Spelman MS. Communications in an out-patient setting. Br J Soc Clin Psychol 1965 ; 4 (2) : 114-116.
3. 宮地理津子. クリニカル・コーディネーター―新しい視点で歯科医院を変える―. 東京 : オーラルケア, 2007.
4. Peppard PE, Young T, Palta M, Dempsey J, Skatrud J. Longitudinal study of moderate weight change and sleep-disordered breathing. JAMA 2000 ; 284 (23) : 3015-3021.

제13장

좀 더 알아 두고 싶은 수면과 수면장애 관련 지식

수면치과치료에서는 수면과 수면장애에 관한 지식을 습득해야 할 필요가 있다. 왜냐하면 수면치과치료의 목적은 수면관련호흡장애(sleep related breathing disorders; SRBD), 즉 수면장애의 개선이기 때문이다.

SRBD의 개선을 위해서는 호흡기내과나 이비인후과 등 여러 진료과의 협력이 필수적이며, 정보 공유의 토대가 되는 의학개념과 전문용어를 이해해야 한다. 또한 수면치과치료에서는 하악전방견인장치(mandibular advancement device; MAD) 치료에 더해 수면에 관한 문진과 수면위생지도 등을 시행할 필요가 있다.

이 장에서는 수면치과치료를 시행함에 있어 필요한 수면의 기전과 역할, 적절한 수면, 폐쇄성수면무호흡(obstructive sleep apnea; OSA)과 감별해야 할 수면장애에 관한 지식을 설명한다.

일반적인 수면 사이클

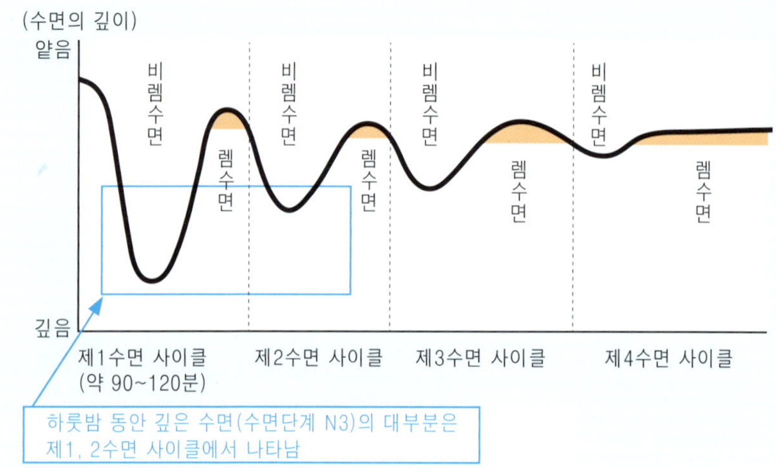

그림 13-1. 통상 잠이 들면 약 60분의 '비렘수면'이 시작되고, 이어서 약 30분의 '렘수면'으로 이행된다고 한다. 이 비렘수면과 렘수면이 세트가 된 것을 '수면 사이클'이라 하고, 약 90분의 수면 사이클이 하룻밤 동안 4~6회 반복된다. 통상적인 수면 사이클에서 하룻밤 동안 깊은 수면(N3)의 대부분은 첫 번째와 두 번째 사이클에서 출현한다.

표 13-1. 렘수면과 비렘수면의 특징

	렘수면	비렘수면
뇌	깨어 있음	쉬고 있음
신체	쉬고 있음	깨어 있음
안구	움직임	정지되어 있음
꿈	꿈	꾸지 않음
호흡/혈압/심박	통상/불안정	저하/평안

13-1. 수면이란 어떠한 것인가

1) '렘수면'과 '비렘수면'

수면은 '렘(rapid eye movement; REM)수면'과 '비렘(non-rapid eye movement; NREM)수면'의 두 종류로 나뉜다(표 13-1).

렘수면에서는 빠른 속도의 안구운동이 관찰되며, 뇌는 각성해 있는 상태에 가깝다. 또한 전신의 근육은 이완되고, 꿈을 꾸기도 한다.

비렘수면에서는 뇌와 신체의 활동이 저하되어 휴식하고 있는 상태가 되지만, 전신의 근육이 완전히 이완되어 있지는 않다.

2) 정상적인 수면 사이클

수면의 기전으로 잘 알려져 있는 개념으로 '수면 사이클'이 있다(그림 13-1). 통상적으로 잠이 들면 약 60분의 '비렘수면'이 시작되고, 이어서 약 30분의 '렘수면'으로 이행된다고 한다. 이 비렘수면과 렘수면이 세트가 된 것을 '수면 사이클'이라 하고, 약 90분의 수면 사이클이 하룻밤 사이 4~6회 반복된다.

'비렘수면'은 수면단계 N1~3으로 나뉘고, 수면단계 N1과 N2는 비교적 얕은 수면, 수면단계 N3은 더 깊은 수면으로 뇌와 신체를 휴식하게 한다는 중요한 역할이 있다. 수면단계 N1~3은 수면 중에 관찰되는 뇌파의 차이로 구별할 수 있다. 이 수면단계를 상세히 파악하기 위해서는 뇌파를 계측할 수 있는 수면다원검사(polysomnography; PSG)의 사용이 유효하다(제3장 30, 31쪽 참조). 건강한 성인의 각 수면단계의 비율은 표 13-2와 같다. 이것은 PSG로 각 수면단계를 측정했을 때, 그 비율이 정상인지를 판단하는 경우 참고가 된다.

통상적인 수면 사이클에 있어 하룻밤 동안 깊은 수면(N3)의 대부분은 첫 번째와 두 번째 사이클에서 출현한다. 그리고 렘수면은 기상 시각이 가까워질수록 많이 나타난다. 다음으로 설명하는 수면의 역할이라는 측면에서 봤을 때, 잠들기 시작한 직후의 첫 번째 사이클이 수면의 역할의

하루 동안의 멜라토닌, 성장호르몬, 코티솔의 분비량 추이

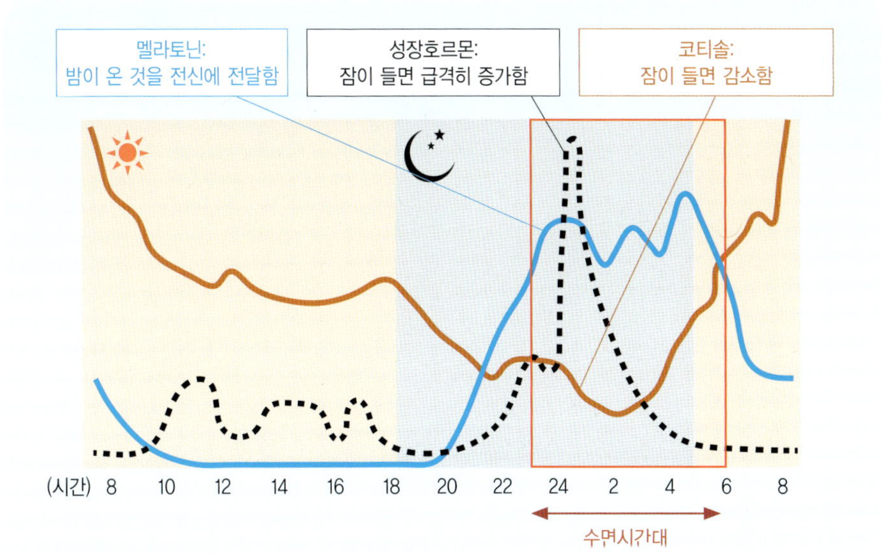

그림 13-2. 잠이 들고 깨는 것에는 약 24시간 주기로 기억되어 있는 '체내시계'와 수면욕구의 정도를 나타내는 '수면압'이 관여하고 있다. 체내시계는 태양광과 멜라토닌 분비량에 따라 제어되고, 멜라토닌 분비량이 증가함으로써 잠이 들게 된다. 수면 중에는 성장호르몬이 증가하고, 코티솔이 감소한다(그림은 잠고문헌 3에서 인용·변경).

반 이상을 차지한다. 따라서 첫 번째 사이클에서 얼마나 깊이 잠드는지가 중요한 포인트가 된다고 할 수 있다.

3) 수면의 역할과 의의

수면의 역할은 주로 신체의 피로회복과 노폐물의 제거, 뇌의 휴식, 기억의 정리, 기분의 조절 등이다. 건강한 일상생활을 보내기 위해서는 적절한 수면시간과 높은 질의 수면 확보가 필요하다.

표 13-2. 건강한 성인의 각 수면단계의 비율

각 수면단계	비율
각성	약 5%
렘수면	약 20~25%
비렘수면(N1)	약 5~10%
비렘수면(N2)	약 40~50%
비렘수면(N3)	약 10%

4) 수면과 '체온, 빛, 호르몬 분비'의 관계

잠이 드는 것과 깨는 것에는 약 24시간 주기로 기억되어 있는 '체내시계'와 수면욕구의 정도를 나타내는 '수면압'이 관여하고 있다[1].

우선 사람의 체내시계는 태양광을 받는 것, 하루 동안의 체온 변화, 멜라토닌 분비량 등에 의해 제어되고 있다. 특히 아침 햇살을 받는 것으로 24시간 주기의 각성리듬이 유지된다.

또한 일반적으로 졸림으로 나타나는 수면욕구, 즉 수면압과 수면 중 수면의 깊이는 체온과 분비호르몬 등에 의해 제어되고 있다. 신체의 심부체온과 신체 표면의 피부온도의 차이가 작을수록, 수면압은 더욱 강해진다[2]. 따라서 야간에 목욕 등을 통해 신체를 따뜻하게 하여 피부온도를 높임으로써 더욱 깊은 수면을 할 수 있게 된다.

또한 의식이 천천히 멀어져 가는 수면 초기의 단계(서파수면)에서는 스트레스 호르몬의 일종인 코티솔이 감소되는 한편, 성장호르몬이 증가한다(그림 13-2).

5) 적절한 수면시간

적절한 수면시간은 연령에 따라 달라진다. 예를 들면, 2~3세에서는 약 12시간, 10~13세에서는 약 10시간, 18세 이상에서는 약 8시간 정도가 적절하다고 여겨진다. 그리고 성인기 이후, 연령이 높아질수록 적절한 수면시간은 감소한다(그림 13-3)[4].

연령에 따른 수면시간의 추이와 렘수면과 비렘수면의 비율

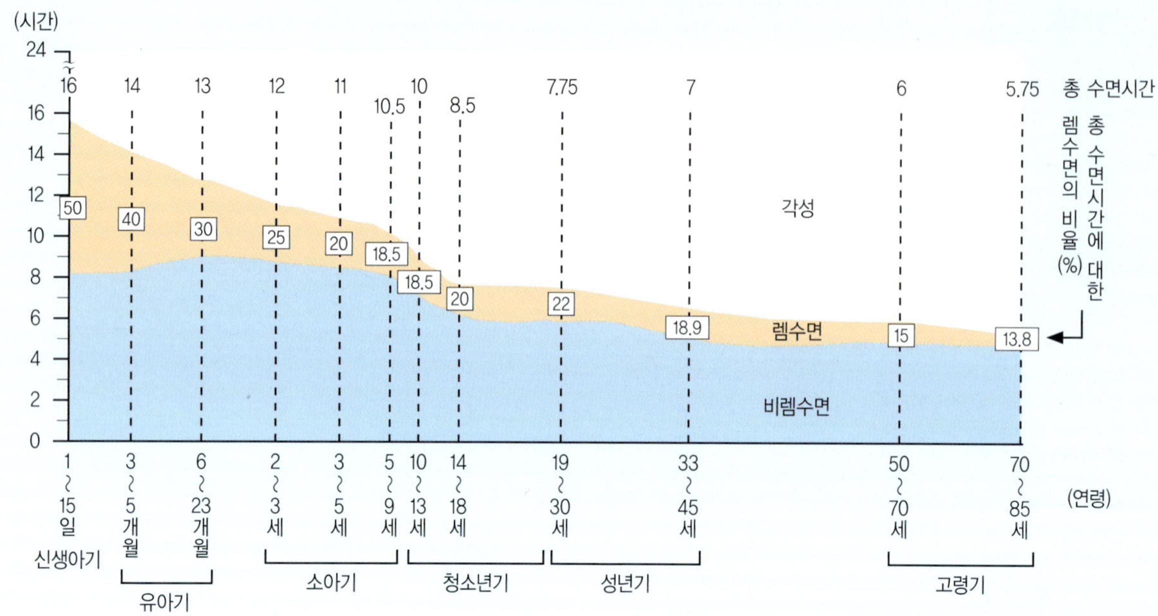

그림 13-3. 적절한 수면시간은 연령에 따라 달라진다. 예를 들면, 2~3세에서는 약 12시간, 10~13세에서는 약 10시간, 18세 이상에서는 약 8시간이 적절하다고 알려져 있다. 그리고 성인기 이후, 연령이 늘어남에 따라 적절한 수면시간은 감소한다(그림은 참고문헌 4에서 인용·변경).

2018년 경제협력개발기구(Organization for Economic Co-operation and Development; OECD)의 조사에 따르면, 일본의 15~64세까지의 남녀 평균 수면시간은 7시간 22분으로, 조사에 포함된 국가 중 가장 짧았다[5].

또한 성별로 비교하면, 남성보다 여성이 수면시간이 짧다고 발표되었다. 매우 희박한 확률로 짧은 시간의 수면만으로 주간의 졸림을 느끼지 않고 문제없이 지낸다는 사람이 있는데, 이것은 유전자에 의한 형질의 하나임이 명확히 알려져 있기 때문에[6], 모든 사람에게 짧은 수면시간이 추천될 수는 없다.

13-2. 수면장애의 정의

'수면장애'란 엄밀히는 수면 및 각성에 관련한 장애 전반을 말하며, 주간 시간대의 생활에까지 영향을 미칠 가능성이 있는 질환이다. 한편 수면관련호흡장애(sleep related breathing disorders; SRBD)는 수면 시에 호흡정지 혹은 비정상적인 호흡방식이 발현되어 환기부전을 야기하는 것을 특징으로 하는 병태의 총칭이다.

현재 수면장애의 분류에는 수면장애국제분류 제3판(international classification of sleep disorders, 3rd version, 2014; ICSD-3)[7]이 이용되는 경우가 많다.

13-3. OSA의 감별 진단

SRBD에 포함되는 폐쇄성수면무호흡(obstructive sleep apnea; OSA)은 그 밖의 수면장애를 동반하는 경우가 많고(표 13-3), 특히 불면증과 하지불안증후군은 OSA 환자의 약 1/3에서 나타난다는 보고가 있다[8](그림 13-4). 하지불안증후군(restless legs syndrome; RLS)이란 수면 중 하지의 근육수축이 수초마다 반복되는 증후군으로, 그 결과 취침 중에 하지나 상지에 가려움이나 불쾌감이 있다(그림 13-5).

또한 OSA는 기면증, 주간수면과다, 수면부족증후군 등

표 13-3. OSA와 감별할 필요가 있는 수면장애와 주요 증상

OSA와 같이 발생하는 경우가 많은 수면장애	주요 증상
I. 불면증	
불면장애	잠들기가 어려움, 수면의 지속이 어려움, 피로와 권태감, 주간의 졸림 등
II. 수면관련호흡장애	
중추성수면무호흡장애군	졸림, 잠들기 및 수면의 지속이 어려움, 호흡곤란에 의한 각성, 코골이, 무호흡이 관찰됨 등
III. 중추성과잉수면	
기면증(발작수면, narcolepsy)	견디기 힘든 수면욕구, 갑작스러운 근력 저하(정동탈력발작, 단 타입 1의 경우)
특발성과면증	견디기 힘든 수면욕구, 주간에 잠들어 버림
수면부족증후군	견디기 힘든 수면욕구, 주간에 잠들어 버림, 집중력과 주의 결여
IV. 일교차리듬수면장애	
불규칙수면·각성리듬장애	야간의 불면, 주간의 과도한 졸림, 낮잠 증가 등
교대근무장애	수면을 취해야 할 시간에 반복된 업무에 의한 불면 혹은 과도한 졸림
V. 수면시수반증군(사건수면)	
렘관련수면시수반증군(렘수면행동장애)	수면과 관련된 발성과 복잡한 운동행동, 수면 중에 꿈에서 있었던 일이 행동으로 나타남, 수면마비(가위)
그 밖의 사건수면	악몽, 잠들기 직전과 야간, 아침의 각성 시에 반복해서 환각을 체험함, 수면 중 불수의적인 배뇨
VI. 수면관련운동장애군	
하지불안증후군	주로 저녁부터 야간에 하지나 팔에 불쾌감 등을 느끼고, 하지를 움직이고 싶다는 강한 충동을 호소함
주기성사지운동장애	야간 수면 중에 하지 및 상지의 불수의적 운동이 반복해서 일어남
수면관련이악물기	수면 중에 이악물기를 시행함
신체질환 및 신경질환과 연관된 수면장애	
수면관련위식도역류증	가슴 쓰림, 역류, 주간의 과도한 졸림 등

OSA와 같이 발생할 가능성이 높은 수면장애

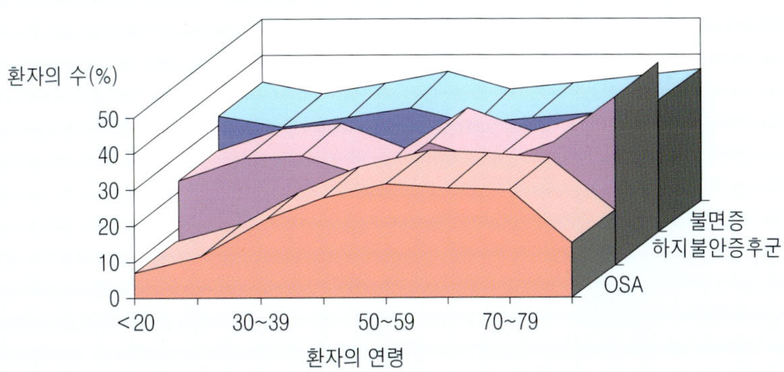

그림 13-4. SRBD에 포함되는 OSA는 그 밖의 수면장애와 같이 발생하는 경우가 많고, 특히 불면증과 하지불안증후군은 OSA 환자의 거의 1/3에서 함께 발생한다는 보고가 있다(그림은 참고문헌 8에서 인용·변경).

하지불안증후군(RLS)

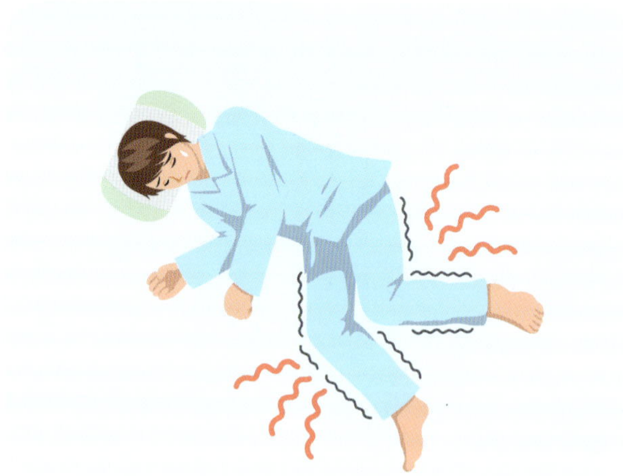

그림 13-5. 하지불안증후군이란 하지나 팔 혹은 신체의 다른 부위가 움직이지 않고는 있을 수 없는 강한 충동을 호소하는 병태이다. 불쾌하고 기분 나쁜 감각을 동반한다. 주로 저녁에서 야간에 발생하고, 안정 시에 악화되어 신체를 움직이는 것에 의해 개선되는 경우가 많다. 철 결핍, 진통효과가 있는 항히스타민제 등의 약물치료, 임신, 만성신부전 등으로 유발된다고 생각된다.

의 수면장애와 감별할 필요가 있다. 이런 병태는 병력에서 동정할 수 있는 경우가 많으나, PSG나 반복수면잠시검사(multiple sleep latency test; MSLT, 제3장 48쪽 참조)가 진단에 필요한 경우도 있다. 또한 OSA는 야간의 공황발작, 야간의 위식도역류, 천식, 울혈성심부전에 의한 야간호흡곤란발작, 야간협심증 등 다른 원인에 의한 야간호흡곤란과 감별할 필요가 있다. 많은 경우, 코골이나 주간의 졸림이 없다면 OSA와는 다른 병인인 경우가 많다. 하지만 PSG에서 폐쇄성무호흡이나 저호흡 혹은 호흡노력관련각성반응(respiratory effort related arousal; RERA)이 없는 것을 확인해야 OSA의 진단을 완전히 배제할 수 있다[7].

참고문헌

1. ニュートン別冊 睡眠の教科書. 東京：ニュートンプレス, 2019.
2. 西野精治. スタンフォード式最高の睡眠. 東京：サンマーク出版, 2017.
3. https://aria.nikkei.com/atcl/cc/nh/100300009/121800009/ (2022年5月アクセス)
4. Roffwarg HP, Muzio JN, Dement WC. Ontogenetic development of the human sleep-dream cycle. Science 1966；152 (3722) ：604-619.
5. https://nerunoda.house-wf.co.jp/sleep-data/ (2022年5月アクセス)
6. Chong SYC, Chen JA, Coppola G, Geschwind D, Krystal A, Ptáček LJ, Fu YH. A Rare Mutation of β1-Adrenergic Receptor Affects Sleep/Wake Behaviors. Neuron 2019；103 (6) ：1044-1055.
7. American Academy of Sleep Medicine. International classification of sleep disorders, 3rd ed. Darien, IL：American Academy of Sleep Medicine, 2014.
8. Kushida CA, Nichols DA, Simon RD, Young T, Grauke JH, Britzmann JB, Hyde PR, Dement WC. Symptom-Based Prevalence of Sleep Disorders in an Adult Primary Care Population. Sleep Breath 2000；4 (1) ：9-14.

찾아보기